JN176134

産み育てと助産の歴史

近代化の200年をふり返る

編著

白井　千晶　静岡大学人文社会科学部教授

執筆（五十音順）

岩田　重則　中央大学総合政策学部教授
大出　春江　大妻女子大学人間関係学部教授
小川　景子　東海大学医療技術短期大学教授
河合　　蘭　出産ジャーナリスト
菊地　　栄　立教大学兼任講師
沢山美果子　岡山大学大学院社会文化科学研究科客員研究員
鈴井江三子　大手前大学国際看護学部学部長，教授
鈴木由利子　宮城学院女子大学非常勤講師
田間　泰子　大阪府立大学名誉教授
中山まき子　同志社女子大学現代社会学部特任教授
伏見　裕子　大阪府立大学工業高等専門学校講師
松岡　悦子　奈良女子大学名誉教授
村田　泰子　関西学院大学大学院社会学研究科教授

医学書院

はじめに

本書の書き手も読者も皆、誰かから生まれて、いま本書を手にしている。病院で生まれたか、自宅で生まれたか。日本で生まれただろうか、海外で生まれただろうか。あなたが生まれたとき、そばにいたのは誰だろう。父親は立ち会っていただろうか。医師や助産師、看護師などの医療者に囲まれていただろうか。生まれたその晩、あなたは新生児室で他の赤ちゃんと並んでいたか、それとも母の傍らにいたか。母は点滴や会陰切開はしただろうか。名前は誰が付けただろう。母乳は飲んだだろうか。そしてあなたがもし子どもを産んでいるなら、自分が生まれたのと同じように産んだだろうか。

人が誰かの子宮の中で成長して生まれてくるのは普遍的なことだが、その生まれ方、生まれる環境は、時代、文化、社会や制度によって大きく異なる。出産はまさに「社会的」で「文化的」な営みだ。

本書は、人の生まれ方に大きな影響を与える、助産をめぐる日本の歴史を紐解いたものだ。江戸後期の「取り上げ婆さん」に始まり、産婆、助産婦の法制度がどんな経緯で成立したのか（しなかったのか）。第二次世界大戦中、産婆はどう生きたのか。母子健康センターとは何だったのか。助産師教育は、どのような経過をたどって今の教育課程に至ったのだろうか。通史にとどまらない、助産をめぐるポリティクスとダイナミクスを描きたいと考えた。

タイトルに「産み育てと助産の歴史」とあるように、本書は助産の歴史にとどまらず、「産み育て」をする、助産を受ける女性自身の目線でも編纂した。産まない・産めない妊娠もあるし、医療者の助産を受けない、一人で、あるいは家人としたお産もある。女性自身が、産科医療や科学技術をどのように経験しているのか、出産環境をどのように捉えているのか、という論点も盛り込んだ。

堕胎を行った新産婆（近代産婆）、水子供養、養子縁組、捨て子、受胎調節、母乳、産後うつなど、リプロダクションのさまざまな事象を取り上げたのも、かつての女性が多様な経験をしていたこと、かつての出産の介添え者が助産という職能に限定されていなかったことを取り上げたいと考えたからである。

これらの分野の第一線の教育研究者に執筆を呼びかけ、ディスカッションする中で、本書のアイデアが収れんしていった。最終的には、目次に示したような多角的な章構成になり、歴史学研究者、社会学研究者、助産学研究者やジャーナリストなど学問的背景も多彩な14名による本が完成した。単なる論文集にならないよう、本書の目的を共有しながら執筆し、各部の冒頭には全体を説明する導入部を設けた。初学者にも研究者にも、助産者にも、そうでない女性や男性にも楽しんでいただけたら幸いである。

二〇一六年四月

著者を代表して　白井千晶

目次

第1部

江戸末期のお産事情

出産の歴史を古代から遡るのはほかの本を参照していただくとして、[※1]本書では出産の近代化（modernization：前近代社会から近代社会への変化）から紐解いていこう。

日本の「近代」といえば、鎖国から開国し、明治維新によって殖産興業に向かっていった明治期から始まると考える読者が多いのではないだろうか。確かに制度史としては、武家政治から公職選挙による議会政治に移行した明治期が近代の始まりである。しかし徳川体制下での町民層の出現と流通の発展から、資本主義の胎動が江戸後期にあるとする見方もある。[※2]

では、出産の世界ではどうだろうか。

助産に詳しい方なら、国レベルで初めて統一された「産婆規則」の公布など、助産の近代は明治期に始まると考えるかもしれない。だが、産婆規則は地域限定的で、全国統一は大正期に近い。産婆に関する規則ができても、出産のありように変化がなかった側面もある。出産の歴史社会学、出産の社会史という観点からみると、江戸中期に近代の萌芽があるとするのが定説だ。もっと正確にいうと、江戸中期の出産の近代の開始が、明治期、大正期、昭和期に徐々に展開したといえるだろう。

江戸期に出産の世界で何が起こっていたのか、次にみていこう。

（白井千晶）

※1　例えば、緒方正清（一九一八）『日本産科学史』（復刻版、科学書院、一九八〇）、新村拓（一九九六）『出産と生殖観の歴史』法政大学出版局、ハロルド・スペアート著、石原力訳（一九八二）『図説産婦人科学の歴史』エンタプライズ社、杉立義一（二〇〇二）『お産の歴史』集英社など。

※2　社会学では、近代社会は資本主義社会で、産業化（あるいは工業化）と合理化を伴う（森岡清美・他編（一九九三）『新社会学辞典』有斐閣）としている。西欧については前近代社会は中世・封建社会までである。

第1章　江戸のお産

白井千晶

1　江戸期の胎内観・生命観・身体観の変化

出産の近代化前、一七世紀後半に「妊娠中のお腹の中の様子」を記したのが図1－1の「胎内十月図」である。この図には各月の胎児に守り本尊が示され、四か月目までは胎児自体が仏具「錫杖（しゃくじょう）」として描かれている。胎児は丸まっておらず、大人と同じように足を下に立位だが、生まれるときは頭から生まれるからだろうか、一〇か月目で頭を下にしている。ちなみに出産風景を描いた下の図は、お付の女性も控え、屏風で仕切られた貴族のお産のようであるが、寝て産む仰臥位ではなく座ってもたれかかる座位で描かれている。生まれた新生児はたらいで沐浴されている。

現代社会で、妊娠中のお腹の中の様子を記すのに、仏像や仏具を描く人はいないだろうが、江戸期の教養書にはこの図が繰り返し掲載されている。

図1－1の上段の本尊は仏事の時間を示しており（十三仏事で死霊が祖霊（それい）・祖先神（そせんしん）になる三三年間）、下段の胎児の時間を祖霊観から比喩的に示していたと推測できるが、江戸期にはこの図が一人歩きし、仏だから堕ろすことができないと教訓的に使われるようになった（中村 一九九〇）。

胎児の図が大きく転換したのが、同じ江戸期、一九世紀半ばの図1－2である。

図1－1と比較して気づくのは、現代社会の胎内図と同じように、胎児が丸まって頭を下にしていること（頭位）、胎盤や臍の緒が妊娠初期から描かれていること、臍の緒がねじれ、胎盤には血管も描かれるなど精巧に現物を写し取った絵になっていること、臨月には骨盤も描かれて児頭の骨盤内への嵌入まで描かれていることなどで、守護仏はもう描かれておらず、かなり写実的になっている。

これは、表1－1に示した一八世紀後半の解剖学をもとにした知識であるとわかる。輪廻転生の考えから、身体（遺体）を傷つけて解剖することに抵抗があったものが、江戸中期には実証主義的欲求によって、動物でなく人体の解剖が始まった。

胎児を近代西洋産科学的に捉えるようになると、とにかく母体を救う回生術（鉄鉤を使って胎児を死なせても母体を救おうとする術）だけでなく、鯨の髭を使った探頷器（図1－3）などの器具を使って、

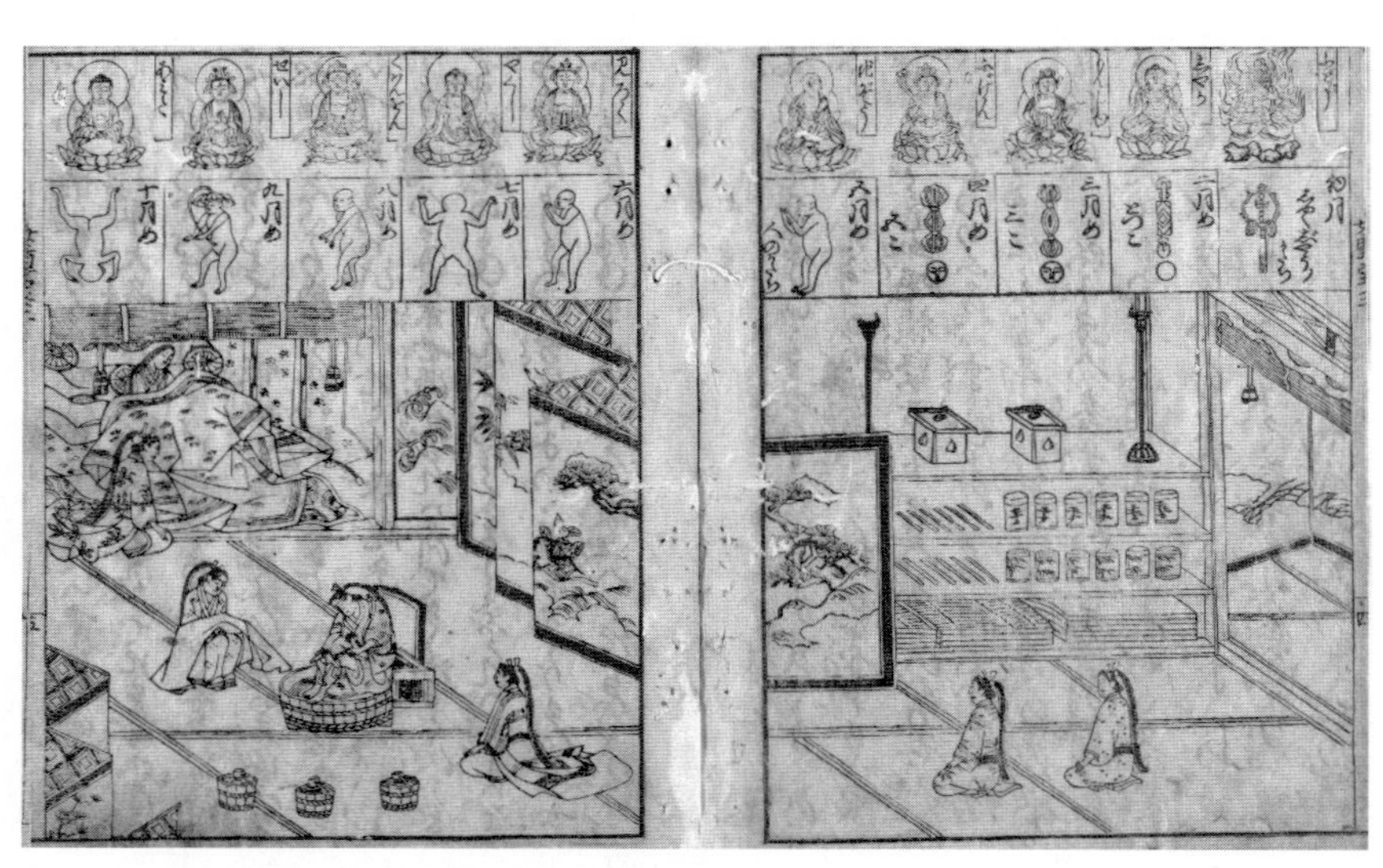

図1－1　江戸前期の胎内観「胎内十月図」
艸田寸木子（苗村丈伯）（1692）『女重宝記 5巻』（国立国会図書館デジタルコレクション）より

産婦だけでなく胎児も諦めずに生かして産まそうとする方法が探求されるようになった。

仏教的胎内観から実証主義的、解剖学的、近代西洋産科学的胎内観への移行と、江戸期には人口政策があいまって、堕胎・間引きの禁止が強化されていく（表1－1）。そこで町触れや寺社、教諭書に絵図が掲げられようになった。絵図は、子返し（間引き）が恐ろしい罪であることを伝えようと、字が読めない人でも意図がわかるようになっていた。なお、妊娠中に堕胎をするか、出産後に嬰児殺しをするかは地域によって異なるが、ともに「子返し（間

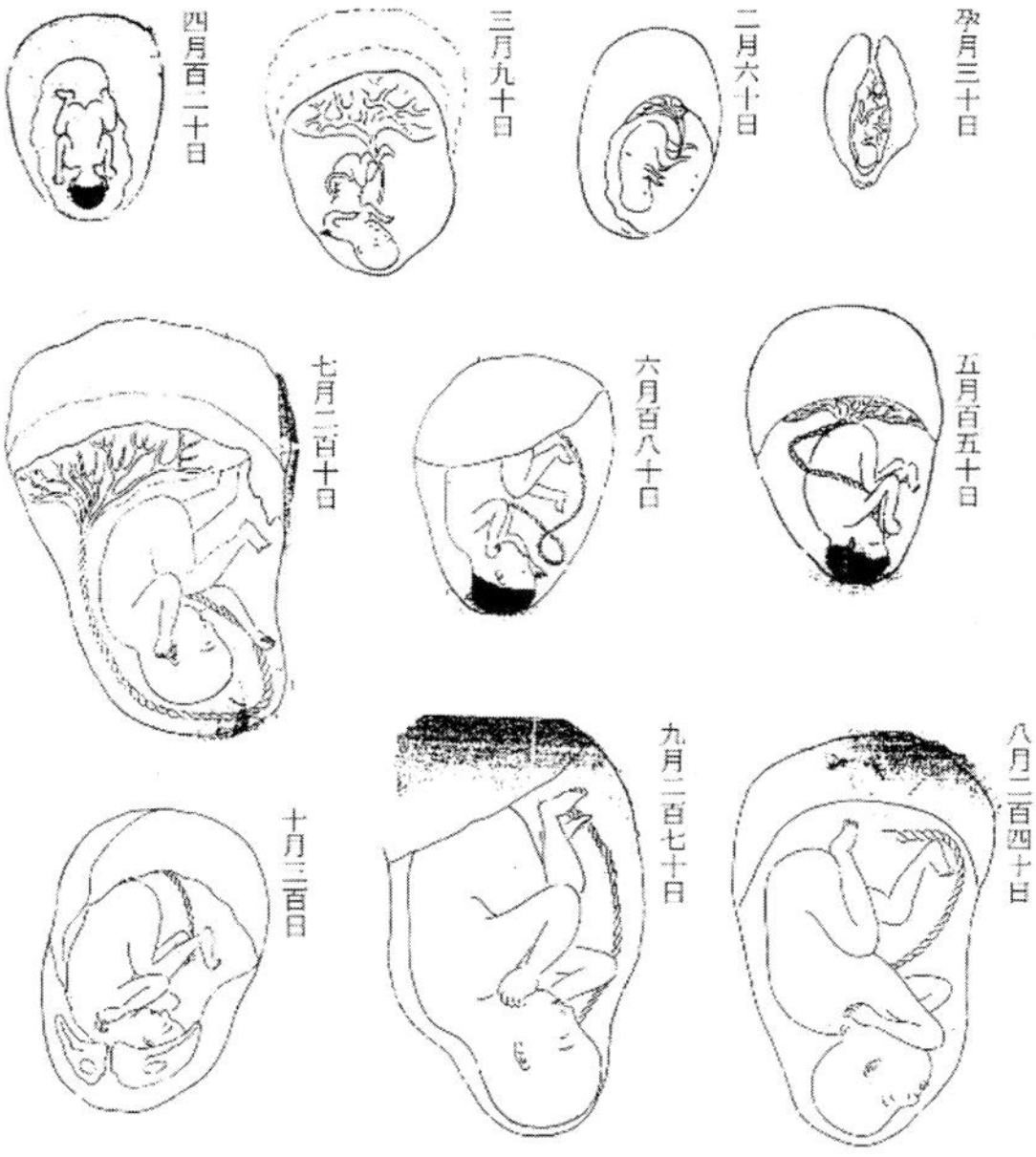

図1－2　孕月より臨月までの図
山田久尾女（1851）『孕家発蒙図解』（京都大学附属図書館）（新村 1996）

表1－1　江戸期の出産の歴史年表

1641	日本ではじめて帝王切開術の施術。母親死亡、胎児生存。藩主が生誕の際に（文献上初は1762年）
1646	三代将軍家光、中条流女医者の堕胎禁止の町触れを出す。江戸市中に、堕胎を生業とすることを禁止（藩ごとに堕胎禁止）
1754	古方派医師・山脇東洋、小杉玄適と人体解剖を観察、日本で初めての学術的な解剖。1759年に『蔵志』刊行
1765	賀川玄悦、『産論』を著す。賀川流産科学の始まり
1774	杉田玄白ら解剖書を翻訳出版『解体新書』
1781	津山藩、妊娠届出制度開始（妊娠4か月で届出、堕胎・間引きの抑制のため近隣者による出産見届け証明も義務づけ）

引き)」と呼ばれている。地域によって呼び方は異なっており(例えば子ツブシ)、「川遊びにやった(男児)」「よもぎ摘みにやった(女児)」などの隠語が使われることもあった(大藤 一九六八)。「子返し」は、子どもを神、天に返す意である(柳田 一九三五a)が、子返しは天に返すのではなく、鬼がすることだといっている絵図もある(七五頁、図2－3)。

2 出産のありよう

このように江戸期には、解剖学と西洋近代産科学の影響から生命観や胎児観の変化がみられたが、それは知識層や、その知識を享受できる一部の特権階級に限られ、庶民の出産のありようには、大きな変化はなかったようである。図1－4は江戸前期の中上流階級の出産を描いたもので、図1－1と同じように、重ねた布団などに背をもたせかけ、座位で出産している。図1－5は左が一八三〇年、右が一八〇九年の産科書であるが、座ったり、綱につかまった

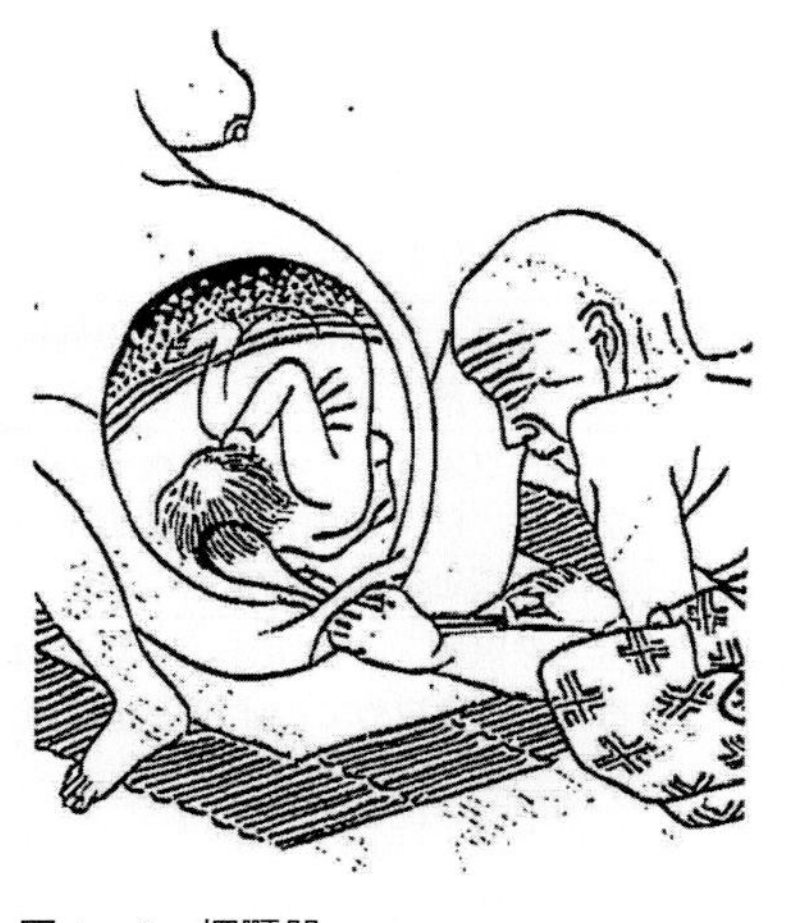

図1－3 探頷器
増田知正他編(1895)『日本産科叢書』(国立国会図書館近代デジタルライブラリー)より

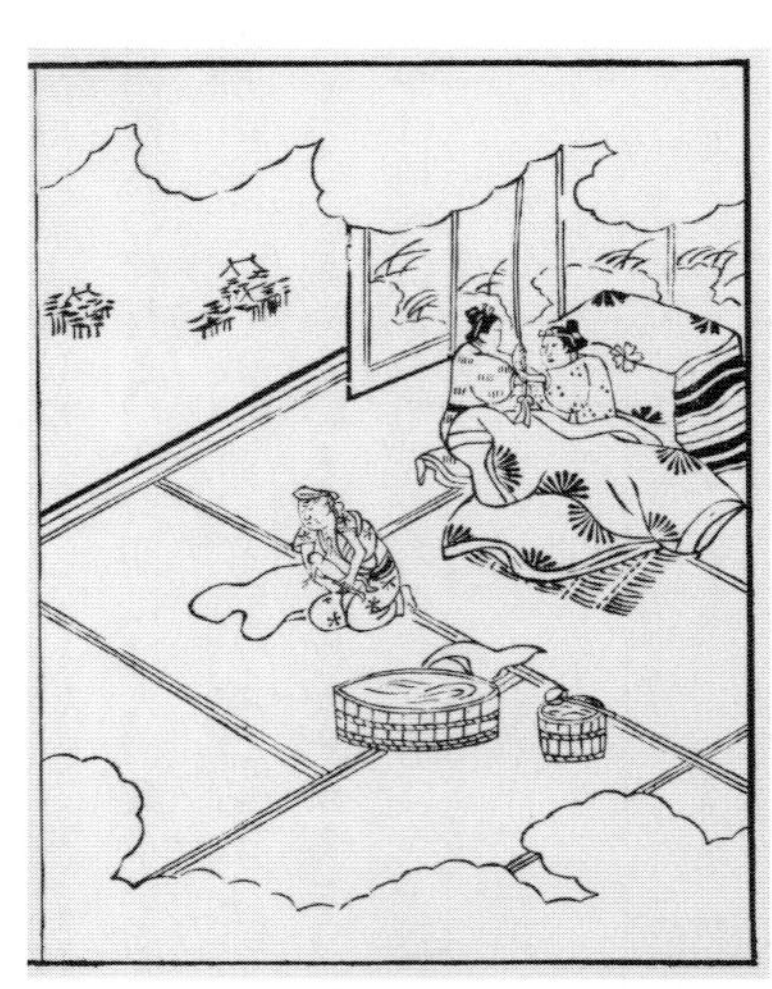

図1－4 江戸前期の中上流階級の出産
香月牛山(1692)『婦人寿草』より

り、大きな変化はない。時に男性が描かれているのも同じである（同居の年齢の高い男性＝舅、あるいは剃髪の僧＝中上流階級の初産や難産時に呼ばれたであろう医師など）。

本書全体を通して論じていくように、日本ではある時期に、ある誘導によって「仰臥位（寝て産む）お産」に移行していくのであるが、江戸期には、仰臥位ではなかったことがわかる。

3　出産の介助者

ここにあげた産科書や教諭書には、しばしば「隠婆（おんば）」が登場する。科学的な知識もないのに手当やお産に手を出す素人として描かれた「隠婆」は、今なら「もぐり」の語感に近いだろうか。百姓など庶民の出産を描いた記録はほとんどないため、隠婆を厄介者扱いする医師が、素人介添え者を記述した記録しかなく、詳細は不明だが、出産の介添え者（便宜的に本書では「取り上げ婆」と呼ぶ）は、産婦や胎児・新生児の安全や生命を守る医学的な目的で介添えしたというよりも、産後に臍の緒を切る儀礼のためだったり、湯を沸かして沐浴を手伝うためだったと思われる。江戸期に集められた語彙ではないが、昭和期の民俗学調査で、いわ

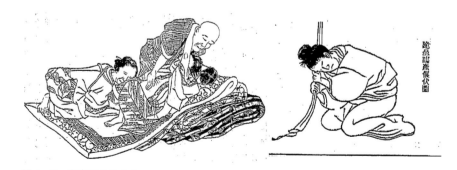

図1－5　出産のありよう
左『庵産育全書』1830年、右『産科新編』1809年。増田知正他編（1895）『日本産科叢書』（国立国会図書館近代デジタルライブラリー）より

ゆる「取り上げ婆」がその土地の言葉で「コズエババ」(この世の人にする、九州全般)、「ヒキアゲババ」(この世の者として引き上げる、中国から四国)と呼ばれたことがわかっている(柳田 一九三五b)。民俗学調査では、取り上げた者が取り上げ親として仮親になるなど擬制親子関係創設の契機になっていることもわかっており、介添え者は医療者というより、共同体の役割だったから、介添えすることで謝礼をもらい、ましてそれで生計を立てることはなかったと思われる。また介添えが共同体の役割だったとはいえ、出産を夜間に家人と済ませることもあっただろうし〔例えば先述の民俗学調査では、奄美大島のチカラクレ(力呉)は母親か亭主、鹿児島の喜界島のフスアンマー(臍母)は母親が行うと記されている〕、経産婦など出産に慣れている者には、取り上げ婆どころか、家人さえ居合わせなかったかもしれない。

ただし、江戸後期には、難産への対処など医療的役割を担う取り上げ婆が登場し、庶民の間でも、謝礼をもらって職業的に行う者もあったことがわかっている。

4 取り上げ婆さん「明石てふ(ちょう)」

その一人として、静岡県富士市で江戸期に難産の扱い手として名を馳せた「明石てふ(ちょう)」さんを紹介しよう。筆者と明石てふさんとの出会いは、一冊の本だった。『静岡県助産婦会史』の富士南部地区助産婦会の部分は次のような一節で始まる。

昭和初年[※1]、東海道吉原の桧(ひのき)というところに明石てふという産婆があった。名声夙(つと)に高く駿河地方の産婆の草分けといわれていた。嘉永年間道中に旅人が置き忘れたオランダ医書から助産の術を学びとり、特殊の分娩用具（鈎ようのもの）を考案し、難産に用い、神技に等しいと高く評価されていた。遠くは甲州、御殿場、興津方面までも駕篭を馳せたと伝えられており「桧の産婆があげればどんな難産でも無事に済む」といわれ、信仰の対照（ママ）にさえなっていた。現在七、八〇歳の老人には、明石てふさんに取り上げられた人が今も残っており、吉原市の桧に「産後の血の薬」という漢方の看板が出ている家が今もあるが、その家が、明石てふさんの家である。[平岩光編 一九九六：一二九頁]

明石てふさんに関して現存している資料は助産史を捉える上で、たいへん珍しいものである。というのは、江戸期から明治期の取り上げ婆（地域によっては一部取り上げ爺）については、資料に非常に限りがあるからだ。ここで少し、取り上げ婆に関して現在私たちが目にすることができる資料について説明を加えておこう。

私たちが目にすることができる取り上げ婆の記録は大きく分けて二種類しかない。一つは、お産や女性に関する習俗や慣行について文化人類学や民俗学、社会学などの学問領域で行われた聞き取り調査に登場する取り上げ婆である。地域によっては昭和初期まで取り上げ婆が活動していたり生存していた地域もあるが、ほとんどの聞き取り調査は、取り上げ婆自身の死亡により本人への聞き取りはできず、彼女たちを知る地元の女性たちから聞き取ったものだった。

もう一つは、江戸時代の産科文献に登場する取り上げ婆や、昭和期に助産師が語った取り上げ婆である。つまり、取り上げ婆に取って代わった医療側からみた取り上げ婆で、取り上げ婆は知識も教養もなく、迷信に翻弄される低俗な民間人とされた[※2]。助産師の語りに登場する取り上げ婆も多くの場合同様で、産婆・助産師が「乗り越えてきた」

※1　昭和初年というのは明石てふさんのお孫さん、後述の山本さとさんの誤りではないだろうか。明石てふさんは一八一九年生まれと推測され、昭和元年には一〇七歳になる計算である。しかし嘉永年間は江戸期だから分娩用具を考案して神業といわれたのはてふさんだと思われる。

取り上げ婆の姿は、非衛生的、迷信的、非医学的な「助産前史」ともいわんばかりのものであった。産婆は近代医学、衛生学、助産学の教育を受け、国家資格をもつ医療専門家として、象徴的な黒いカバンを持って地域を回った。食忌や産育風俗を時には俗習として妊産婦や姑を教育し、より介助しやすい仰臥位へと変えていった。健診や予防注射の実施など、地域に国家の衛生政策を浸透させたのも産婆であるといってよい。このようにして産婆は取り上げ婆にとって代わりながら、あるいは共存しながら、現在の助産師へと続く医療専門家の地位を築いたのである。[※3]

つまり、どちらの資料にも、取り上げ婆自身による言動は登場せず、誰かがあるコンテクストで語った取り上げ婆のみである。それは、取り上げ婆が文字と地位をもたなかったことによる。江戸期に木版書を刊行することができたのは一部の地位と権力のある人間であったし、「語る者」と「語られる者」の間には明確な区別があった。庶民と同様に、取り上げ婆も「語る者」ではなかったということである。[※4]

さて、信仰の対象にもなったという独学の名産婆とはどんな人だろう。当時の名残を残す東海道筋、吉原（現在の富士市）の曾孫さん、玄孫さんを訪ねると、庭の裏手のお堂に案内された。

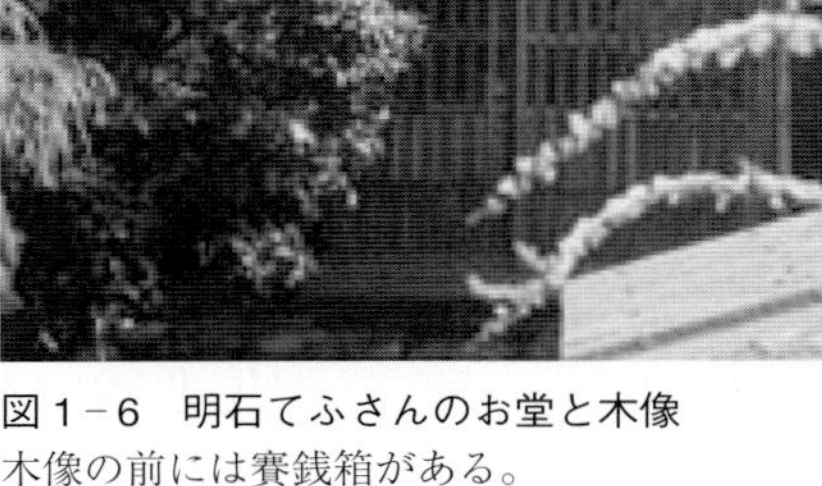

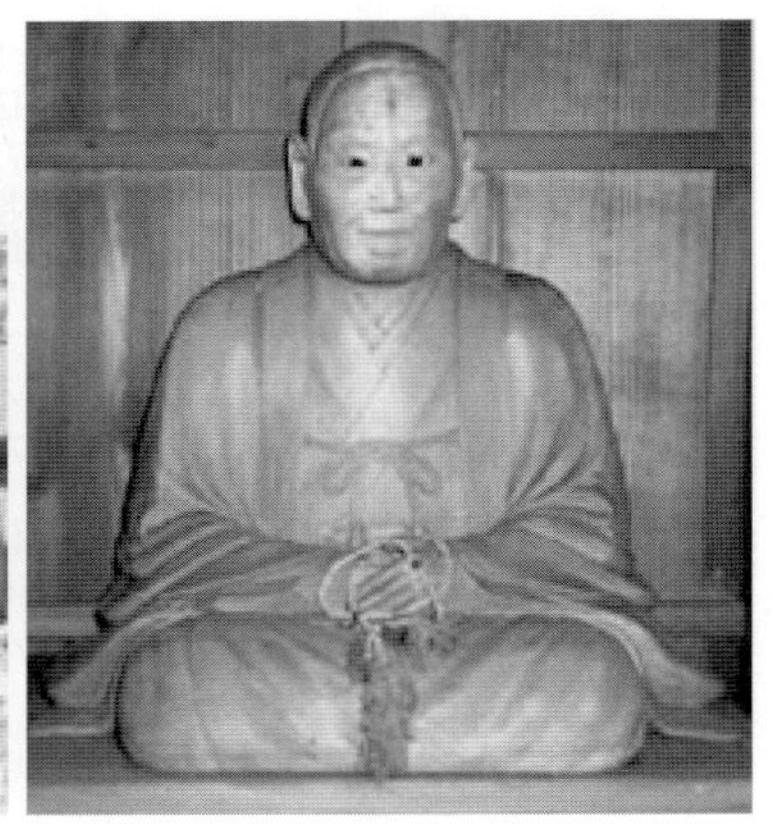

図1−6　明石てふさんのお堂と木像
木像の前には賽銭箱がある。

お堂の入口をくぐると、台座に鎮座するてふさんがいた（図1−6）。視線を下に移すと、台座のもとに賽銭箱。「てふさんには命を助けられたと、賽銭を投げに来る人が絶えなかったそうですよ」と義理の玄孫の明石繁さんに教えられた。てふさんの木像は、「死んだら木像を削って祀（まつ）っておくように」とてふさんの遺言であったという。自分がどんな存在であるかをよくわかってのことだろう。

明石さんのお宅に残されている、硝子に焼いたてふさんの写真（図1−7）には明治一二年六月吉日六〇歳とある。逆算すると一八一九年、江戸期文政二年生まれということになる。

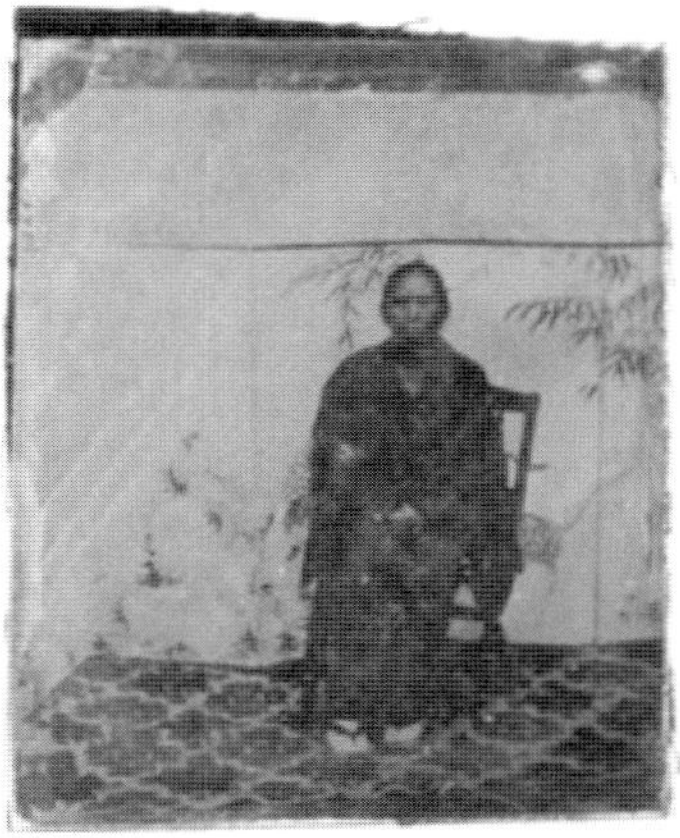

図1−7　硝子に焼いたてふさんの写真

※2　例えば賀川玄悦は『産論』で次のように述べている。「薬石ノ及バザレバ功ヲ奏シ難ク助産ノ無知ノ婦女子（取り上げ婆のこと）ニ託スベカラズ」。『産家やしなひ草』（現代語訳、杉山次子・白井千晶ほか産科文献読書会）では次のように述べられている。「かく心ある医者世間にたまたまありて産家の心得たがひたる事どもを諫むる事なきにしめあらねど。大やう産家には一文不知の穏婆あるいはわけもなき婆媽の聞はつりいふ言のみ。（心ある医者が世間にたまたまいて、産家の心得が間違っていることなどを注意することがありますが、大抵、産家では読み書きできない取り上げ婆または婆媽など、聞きかじりのことを言うだけです。）」

※3　こうした経緯については、例えば『ある近代産婆の物語』（西川麦子、桂書房、一九九七）を参照。

※4　また、取り上げ婆の識字率は低かったことが予想される。明治後期に産婆試験が一部都道府県を皮切りに徐々に始められたとき、既得権益を守るため取り上げ婆に試験を課し、合格者に産婆資格を与えた。記録によれば、それは数問程度の簡単な口述であったという。なぜなら、彼女たちは筆記試験を受けるだけの読み書きができなかったからである。日記や随想など、彼女たちの手による資料はいまだに発見されていない。

また、てふさんのお孫さんも産婆だったことがわかった。その山本さとさんの写真には、大正一五年二月四日三九歳と記録があるから、明治二〇年、一八八七年生まれだろうか。彼女は、読売新聞の記者の妻として東京の早稲田でも、富士市に戻ってからも産婆をつとめたという。

てふさんは息子の宗作さん（山本さとさんの実父）を医者にしたかったらしい。しかし、広い意味ではてふさんの仕事を継いで、製薬・売薬の「岳陽堂」を設立した。岳陽堂では、官許七味湯と家伝丸を製薬・販売しており、全国から買い求める人が絶えなかったという。

お堂には宗作さんが勉強したと思われる本のいくつかが残されていた。残念ながらてふさん伝説のオランダ医書は残されていなかったが、『鍼灸重寶記』『廣益鍼灸』『萬病回春』『叢桂亭醫事小言』『醫道日用記』など、版年が江戸期の貴重な東洋医学の本が多くある。なかには『易学小全』『不許佗見易術活法秘訣巻』などの易学の書も多い。頁をめくると「病人見ル法」など、病と関連する項目が目に入った。易学、つまり占いは身体、顔、体格などの相を見ることから、東洋医学と関連があったのであろう。そのほか、当時の柔術の書なども残されていた。

売薬の帳簿は、明治、大正期それぞれ丁寧に保管されていた。明治四三年戌年生まれ（九四歳）の曾孫さん（詮季さん）によれば、薬事法によって製薬・売薬の制限が定められてからも、既得権により第二次世界大戦まで製薬・売薬は続いていたという。詮季さんによれば、七味湯の材料は、オウレン、オウゴン、センキュウ、マンケシ、ケイヒ、トウキ、ホウギの実であり、家伝薬はこれを丸薬にしたもの、七味湯は煎じて呑むものであった。今でも婦人科の薬として重宝される名前が並んでいる。七味湯とともに渡したという効能書きの木版が残されていた。官許とあるから明治時代に作成されたものだろう。全文は次のとおりである。

官許七味湯効能

定價　壱日分金十銭
七日分金七十銭

第一産前産後しばしば感冒めまひたちぐらみほか[※a]血しゃく
はしり[※b]じやていうまちしさんのときの[※c]ちざんおりずしてこん
なんする人に用イて大効あり妊娠(かいにん)いたして食物(くいもの)をさまらぬ
人に用ニレバ食物おさまるなり血の道子宮病一切大妙薬なり
そのほか諸病によし
水壱合五勺入壱合ニせんじ用ユベし
またまん病[※d]せうがちにハ生馬(いきうま)の爪を入(い)てせんじ用ユ
[※e]すいしゅにハ秋大根のたねを入てせんじ用ヒ[※f]せんきにき
だいだいのかわを入てせんじ用ユベし
何の病にてふるうと雖も七味湯のなかへくさぼうきのみ
葉共もみをとして七味湯ニ壱貼のかさほどいれて
せんじ用ユれバすぐふるうを止る事妙なり
第一子宮病(しきゅうびょう)のために子のなき若婦人(わかきをんな)にこの二色の薬を
用イておためし下さる子の出来る事妙なり
また子宮病よりひきをこしたる病イ四方の諸君早ク
この薬を病人ニ用ヒてごらんあれ病の全治る(おさまる)奇妙なり
遠方の御方この薬を求めんとする時ハ右の薬代へ郵便
小包料を加へ為替を御送リ下さりそうらへば早速御届け申上候
や

静岡縣駿河國富士郡元吉原村
田中新田第六番地
本舗岳陽堂　明石宗作製　(印)

※a　血しゃく＝血積（ちしゃく）。血行の異常による。さしこみ。胸部、腹部の激痛。「積がおこる」
※b　じやていう＝しゃくだといって
※c　のちざん＝後産。胎盤等。
※d　せうかち＝消渇（しょうかち）。糖尿病。女性の淋病の俗称。
※e　すいしゅ＝水腫。
※f　せんき＝腰、腹の病気、生殖器の病気。

不妊、分娩期、悪阻すべてに効き目があるとは、まさに「血の道子宮病一切大妙薬」である。※5

『静岡県助産婦会史』に記されていた、てふさんが勉強したというオランダ医書は何だったのか、「鈎（かぎ）のような分娩道具」（賀川流でいうところの回生術に使用したと推察される）の形状、具体的な使用方法は何だっただろうか。歴史上はてふさんがお産を取り上げる一世紀ほど前には少なくとも鉄鈎が開発され、またてふさんが生まれたころには、ますますオランダ医学が盛んになる。こういった当時の産科学は、海と東海道を抱える駿河の国の一産婆に、どのくらい届いていたのだろうか。江戸中期には登場していた賀川流回生術、胎位胎向など解剖学的な知識は門下生の秘伝だから、てふさんは知ることができなかっただろう。

明治期の産婆規則と産婆試験規則、産婆名簿登録規則医制の発布は一八九九年であるから、一八一九年生まれのてふさんは、存命だったとしても産婆資格を得たかわからない（従来開業者は希望すればほとんど移行できた）。

今回紹介した明石てふさんは、木像とお堂が残るような、ある意味で特殊な取り上げ婆である。ほかの資料に登場する取り上げ婆は、間引きをしたり、中絶のためにホオズキの根を子宮に挿入したり、産椅（さんい）に床上げまで座らせたり、米と梅干しか食べさせなかったりする。てふさんのように、西洋医学、東洋医学への関心が高く、漢方薬を調合する取り上げ婆は珍しいかもしれないが、こうした取り上げ婆がいたことを発見できたのは大きな意義があるといえるだろう。

※5　配合は秘伝であったのだろうか、見つけることができなかった。

謝辞
七味湯効能の判読には故・杉山次子先生をはじめ産科文献読書会の仲間のご協力を得ました。記してお礼申し上げます。
本章は下記助成研究成果の一部です。

早稲田大学２００１年度特定課題研究（2001Ａ－825）、財団法人トヨタ財団２００１年度研究助成、財団法人福武学術文化振興財団平成13年度研究助成（助成番号01－歴－6）

参考引用文献
平岩光・浅場昌編（一九六六）『静岡県助産婦会史』日本助産婦会静岡県支部出版部
中村一基（一九九〇）「「胎内十月図」の思想史的展開」『岩手大学教育学部研究年報』五〇（一）、二三－三六
大藤ゆき（一九六八）『児やらい』岩崎美術社
柳田國男（一九三五ａ）「小児生存権の歴史」『愛育』（一）三（昭和一〇年九月）（一九七七『定本柳田國男集』第14巻所収）
柳田國男・橋浦泰雄（一九三五ｂ）『産育風俗語彙』

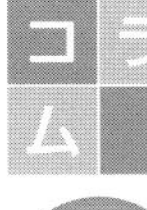
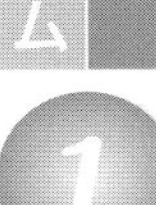

江戸時代における捨て子

沢山美果子

捨て子の発見と養育

江戸時代の捨て子に焦点を当てることで、女の身体や子どものいのちをめぐり、どのようなことが明らかになるのだろうか。女の身体と子どものいのちの接点にある乳を手がかりに考えてみたい。

捨て子発見の際の処置について貞享四（一六八七）年四月の「捨子併生類覚（すてごならびにしょうるいおぼえ）」は、同年正月に発布した生類憐み令を受けて、捨て子の届け出を命ずるものとして各地に伝達された。大事なのは届け出より養育であり「捨て子があった場合は、その捨て子があった場の者が介抱・養育する。希望の者があれば養子にし届け出るには及ばない」とした。では、実際に捨て子があった場合、誰が、どのように捨て子の養育を担ったのか。歴史を明らかにする営みは、時代の刻印でもある史料を、積み木を重ねるよ

うに、一つひとつ読み解く営みでもある。ここではその一つ、備中国後月郡下出部村（現　岡山県井原市）の捨て子史料を読み解いてみたい（沢山　二〇〇九）。

文政一〇（一八二七）年一〇月一五日、下出部村に住む弥五兵衛の家の軒下に捨て子があった。下出部村は、天保三（一八三二）年の成立とされる「備中国村々様子大概書」によれば、家数八八軒、三一五人（男一五九人、女一五〇人）の村である。また延宝五（一六七七）年の検地帳によれば、五石未満層が七四％を占める零細な村である。なかでも一石（一〇斗）未満の弥五兵衛は貧農層に属し、家族は、弥五兵衛（五五歳）、女房のいと（五〇歳）、娘のさつ（一八歳）、きよ（一五歳）の四人である。

一五日の夜四つ時（午後一〇時）過ぎごろ、赤子の泣き声が聞こえた。しかし弥五兵衛は留守だったため、怪しみ出てみた女房のいとが、激しく泣く赤子を見つけたのであった。だが、女からは届け出ができないため、隣家の組頭、千蔵はじめ、浅右衛門、利藤太という組頭の男二人が見届け、捨て子に違いないというので、村役人に届け出ている。「家」の責任者は家長であった。そのため、捨て子を見つけたのは女房だが「婦人之儀ニ御座候得者見届も致兼」とあるように、女が捨て子を「見届」ることはできず、隣家組合の男たちが「見届」をしたのである。

ただ、もう深夜でもあり、村役人からは、見届けた千蔵たちで世話をし、貰い乳などで当分養育するよう申し付けられた。そのため、村内で乳があるものを取り調べ、女房に乳がある伝兵衛に預け養育させている。その後、二二日には村役人が立ち会い捨て子の「見改」を行っている。このように捨て子に責任をもったのは、捨て子を発見した「家」と村落共同体であった。

村役人たちの「見改」によれば、捨て子は男の子で、身体に疵などはなく、生後四、五〇日ほどたった、とても健やかな育ちの赤子であった。身に付けていたのは浅黄色（ごく薄い藍色）の木綿の古襦袢、浅黄色の古綿入れ、そして裏に花色（はなだ色、藍染めの紺に近い色）の木綿を継いだ、ひこ帯（小児のつけ紐）つきの紺の竪横縞の袷である。捨て子は片袖のない女単物（ひとえもの）に包まれ、頭には古い綿帽子がかぶせてあった。捨て子が発見された旧暦の一〇月一五日は西暦の一二月一一日に当たる。襦袢、綿入れ、袷を着せ、女の単物に包み、頭に綿帽子をかぶせられた捨て子の様子からは、寒い時期に捨てられる生後一か月を過ぎたばかりの赤子のいのちへの配慮がうかがえる。

では、捨て子はなぜ、貧農で、しかも乳があるわけでもない弥五兵衛の家の軒下に捨てられたのだろう。というのも、下出部村を含む現在の井原市域で発見された捨て子たちは、いずれも豊かな家に捨てられているからである（沢山 二〇〇八：八九－一〇八）。しいて理由をあげるなら、弥五兵衛の娘たちは、一八歳、一五歳と、すでに一人前の労働力として役立つ年齢に達しているものの、「家」の後継者である男子がいないことだろうか。捨て子は、後継ぎがいない「家」に貰われることもあった。しかし、その場合も多くは、子どもを亡くし、乳がある「家」が多い（沢山 二〇一四）。考えられるのは、弥五兵衛の家が、長崎往来筋（中国路）にあったことである。岡山城下、津山城下、そして井原地域の捨て子たちの多くが街道沿いに捨てられている。

捨て子と乳

捨て子、特に乳児の捨て子の養育には、乳が不可欠であった。この捨て子の場合も、乳の出る伝兵衛の女房に預けて養育させている。農村には、乳を融通し合う「貰い乳」の慣行があった。仙台藩の赤子養育支給願にも母親が産後の肥立ちが悪く乳が出ない、あるいは産後死亡したために、近所や近村の貰い乳で養育していることが記されている（沢山 二〇一〇）。江戸時代、乳は赤子の成育に欠かせない命綱であった。下出部村にも、乳が出ないときに祈願すると効験があるという岩屋観音がある。大岩の割れ目の奥に祭られた岩屋観音は、その岩から流れ出る水を飲むと乳が出るようになるとされ、子育て観音ともいわれていた（井原市 二〇一二a）。この子育て観音という呼び名には、乳が子育てにとって欠かすことのできなかった時代の痕跡が残されている。

同じ後月郡井原村の陣屋役人、大津奇義太郎の倉に文久三（一八六三）年八月一四日に捨てられた子については、捨て子発見の経緯、養育の様子、捨て子にかかった費用を書きあげた「棄児鳩助記事 並 入費録」（井原市 二〇一二b）と題する記録が残されている。そこには、捨て子発見の日から七日間は近隣の者たちが交代で乳を与え、八日目以降は、乳が多く出ると申し出た家に一日一匁（およそ二一二五円）（竹内 二〇〇四）で預けたことが記録されている。もっとも先の伝兵衛の女房の場合は乳代が支払われたかどうかまではわからない。

では、捨て子を預かることになった、史料によれば親子三人睦まじく暮らしているとある伝兵衛の家族は、どのような家族だったのか。下出部村に部分的に残された宗門改め帳を繋ぎ合わせると、伝兵衛の家族のライフヒストリーが浮かびあがる。伝兵衛は、文政三（一八二〇）年、下出部村に隣接する大江村のちか（二六歳）を女房とし、娘のさのをもうけている。しかし、ちかは、文政六（一八二三）年の宗門改め帳には「死亡」とあるので、捨て子に乳を与えたのは、ちかではなく後妻だろう。また乳があるというのだから、後妻が子どもを産んだことは確かだが、「親子三人」とあるので、子どもはさの一人ということになる。歴史人口学では、江戸時代後半の出産の一〇～一五％が死産、出生児の二〇％近くが一歳未満で死亡していたと推計している（鬼頭 二〇〇〇：一四二－一四四）。おそらく子どもは死産か生後すぐに死んだと思われる。さらに天保二（一八三一）年の宗門改め帳では、伝兵衛の家族は、伝兵衛（三七歳）、さの（一三歳）の二人だけで女房の名はない。伝兵衛の家族のライフヒストリーからは、江戸時代の女と子どものいのちの脆さがみえてくる。

一方都市には、乳の出る女性を乳持ち奉公人として斡旋する請負業が存在していた。岡山城下町では、元禄一二（一六九九）年古京町の正屋円右衛門が武家および町家に乳持ち奉公人を斡旋する請負業を許可されている。山陽町添いの古京町は農村に隣接しているので、主に村の乳持ち女性を対象にしたと思われる（倉地 二〇〇八：二二〇）。また享保一五（一七三〇）年には、中出石町藤井屋加兵衛から、「御家中方乳持奉公人世話焼」に仰せ付け、町、村とも乳持ち奉公を望むものはすべて、自分を通すようにしてほしいとの嘆願書が出されている。その嘆願書には、乳持ち奉公人は急に必要になるため、武家が直接、乳持ち奉公人を求めた場合は、過分な給銀を要求したりするので、そうしたことのないよう、また「乳之善悪」を「見分」する必要があるので世話焼に仰せ付けてほしいとある（岡山大 一九七四）。中出石町もまた農村に隣接し町の西部を津山往来が通っていた。

乳の商品化は、他方で乳持ち奉公に出るための捨て子も生んだ。享保一七（一七三二）年御津郡上伊福村別所（現 岡山市）の三介の後家娘はなは、数え年で二歳になる娘を、上道郡沖新田東之内五番（現 岡山市）に捨てている。未婚の母と思われるはなは、乳持ち奉公によって老母を養うために、まだ乳を必要とする娘を捨てたのだった（沢山 二〇〇八）。

捨て子史料にみる「いのち」

さて気になるのは、下出部村の捨て子が片袖のない女の単物に包まれていたことである。岡山県下には、死者の衣服は片袖という習俗がある（佐藤 一九七九）。とすると、片袖の女の単物には、捨て子の母は死んだというメッセージが込められていたのだろうか。江戸時代後期、産後死と難産死は、二一歳から五〇歳の女性の死因の二五％を上回っていたと推計されている（鬼頭 二〇〇〇：一五〇）。産後の肥立ちが悪くて母が死ぬことは多いにありうることだった。あるいは、この世での子どもとの縁を切った親からの子どもを救ってほしいという願い、その一方で親と子を結ぶ証拠の品を残しておきたい願いが込められていたのだろうか。岡山城下の捨て子には、鰹節と扇子という結納の品や子どもの名前を記したお守りが添えられていることもあった。そこには捨て子のいのちを、拾ってくれる側に委ねる親の願いを読み取ることができる（沢山 二〇〇八）。

捨て子史料から捨てた親たちの捨てるにいたった事情、まして捨てた気持ちまで読み取ることは難しい。しかし、一つの捨て子史料だけからでも、捨て子の背後にあった江戸時代の女と子どものいのちの一端がみえてくる。捨て子は、街道沿いの決して豊かとはいえないどころか、むしろ貧農層に属する弥五兵衛の家の軒下に捨てられた。街道、軒下という境界的な場に捨てるという選択は、子どものいのちを公共空間としての「世間」に委ねる行為であったともいえるだろう（倉地 二〇〇八：二七四）。とするなら捨て子史料は、近世社会におけるいのちをめぐる問題、特に女と子どものいのちをめぐる問題を、「家」、共同体、さらに広く近世社会のいのちをめぐる環境や人々のいのちをつなぐための努力と関わらせて読み解くことを私たちに求める。ここに示したのは、その読み解きの一つの試みである。

参考文献

井原市史編纂委員会編（二〇一二a）『井原市史Ⅵ　民俗編』井原市、八五六
井原市史編纂委員会編（二〇一二b）『井原市史Ⅲ　古代・中世・近世史料編』井原市、四六〇－四六三

鬼頭宏（二〇〇〇）『人口から読む日本の歴史』講談社、一四二－一四四、一五〇
倉地克直（二〇〇八）『全集　日本の歴史　第11巻　徳川社会のゆらぎ』小学館、二二〇、二七四
岡山大学池田家文庫等刊行委員会編（一九七四）『市政提要　下』福武書店、二二五－二二六
佐藤米司（一九七九）「片袖の民俗（1）」『岡山民俗』八九、同、一九八一「片袖の民俗（2）」『岡山民俗』九五
沢山美果子（二〇〇八）『江戸の捨て子たち　その肖像』吉川弘文館、五七－六一、一一九－一二一
沢山美果子（二〇〇九）「史料紹介　備中国後月郡下出部村の捨て子」『岡山地方史研究』一一七、二二－二八
沢山美果子（二〇一〇）「近世後期の「家」と女の身体・子どもの「いのち」――「いのちのジェンダー史」のために」『七隈史学』一一、一〇
沢山美果子（二〇一四）「保護と遺棄の問題水域と可能性」「乳からみた近世日本の捨て子の養育」橋本伸也・沢山美果子編『保護と遺棄の子ども史』昭和堂、三一－三三、六七－九九
竹内誠監修（二〇〇四）『一目でわかる江戸時代』小学館、一八によれば一匁＝八五文、四文＝一〇〇円とあるので、換算すると一匁は、およそ二、一二五円となる。

第2部

明治から大正、昭和初期にかけて変わる産婆の状況

近代国家にとって、人口の管理と教育・資格の管理は重要関心事である。日本においても、明治期には年表に示したように医制公布など医術の法制化、堕胎の取り締まりや刑法の制定など堕胎の犯罪規定、産婆規則、産婆試験規則、産婆登録規則など、出産介助者を医療者として教育、資格の国家管理化がされた。また、戸籍法（明治四年）に始まる戸籍の届出と管理の統一から、婚姻、出生、養子縁組など産み育てに関わる記録が行政管理されるようになった。

西洋医学の採用や産婆規則により、西欧の助産学を教科書採用した産婆教育が始まった。また異常は医師

表２－１　産婆の制度化と出産領域の年表

明治元（1868）年	2月　宮内省の医療部門の役人である典薬少允（てんやくしょうじょう）（高階筑前介）が政府に「西洋医学御採用方建白書」提出、3月公許（漢医術ではなく西洋医術を採用することを宣言）、12月医師免許確立方針を太政官布告
	10月　「産婆ノ売薬世話及堕胎ノ取締方」太政官布告、売薬の世話、堕胎の取扱の禁止
明治6（1873）年	群馬県、「医務概則」（医療概則）制定、産婆が許可制に（日本初の医術に関する法制）
明治7（1874）年	8月　「医制」公布（衛生機構の確立、医学教育の制度化、医師開業免許制度、近代的薬舗制度）、その中に産婆資格の条件を規定し、免許制度を規定（産婆は、40歳以上の女子で、平産10人、難産2人の出産を扱った者）。（東京、京都、大阪の三府）（以降、県ごとに許可制、鑑札制、その資格要件などを規定）
明治8（1875）年	京都産婆養成所開設、日本初の産婆講習所（ドイツ式）。京都府知事が京都産婆会を開設。翌年、東京府病院産婆教授所、大阪医学校病院で産婆教育を開始。修業・試験合格者に免許状、営業鑑札を授与
明治13（1880）年	「刑法」制定（堕胎罪が禁止事項から犯罪に）。妊婦自身による堕胎と第三者による堕胎に同じ罰則を科す
明治32（1899）年	「産婆規則」（勅令第345号）、「産婆試験規則」（内務省令）、「産婆名簿登録規則」（内務省令）制定。（産婆資格を得るものは20歳以上の女子で、1年以上の学術を修業し、国家資格に合格した者）
明治43（1910）年	「産婆規則」一部改正、内務省指定校卒業者は無試験で資格を有する
昭和2（1927）年	大日本産婆会結成、各県の産婆会を連合

が扱うこと、産婆教育に医師が関わること、産婆の資格付与に医師の証明を必要とすることなど、医師を頂点とした階梯が明確に示された。[※1]

教育を受けた「新産婆（近代産婆）」（従来より開業していたことから資格を得た取り上げ婆は旧産婆と対比された）は、近代科学（医学、解剖学や生理学、公衆衛生学）をもとに助産を担った。新産婆の教科書には会陰保護と仰臥位産が描かれていた。

こうして資格という正当性をもった医療者が「分娩介助」するようになり、産婦は布団を敷いて仰臥位で出産することが理想とされるようになったのだが、[※2]これを「座位、よつばいから仰臥位への移行」とするのは早合点に過ぎる。長谷川は、病院出産による出産の変化は、「バーティカル（垂直・座産など）からホリゾンタル（水平・仰臥位）へ」という変化ではなく、「仰臥姿勢という一つのポスチャーに排他的に固定されていく」「多様な選択の幅や、工夫の可能性が残されていたお産の姿勢が、ある特定のポスチャーだけに正当性が与えられ、それだけに収斂され、一元化されていく」変化だと論じている（長谷川 二〇〇四：二〇〇－二〇二）。

明治期、大正期、昭和初期に出産と助産にどのような変化が起こっていたのか、産婆の教育と養成、堕胎、医師との関係、流死産と水子供養、養子縁組、戦期の役割からみていこう。

（白井千晶）

※1　産婆規則では産婆を女性と明記するなど、医療者のジェンダー化も行われた。
※2　実際には、油紙の上に羊水や血液を吸収させるぼろ布や灰を敷くなどであった。

参考文献
長谷川まゆ帆（二〇〇四）『お産椅子への旅――ものと身体（からだ）の歴史人類学』岩波書店

第1章　西洋近代医学の導入と産婆の養成

小川景子

1　明治初年の産婆取締と医制における条項

産婆は、江戸時代には一つの職業として認識されるようになっていた。一方、江戸時代には出生制限方法として堕胎・間引きが行われていた（鬼頭 二〇〇二：二〇四－二〇五）。この堕胎・間引きに産婆が関与していることが、問題視された。そうしたなか、明治政府が成立した一八六八（明治元）年一二月二四日には、太政官（だいじょうかん）から産婆に関する取締規則が出された。そこでは、産婆が人命に関わる重要な職業であるから、売薬の世話や堕胎に関与することを禁止した[※1]（厚生省医務局編 一九七六：二〇）。

その後、明治七（一八七四）年八月一八日には文部省より東京・京都・大阪の三府に向けて医制が発布された。医制は、医療制度や衛生行政に関する七六条からなる規定で、第五〇条から五二条が産婆に関する規定である（厚生省医務局編 一九七六：四二）。産婆になるためは、第一に四〇歳以上で婦人・小児の解剖生理および病理の概要に精通し、産科医の立ち会いにより平産十人、難産二人の分娩を扱った実験証書を所持することが必要だった。しかし、明治政府が発足して間もないこの時期は、江戸時代からの慣習的な方法で助産を行う者が多く、要件を満たす者が少ないため、以下の措置が出された。産婆の業務に従事してきた者は履歴審査で仮免状を与えること、医制発行後およそ一〇年間に産婆業を行おうとする者は、産科医あるいは内外科医が出す分娩取り扱い証書の審査のみで免状を与えるとされた。そして、産婆業を営む者がいない地域では、実験証書がない者でも医務取締の審査により仮免状を与えた。

さらに産婆は、産科医あるいは内外科医の指図がなければ妄(みだ)りに手を下してはならないと定められた。緊急時はこの限りではないが、産婆の産科器械の使用や薬剤投与は禁止された。

2 西洋近代医学の導入と草創期の産婆養成

2・1 外国人医師による大阪府病院での産婆養成

大阪府病院では、医制が発布された翌明治八（一八七五）年に、オランダ人医師・エルメレンス（Christian Jacob Ermerins）により産婆へ講義が行われた。その講義内容を高橋正純が口訳したものが、『日講記聞(にっこうきぶん)　産科論』として出版された（越児蔑嗹斯(エルメレンス)　一八七五）。

その題言には、小冊子を編集した理由が以下のように記されている。これまで産婆業の者たちの学ぶ場所がなかったため「骨盤。子宮。及ひ諸々生殖器の位置を知る者無く」、不幸な結果となる者が後を絶たなかった。そこで、今年の四月に初めて学校を開き、府下の産婆へ必要なことを簡易に講述した。その資料を校訂して、講演に列席できない者へ分けようとしたものなので、この冊子はすべてをそろえた産科書ではない。産婆を教導することを目的

※1　明治一三（一八八〇）年に発布された「刑法」では、「堕胎罪」が制定され罰則が定められた。

としたもので、産婆必携の冊子と考えてほしい。

講義は、全一五回で構成されていた（表2－2）。第一五回は「産科器械の用ひ法及び破顱術の大概」で、産科器械として第一にあげているのは鉗子である。そこでは、鉗子の構造と使用方法について図を用いて解説している。さらに、骨盤が非常に狭くほかに方法がない場合には破顱（はろ）術※2を行うとある。

医制では、産婆が医師の指示を受けずに妄りに手を下してはならない、として産科器械の使用を禁止していた。しかし、公的施設である大阪府病院では、外国人医師であるエルメレンスが難産時に用いる鉗子や破顱術まで教授していた。こうした医制の方針と現実の対応の隔たりについては、これ以降で再度検討したい。

2・2　東京府が採用したドイツの産婆養成

東京府は、明治一〇（一八七七）年五月に東京府病院産婆教授所において、内務省免状取得を目的とした少数精鋭の教育を開始した。教育の対象は、二〇歳以上三〇歳以下の婦人で普通文書の読み書きができる者であった。学費は無料で、修学期間は一年半だった。学期は、半年を一期として三期に分かれ、最初の二期は理論が中心で、残り一期は摸像（もぞう）および妊産褥婦について実際の処置だった。（高橋　一九九三：三－八）。

表2－2　『日講記聞　産科論』講義題目

回数	講義題目
第1回	婦人の骨盤ハ男子と異りて産科に関係る理解を示す
第2回	子宮の位置。陣痛及び産婦の診察法を説く
第3回	出産の後胞衣子宮を剥離理。嬰児及び母氏の所置
第4回	胎児の位置。及び平安の分娩を説
第5回	顔面位置の鑑別法及び出産の取扱法
第6回	臀産の鑑定法。区別及び手術の法
第7回	双胎品胎及び四胎等の妊娠を論ず
第8回	産褥に臨んで致意べき條分娩の際婦人起臥の位置
第9回	子宮変常に由る所の難産
第10回	子宮の搐掣
第11回	陰門。膣。子宮。卵巣。膀胱等の変常に因る所の難産
第12回	骨盤の変常を論す
第13回	骨盤の変形に由る所の変産を説示す
第14回	胎児の変位及び変産を説く
第15回	産科器械の用ひ法及び破顱術の大概

漢字にふってあるルビは省略した。

教科書は、ドイツのイエナ府大学産婦人科教授・シュルツェが書いた産婆学書の翻訳『朱氏産婆論』が用いられ、教授課目は本の目次と同一とした（表2－3）。教授課目は、解剖生理から始まり妊娠・分娩・産褥の経過を学び、次に異常編を学ぶという構成になっていた。

東京府の教授課目には、産科器械の使用方法が含まれてなかった（高橋 一九九三：一二）。東京府が教育のモデルとしたドイツでは、一六世紀前半に産科医による最初の産婆学書が著され、都市を中心として産婆の教育が開始された。『朱氏産婆論』が書かれた一九世紀後半には、ドイツの都市部で医師と産婆の分業が周知されており、器械使用は医師の範疇とされていた（木村 二〇一三：三〇）。

翻訳書『朱氏産婆論』は、発刊されると東京府から文部省、衛生局、開拓使や府県へ寄贈された（高橋 一九九〇：四六－四八）。『朱氏産婆論』とともに東京府の産婆養成方法が地方へ伝播したことは、これ以降で具体的にみていく。

2・3 神奈川県の産婆養成と米国の医学書との関係

神奈川県では、東京府と同じ明治一〇（一八七七）年に県立十全医院内に産婆養成所を開校した。教育の対象は、

表2－3 東京府および神奈川県の産婆教授課目

	東京府病院産婆教授所		神奈川県の産婆養成所
第一期	第一項 第二項	予備論 正常妊娠ノ論	予備学 妊娠 娩産
第二期	第三項 第四項 第五項	順産ノ論 産褥及哺乳期中ノ常症 妊娠中異常ノ経過	疾病 分娩困難
第三期	第六項 第七項 第八項	分娩経過間ノ破格 産褥及哺乳期中ノ障害 産婆の務め	産様及ヒ位置 産婆之注意

小川景子（2004）：8表1を改変

※2 現代の穿頭術や砕頭術。

産婆としての営業経験に関係なく広く募集して、ほぼ読み書きできる二〇歳以上五〇歳以下の婦人とした。教育期間は一年半で、学期は三期に区分され最初の二期は理論、残り一期は実際の施術が教授された。学費は無料で、修学後には東京府と同様に無試験で内務省免状が付与された。

神奈川県は、養成所開校に先駆けて東京府へ教育方法や教授課目について問い合わせを行い、教育方法は東京府の内容をほぼ踏襲していた。しかし、教授課目は神奈川県独自のもので（表2－3）、東京府にない産科手術（回転術や産科器械）が含まれていた（小川 二〇一五：六八－七一）。

産科手術は、第三期「産様及ヒ位置」の中で教授されていた（表2－4）。そこでは、顱頂産から胸産まで骨盤に対する胎児先進部の位置を記したあと、胎児の位置を整える回転術、胎児の娩出困難時に用いる産科器械（鉗子用則、鑷子用則、槓杆用則）が記されていた。「産様及ヒ位置」の内容は、翻訳書『産科摘要』の見出しと一致した。同書は米国人医師・ハルツホルン（Henry Hartshorne）が、医師養成のために書いた本の産科学の箇所を翻訳したものである（小川 二〇一五：七一－七四）。

神奈川県が産婆養成所を設立した県立十全医院では、米国人医師・シモンズが治療責任者をしており、医師へ啓蒙活動を行うと同時に産婆へ施術伝習を行っていた。したがって、神奈川県が独自の教授課目を設定した背景には、シモ

表2－4　神奈川県の産婆教授課目（抜粋）

学期	課　目	内　容
第三期	産様及ヒ位置	顱頂産 後頭前向ノ位置 後頭後向ノ位置 面産 臀産 下肢産 変産 横向位置 肩産 肘産 手産 脇産 背産 胸産 回転術 鉗子用則 鑷子用則 槓杆用則

小川景子（2015）表3を一部抜粋

ンズの影響があると推察される（小川　二〇一五：七五－七六）。

3　東京府の産婆養成方法の地方への伝播

3・1　『朱氏産婆論』と卒業生による地方への伝播

山形県では、明治一三（一八八〇）年に山形県済生館で内務省免状取得を目的とした産婆養成を開始した。養成期間は二年で、初めの一年半は理論、残り半年間は摸像および妊婦について実際の処置を教授した。生徒は、二〇歳以上三〇歳以下の婦人で、試験を行い普通文書の扱いに問題ない者を入学させた。教育は、東京府病院産婆教授所の卒業生・佐藤千萬（ちま）が教授掛（かけ）として担当した。教科書は『朱氏産婆論』を用いて、教育方法も東京府病院産婆教授所に準じていた（高橋　二〇〇一：七一七－七二二）。

新潟県では、明治一四（一八八一）年に新潟医学校内に産婆教場を設置した。新潟医学校には、『朱氏産婆論』の翻訳者である山崎元脩（げんしゅう）が、明治一三（一八八〇）年から校長として赴任し産婆教場設立に尽力した。

産婆教場では、かなが読めることを入学者の要件として、養成期間は一年半だった。修学後には卒業試験を行い、成績を内務省へ提出すると免状が付与された。教科書は『朱氏産婆論』が用いられ、教授課目は同書の目次が主なものだった。産婆学の教官は、山崎元脩に勧められ赴任した東京府の卒業生・河野貞（こうのさだ）であった（蒲原　一九六七：二九－五一）。

3・2 『朱氏産婆論』を入手した地方の取り組み

開拓使函館支庁は、明治一〇（一八七七）年五月に、東京府で試験済の産婆二名を雇用して産婆の技術を向上させようとした。しかし、依頼を受けた東京府出張所では、養成所の卒業生と誤解したようで、産婆養成が開始されたばかりなので教科書『朱氏産婆論』を講義に役立ててほしいと送付してきた（北隅 一九九八：三四－三六）。

明治一一（一八七八）年三月には、開拓使が産婆養成のための布達を出して、現在産婆営業を行っている者の再教育と、新たに産婆を希望する者の養成をめざした。学費は無料で、札幌、函館、根室の三病院で養成することになった。教授課目は、東京府と同様に『朱氏産婆論』の目次と同じだった（北隅 一九九八：三二－三七）。

東京府の産婆養成方法は、卒業生が教官を行うだけではなく、地方庁が独自に『朱氏産婆論』を入手することでも広がった。

3・3 東京府の卒業生が運営した産婆養成所

山崎富子は宮城県の出身で、明治一二（一八七九）年に東京の海軍軍医総監、戸塚文海（ぶんかい）の塾生となり医学を学んだ。さらに、東京府病院産婆教授所で学び、明治一四（一八八一）年六月に卒業して内務省免状を取得した。山崎は、翌年に宮城県へ戻り、産婆および眼科・外科を開業した。そして、明治一八（一八八五）年に私立産婆講習所を設立した。設立目的は、産婆の学術を磨き内務省の産婆開業免状を取得させることであった。教科書は、『朱氏産婆論』と産科書などを用いた（高橋 一九七九：二七－三一）。

内務省免状産婆は、公的病院において養成されることが多かった時代に、一人の産婆が自ら養成所を運営したことは注目に値する。こうしたことを可能にした背景には、東京府病院産婆教授所の教育レベルの高さがあったものと考えられる。

4 産婆数の確保と仮免状産婆の養成

4・1 東京府の基本方針と仮免状産婆養成

東京府では、医制の発布を受けて明治九（一八七六）年に、東京府病院院長・長谷川泰が産婆養成の方針を示した。産婆の養成は速成教育と少数精鋭の教育、産婆の資格は地方庁の仮免状または内務省免状、という二本立てとした。この方針に基づき東京府病院内に産婆教授所を設立し、仮免状産婆の養成に着手した。

東京府は、同年一一月に開業している産婆を一日だけ集合させて、履歴審査、講義と試験を実施した。これは、出席すれば極端な場合を除いて仮免状を下付するもので、速成の仮免状下付であった。欠席した者は後日、東京府病院へ出向くよう指示があり、従来営業者への施策を徹底しようとした。明治一三（一八八〇）年になると、明治九（一八七六）年一一月以前から開業していて講習会へ出席できなかった者には無試験で仮免状を下付し、従来営業者への施策を終結させた（高橋 一九八八：一〇二－一〇四）。

東京府が、明治九（一八七六）年から翌年にかけて行った産婆試験の書類が残されている（回議録・第3類・産婆）。それによれば、産婆の履歴は慣習から産婆となった者、産婆について修業した者が主だった。一方、今泉という産婆は、オランダ人医師・シーボルトの娘、楠本稲に従い産科の実地を学んだのち、開業する傍らシモンズ（神奈川県立十全医院の治療責任者）らについて産科術の研究を行った。

試験の回答から、当時の産婆が行った助産の様子がうかがえる。分娩時の姿勢は、産婦の膝をつかせ尻を高挙させる、あるいは産婦に半座位をとらせ介助する者がいた。なかには、逆産（骨盤位）や横産（横位）の介助法を詳細に述べる者がいた。一方で、難産は産婆が施術する範囲ではないので医師に託すと述べる者もいた。

4・2 新潟県における仮免状産婆養成

新潟県では明治九（一八七六）年に規則が定められ、従来開業の産婆を対象に新潟病院で西洋医学に基づいた補習講義を開始することになった。同じころに、産婆の履歴調査を行い実態把握をするとともに、医制の規定に基づき妥当と思われる産婆には仮免状を交付した（蒲原 一九六七：二二一－二二六）。

新潟県では明治一八（一八八五）年を境にして、仮免状産婆の数が増加してくる。蒲原は、従来営業の産婆へ簡単な講習と試験で仮免状が与えられた背景には、富国強兵策の一貫として人口政策を急速に遂行し人的確保の必要があったためと述べている（蒲原 一九六七：六七）。

さらに新潟県の各地では、従来営業の産婆へ仮免状を与えるために、医師組合が中心となり医師または内務省免状産婆が新しい助産術の伝習を行った。明治二二（一八八九）年五月には、県は産婆組合を作るよう指令を出した。当初の産婆組合は、同業組合というよりは従来開業の産婆を強制的に講習会へ出席させ、県の衛生当局が産婆を統制するために結成させた機関という色彩が強かった（蒲原 一九六七：七〇－七五）。

4・3 年次別産婆数の推移

全国の産婆数は、明治一一（一八七八）年から明治三一（一八九八）年の二〇年間に約三倍へと急増した（表2－5）。

内務省免状とは、東京府や神奈川県のように一定期間養成所で学んだあとに試験に合格すると内務省から付与されるもので、仮免状とは履歴を審査して簡単な試験により府県から付与された。明治三一（一八九八）年の内訳を見ると、仮免状産婆は内務省免状産婆の約一〇倍で、内務省免状を取得することが容易ではなかったことがわかる。

5　明治期の産婆養成と三人の産婦人科医師

5・1　産婆師範養成を構想した桜井郁二郎

産婦人科医の桜井郁二郎は、大学東校（東京帝国大学の前身）の卒業生で、明治九（一八七六）年四月から母校で働いた。その傍ら桜井は、明治一三（一八八〇）年に私立産婆養成所・紅杏塾（こうきょうじゅく）を開校した（柳井 一九九四：七－一〇）。翌年七月には東京大学助教授の職について、助教授時代に文部卿へ産婆養成所設立のための建白書を提出した。その概要は、以下のとおりである。

自分は、職務の傍ら産婆学校を私設したが資力には限界がある。産婆が教育を受けずに出産に立ち会えば、生ま

表２－５　全国の産婆数（産婆規則前）

年次	内務省免状	仮免状	合計
明治 11			12,007
12			12,199
13			17,784
14			18,734
15			19,035
16			20,805
17			20,061
18			27,175
19			28,957
20	338	29,525	29,863
21	457	30,405	30,862
22	621	31,500	32,121
23	828	31,670	32,498
24	1,142	32,175	33,317
25	1,398	31,530	32,928
26	1,624	31,783	33,407
27	1,903	31,936	33,839
28	2,177	32,058	34,235
29	2,486	31,916	34,402
30	2,932	32,443	35,375
31	3,250	32,695	35,945

小林隆，勝島善美（1972）：67 を基に作成

れてくる子や産婦まで生命の危険にさらされる。そこで、官立産婆師範学校を設立し、各府県より生徒を募集し、修学後には産婆師範の証明を交付する。卒業生たちが帰郷して産婆となり、慣習により助産を行ってきた旧産婆へ新しい方法を伝授すれば、それほど多くの年を要しないで全国の産婆の改良が行える。

桜井は、こうした建白書を二度提出したが採用には至らなかった（柳井 一九九四：三五－四〇）。

5・2 産婆改良の建白書を政府へ提出した濱田玄達

濱田玄達は、ドイツに留学経験のある産婦人科医で、明治二三（一八九〇）年五月、産婆養成について政府へ建白書を提出している。その概要を以下に記す。

試験を受けて開業している新産婆も、産床の取り扱い法を理解して実行する者はほとんどおらず、高尚の学理を唱えて不当の手術を行うことで胎児を殺し産婦を危険に陥れることも少なくない。現在の産婆養成では、産婆に必要な実地取り扱い法を教授せず、産科医と産婆の区別を混同して産婆へ産科学を教えている者がいる。産婆の業務は、常産に臨んで十分な処置を行い、よく産婦を観察して危険を招くものを避けて、わずかでも異常を認めれば、すぐに医師を迎え指示を受けることにある（緒方 一九一九：一二〇六－一二〇七）。

濱田は、明治二三（一八九〇）年四月に自らが教授をしていた東京大学医学部の産科学教室へ産婆養成所を開設した。修学期間は一〇か月で二学期に分かれていた。第二学期には、産科用模型を用いて妊婦・産婦の診断法および産婆に必要な手術式を演習し、入院妊婦の看護や分娩介助を行った。産婆規則が公布された明治三二（一八九九）年一一月に産婆養成所は、産婆復習科となった（東京大学医学部百年史編集委員会編 一九六七：五二五）。

5・3 「助産婦」の名称と緒方正清が実施した産婆養成

緒方正清は、ドイツに四年間留学した経験があり、そこで助産婦の活動を目の当たりにして、日本の産婆の教育の必要性を痛感した。明治二五（一八九二）年一〇月大阪に、緒方助産婦教育所を設立した。緒方は、学術の素養がない者を産婆とし、素養があり規定の試験を終えた者を助産婦として、熱心に「助産婦」の名称を提唱した。助産婦学校卒業後の教育にも熱心で、助産婦学会をつくり毎月一回定例の勉強会を開き、新しい知識の補講に努めた。さらに雑誌『助産之栞』を毎月一回発行し、会員の情報交換や知識の普及に努めた（緒方 一九一九：一三二八－一三二九、一七〇五）。

6 医制の規定と産婆の器械使用

医制では、産婆の産科器械使用を禁止していたが、前述のように大阪府病院の産婆養成では、鉗子および破顱術の使用方法を教授していた。さらに、神奈川県の内務省免状産婆養成でも、鉗子や鑷子など産科器械の使用が教授されていた。

東京府が、明治九（一八七六）年から翌年にかけて、従来開業の産婆へ免状付与を目的に試験を行った際の履歴書のなかに、「産科手術開業願」という文書がある。提出したのは男性産科医で、産科医業を行う傍ら医師並びに産婆へ産科手術の伝習を行っていたと記されている（回議録・第3類・産婆）。ここでいう産科手術とは、江戸時代に賀川玄悦が開発し発展したもので、母体内で死亡した胎児を鉤で取り出す回生術や、難産の母子を救う双全術をさしていると考えられる（産科文献読書会編 二〇〇八：三四七）。このように、西洋近代医学が本格的に導入される以前の産婆と産科医は、業務範囲が明確に区分されていなかった。したがって、大阪府や神奈川県で産科器械の使用方法まで教授したことは、当該期の実情を反映していたといえる。

府県が定めた規則をみると、神奈川県が明治一八（一八八五）年に公布した産婆試験規則には、内務省免状取得を目的とした試験課目に器械論が含まれていた。和歌山県では、内務省免状産婆に限定して器械使用を容認していた。東京府、三重県、静岡県では、医師の指揮下に限定して産婆の器械使用を容認していた。山形県では、産婆の器械使用を禁止する規則がないために、産婆規則が公布される直近の明治三一（一八九八）年まで使用していた（小川 二〇一五：七七－七八）。

医制において産婆の器械使用は禁止されていたが、実際には府県の取締規則に委ねられていた。これらが全国統一されるのは、明治三二（一八九九）年公布の産婆規則を待たなければならなかった。

7 全国的に統一された産婆規則（明治三二年発布）

7・1 産婆規則の概要

これまで、産婆の養成や資格認定は府県ごとの規則に基づき行われてきたが、明治三二（一八九九）年七月一九日には「勅令第三百四十五号　産婆規則」が発布された（全二〇条）（医制との比較は表2－6を参照）。

産婆は、二〇歳以上の女子で産婆試験に合格し名簿登録することが義務づけられた。産婆は、妊産褥婦または胎児・生児に異常があると認めたときには、医師の診療を求めなければならず、外科手術や産科器械の使用、薬品の投与が禁じられ、違反した場合の罰則規定が定められた。

同年九月六日には、産婆試験規則（内務省令第四十七号）および産婆名簿登録規則（内務省令第四十八号）が公布され、産婆規則運用の形が整った。産婆試験規則では、試験科目が学説と実地の二種類が定められた。試験は、学説試験に合格しなければ実地試験が受けられず、学説試験に合格した者は次回以降、実地試験のみ受験すればよいと定められた。

7・2　無試験で名簿登録可能な内務大臣指定養成所

産婆規則は、明治四三（一九一〇）年に一部改正された。産婆の業務を行う要件に、「内務大臣ノ指定シタル学校又ハ講習所ヲ卒業シタル者」が追加され、指定養成所を卒業すれば無試験で産婆名簿に登録ができるようになった。

明治四五（一九一二）年六月一八日には、「内務省令第九号　私立産婆学校産婆講習所指定規則」が公布された。この規則により、内務大臣が指定した私立産婆学校、産婆講習所を卒業した者は、無試験で産婆免許を取得す

表2－6　医制と産婆規則の比較

	医制	産婆規則
公布時期	1884年（明治7）8月18日	1899（明治32）年7月19日
規則の摘要範囲	東京・大阪・京都	全国
産婆営業の要件	産婆は、40歳以上で婦人・小児の解剖生理・病理の大意に精通し、産科医の前で平産10人、難産2人扱った実験証書を所持する者を、審査して免状を与える	20歳以上の女子で、1年以上産婆の学術を修業して、産婆試験に合格し産婆名簿に登録を受けた者
業務範囲	①産婆は、産科医又は内科医の指示を得ずに妄りに手を下してはならないが、緊急時はこの限りではない。しかし、産科器械を用いてはならない ②産婆は、薬を与えてはならない	①妊婦・産婦・褥婦、胎児・生児の異常を認めた時は、医師の診療を求め自ら処置を行ってはならないが、緊急時はこの限りでない ②産婆は、外科手術、産科器械の使用、薬品の投与を行ってはならず、実施できるのは消毒、臍帯切断、浣腸である

医制および産婆規則の条文を基に筆者が作成

ることができるようになった。養成所の入学要件は、高等小学校卒業もしくは高等女学校二年以上の課程を修了、またはこれと同等以上の学力を有することで、修業年限は二年以上であった。

昭和元（一九二六）年発行の『職業婦人調査　産婆看護婦』に、内務大臣指定の産婆養成所が掲載されている。それによれば、東京帝国大学医科大学産婆養成所を筆頭に、二一校が指定されている。主な設置主体は、帝国大学や府県立医学専門学校である。

指定産婆養成所のなかで、千葉医学専門学校附属医院産婆講習所[※3]の規則があるので見てみよう。『千葉医科大学一覧　自昭和四年至同五年』によれば、教育の対象は一六歳以上の女子で、高等小学校卒業もしくは高等女学校二年以上の課程を修了、またはこれと同等以上の学力を有することで、修業年限は三年だった。教科目は、一年次に修身、解剖・生理、正常妊娠・分娩・産褥および新生児の経過と取り扱い法、二年次になると異常編や産婆の心得、関係法令などが教授された。臨床実習は、一年次より開始され、三年次はすべて臨床実習であった。

8　複数の産婆資格と産婆数の年次推移

産婆規則が公布された明治三二（一八九九）年以降の産婆数を、表2－7に示した。

産婆規則に基づく「試験及第」とは、学校や養成所あるいは医師や産婆のもとで一年間の学術修業したのちに、産婆試験に合格した者である。「限地開業」とは、産婆が少ない地域に限り、履歴審査により五年の期間限定で資格付与された者である。「指定学校・講習所卒業」とは、内務大臣が指定した学校を卒業すると無試験で資格取得できた者である。さらに、外国の産婆学校を卒業した者も内務大臣の認定により業務が行えた。

表２－７　資格別産婆数の年次推移（産婆規則後）

	産婆規則制定後				小計	産婆規則以前	合計
	試験及第	現地開業	指定学校・講習所卒業	外国学校卒業（含試験）		従来開業	
明治 32	24	401			425	8,530	8,955
33	228	1,329			1,557	23,533	25,090
34	823	1,664			2,487	22,968	25,455
35	1,539	1,781			3,320	22,389	25,709
36	2,247	1,835			4,082	21877	25,959
37	3,223	1,684			4,907	21,313	26,220
38	4,031	1,255			5,286	20,712	25,998
39	5,128	1,195			6,323	20,064	26,387
40	6,132	1,229			7,361	19,316	26,677
41	7,130	1,259			8,389	18,568	26,957
42	8,252	1,224			9,476	17,744	27,220
43	9,501	1,109			10,610	17,064	27,674
44	10,874	1,129			12,003	16,359	28,362
大正元	12,441	1,229			13,670	15,705	29,375
2	14,309	1,208			15,517	14,517	30,034
3	15,753	1,140	23		16,916	14,132	31,048
4	17,618	1,099	148		18,865	12,989	31,854
5	19,358	985	178		20,521	12,319	32,840
6	21,274	1,047	267		22,588	11,707	34,295
7	22,421	971	396		23,788	10,560	34,348
8	24,020	930	446		25,396	9,839	35,235
9	25,288	856	536		26,680	9,375	36,055
10	26,371	882	663		27,916	8,741	36,657
11	27,874	851	740		29,465	8,249	37,714
12	30,210	888	949		32,047	7,463	39,510
13	32,647	756	1,138		34,541	7,166	41,707
14	33,935	725	1,392		36,052	6,825	42,877
昭和元	36,297	729	1,722		38,748	6,028	44,776
2	37,878	649	1,948		40,475	5,425	45,900
3	38,681	616	2,151		41,448	4,851	46,299
4	40,819	557	2,613		43,989	4,410	48,399
5	42,586	533	2,944		46,063	4,249	50,312
6	44,787	484	3,334		48,605	3,932	52,537
7	46,741	439	3,751		50,931	3,724	54,655
8	48,563	454	4,176		53,193	3,397	56,590
9	50,081	469	4,501		55,051	3,219	58,270
10	51,157	459	4,955		56,571	2,989	59,560
11	52,510	427	5,366		58,303	2,664	60,967
12	53,091	407	5,740	1	59,239	2,493	61,732
13	53,796	367	5,753	1	59,917	2,290	62,207
14	53,987	354	5,875	1	60,217	2,090	62,307
15	53,196	324	6,006	1	59,527	1,841	61,368
16	54,284	300	6,418	1	61,003	1,738	62,741
17	45,869	296	5,739	—	51,904	1,087	52,991
18	29,674	175	4,087	2	33,938	766	34,704

小林隆、勝島善美（1972）：68を基に作成

「従来開業」とは、産婆規則公布以前に資格取得した者で、内務省免状と府県が公布した仮免状があった。内務省免状産婆には、明治初期に東京府や神奈川県、山形県などで一年半から二年かけて養成され教官となった者も含まれた。したがって、産婆規則により一年以上学術修業した産婆と同等、もしくはそれ以上の教育を受けた者もいただろう。

産婆数は、産婆規則が公布された翌年、明治三三(一九〇〇)年に二五、〇九〇人だったものが、大正一三(一九二四)年には四万人台、昭和一一(一九三六)年には六万人台と大正末から昭和初期にかけて急速に増加した。

日本では、明治三七(一九〇四)年に日露戦争が始まり、大正三(一九一四)年には第一次世界大戦に参戦した。昭和六(一九三一)年には満州事変があり、昭和一三(一九三八)年には国家総動員法が公布された。昭和一六(一九四一)年一月には「人口政策確立要綱」が閣議決定され、人口増強が国策として唱えられる中で太平洋戦争が始まった。昭和一七(一九四二)年には厚生省から「妊産婦手帳規定」が公布され、医師または助産婦(産婆)の証明書を提出することで手帳が交付された。行政は、住民の妊娠・出産状況を把握して妊産婦への指導や保護を徹底することで、母子の死亡を減少させようとした(西川 一九九七:八一、二一二—二一六)。産婆数が急速に増加した時期は、日本が領土拡大を進めた時期と重なっていた。

9　産婆の修業と産婆養成

一年間の学術修業を行い産婆試験に合格しても、直ちに独立開業できるわけではなかった。昭和元(一九二六)年発行の『職業婦人調査　産婆・看護婦』によれば、「産院或は産科医院等の養成で充分なる実地経験を得るとしても大抵は理論のみ漸（ようや）くわかって実際にあっては種々細かき経験に乏しく（略）一人前の産婆となるまでにはどうしても三年乃至（ないし）五年の見習」を要した（中央職業紹介事務局 一九二六：一五）。そこで、開業前には産院あるいは産科医院に入るか産婆の助手となる必要があった。

ここでは、昭和十年代に横浜で産婆の修業をした経験のある方への聞き取りをもとに、産院での修業の様子を見てみよう（小川 二〇〇一：八二－八四）。

助産婦のA氏は、昭和一五（一九四〇）年に横浜産婆学校へ入学し、翌年三月に卒業した。四月から、産婆としての技術習得のために中山産院へ修業に入った。中山産院の院長・中山ロク子は、横浜市立十全医院産婦人科の看護主任として勤務した経験があり、産院経営の傍ら「一心会看護婦会」という派出看護婦会を経営していた（野尻 一九二九：一八五）。産院には、産婆の修業をしている助手が常時一〇人前後おり、派出看護婦会には三〇人前後の看護婦が在籍していた。

中山産院での修業は、二通りの方法があった。一つは、すでに産婆養成所を卒業して将来独立開業するための技術を身につけるもので、修業年限は三年だった。二つめは、養成所に入る前に産院に修業に入る方法で、この場合は産院から養成所へ通わせてくれて修業年限は五年だった。修業中は、中山の技術をみて主体的に学ばなければならなかった。

出産の際に付かせてもらえる助手は二名だったが、その順番は決まってなかったので、産家から電話が入ると真夜中でもわれ先に出ようとした。他の者は、産家に行くために運転手を起こしたり院長の鞄を準備して競い合った。産家に行けず残された者は、遅れをとらないように夜中でも雨戸を開けて朝食の準備や掃除をした。

※3 千葉医学専門学校は、官立医科大学官制改正に基づき一九二三年四月一日に千葉医科大学となった。

お産は、多い日で一〇件くらいあった。褥婦や新生児の訪問は、多い日で一五件くらいあった。訪問は産褥七日目まで行われ、院長が訪問するのはお七夜のときだけなので、それ以外は助手たちが行った。

産院には、入院施設があり自宅出産よりも費用が高かったので、経済的に余裕のある人が利用した。入院から退院まで一人の助手が担当し、食事の準備、沐浴、褥婦や新生児の世話、衣類の洗濯など一通りの世話を行った。助手たちは、日々の業務で忙しく、休みがとれるのはお正月だけだった。

本章では、明治初期から開始された産婆養成について、昭和初期までの変遷をみてきた。それでは、教育を受けた産婆による出産は、どのように変化したのだろうか。前近代の産婆が行ってきた慣習的な助産と比較して、①衛生的な出産になった、②産後に十分な栄養をとるようになった、③分娩時の姿勢が座位から仰臥位へ変化した、などが一般にいわれる。消毒薬を用いた衛生的な出産や産後に十分な栄養をとることは、母体の回復を促したであろう。しかし、前近代の女性たちが自ら選択していた坐産は、教育を受けた産婆が会陰保護などの処置を行いやすい仰臥位産へ変わっていった。産む姿勢の変化は、女性たちを心理的に産ませてもらう人へ変化させた（吉村 二〇〇一：九八）。

現代において坐産は、仰臥位産よりも息みやすく胎児が娩出しやすいことが明らかとなり、病院出産でも取り入れられている。女性たちが体験から行っていた出産方法が、西洋近代医学に基づく教育を受けた産婆により一度手放され、科学的根拠により再発見された一例である。

参考引用文献

千葉医科大学編（一九二七－一九三五）『千葉医科大学一覧。自昭和4年至同5年』千葉医科大学

中央職業紹介事務局編（一九二六）『職業婦人調査 産婆・看護婦』中央職業紹介事務局
越児蔑𠴫斯・高橋正純訳（一八七五）『産科論：日講記聞』大阪府病院
回議録・第3類・産婆・全〈衛生課〉、明治一〇年、東京都公文書館所蔵。本文では、「回議録・第3類・産婆」と表記する。
蒲原宏（一九六七）『新潟県助産婦看護婦保健婦史』新潟県助産婦看護婦保健婦史刊行委員会
木村尚子（二〇一三）『出産と生殖をめぐる攻防：産婆・助産婦団体と産科医の100年』大月書店
北隅静子（一九九八）「近代初頭における北海道の助産婦（産婆）制度の確立過程と産婆の実像——函館地方を事例として」『地域史研究はこだて』二八、三〇‐四八
鬼頭宏（二〇〇二）『人口から読む日本の歴史』講談社
小林隆・勝島喜美（一九七二）『母子保健ノート 1.』日本看護協会出版会
厚生省医務局編（一九七六）『医制百年史 資料編』ぎょうせい
西川麦子（一九九七）『ある近代産婆の物語 能登・竹島みいの語りより』桂書房
野尻理作（一九二九）『大礼記念神奈川県衛生名鑑』神奈川県衛生名鑑発行所
岡本喜代子（一九八一）「助産婦活動の歴史的意義——明治時代を中心に」『助産婦雑誌』三五（八）、五七七‐五九九
緒方正清（一九一九）『日本産科學史』丸善
小川景子（二〇〇一）「近代神奈川県における助産の歴史——制度・教育・助産活動の実際」フェリス女学院大学大学院修士論文
小川景子（二〇〇四）「明治以降昭和戦前期の神奈川県における産婆養成——酒井助産婦学校の事例を中心に」『東海大学短期大学紀要』三八、七‐一三
小川景子（二〇一五）「明治初期神奈川県における内務省免状産婆養成の特徴：教授課目に産科手術が含まれたことの検討を中心に」『日本看護歴史学会誌』二八、六七‐八二
産科文献読書会編（二〇〇八）『平成版 産論・産論翼』岩田書院
高橋みや子（一九七九）「宮城県の明治期における助産婦教育制度確立の過程第一報：明治初期における山崎富子の功績」『東海大学短期大学紀要』一三、一七‐三五
高橋みや子（一九八八）「東京府病院産婆教授所の設立とその特質（第3報）——従来営業者の教育と試験」『第19回日本看護学会—看護総合—集録』一九、一〇三‐一〇四
高橋みや子（一九九〇）「朱氏産婆論の翻訳と府県への寄贈」『千葉大学看護学部紀要』一二、三九‐五一
高橋みや子（一九九三）「東京府病院産婆教授所の本免状産婆教育に関する研究——明治9年～11年、新聞の産婆志願者募集広告

および長谷川泰と東京府間の往復文書より」『看護教育学研究』二（一）、一－一三
高橋みや子（二〇〇二）「山形県における近代産婆制度成立過程に関する研究：明治三十二年までの産婆規則類の制定を中心に」『日本醫史學雜誌』四七（四）、六九七－七五五
東京大学医学部百年史編集委員会編（一九六七）『東京大学医学部百年史』東京大学医学部創立百年記念会
柳井貴三（一九九四）『桜井郁二郎先生伝：伝記・桜井郁二郎』大空社
吉村典子（二〇〇一）「出産習俗にみる『産む人中心』から『助産者中心』へ——地域・自然と共生する伝統型出産の再発見と現状への提言」吉村典子編、『出産前後の環境：からだ・文化・近代医療』昭和堂、八一－一一三

コラム

堕胎罪で起訴された新産婆

岩田重則

昭和二〇（一九四五）年アジア太平洋戦争敗戦から約一〇年前の昭和一〇（一九三五）年八月一三日、『東京朝日新聞』夕刊第一面トップに、次のような見出しがおどった。

「永田陸軍々務局長 省内で兇刃に倒る〔危篤〕犯人は某隊付中佐」。

前日一二日に起きた、相沢三郎（あいざわさぶろう）陸軍中佐による永田鉄山（ながたてつざん）陸軍軍務局長斬殺事件の報道である。半年後の翌昭和一一（一九三六）年の二・二六事件の遠因ともされる。

この永田陸軍軍務局長斬殺事件の報道から約二週間後の八月二九日、同じく『東京朝日新聞』夕刊第二面左隅に次のような見出しが見られた。

「病院から市ヶ谷へ 志賀暁子遂に収容 警察での供述は嘘？」

記事は次のようなものであった。

「検事局では連日関係者を召喚、取調べた結果、昨年四月暁子の依頼で産婆G（三五）が堕胎した嬰児は生きてゐたことが明瞭となるに至り、暁子は殺人の共謀関係を頑強に否定してゐるので、遂に起訴前の強制収容となつたものである。尚G産婆は数日前殺人の嫌疑で強制収容となつてゐる」［産婆の人名はイニシャルとし句読点は適宜おぎなった］。

志賀暁子（しがあきこ）。サイレントからトーキーへの移行期における映画界の女優（スター）の一人である。その志賀が映画監督阿部豊（あべゆたか）とのあいだに妊娠し、その胎児を堕胎した事件であった。この事件については、志賀自身の回想があり（志賀 一九五七：六三－一〇二）、澤地久枝もその全容を明らかにしているので（澤地 一九七九：四〇一－四一九）、詳細はそれらに譲るが、この事件をかいつまんで説明すると、志賀は一九三四年（昭和九）四月、みごもった胎児を、産婆Gの手術によって堕胎した。志賀の回想では妊娠七か月であった。しかし、嬰児は男児で生きて産まれてきた。それを三日間放置し死に至らしめた。

この行為は隠ぺいされていたが、志賀の堕胎手術を行った産婆Gの愛人が、この事件に関連して志賀への恐喝事件を起こし明るみ出た。堕胎手術から一年半後の昭和一〇（一九三五）年八月、志賀と産婆Gは拘置所へ収監された。公判はその一年後、翌昭和一一（一九三六）年七月から一一月にかけて合計五回行われ、志賀および産婆Gに対して、堕胎・遺棄致死・死体遺棄により懲役二年が求刑され、判決は、志賀が懲役二年（執行猶予三年）、産婆Gが懲役二年（執行猶予五年）であった（岩田 二〇〇九：二六－三一）。

「銀幕のスター」が起こしたスキャンダルであった。そのために、この事件はスキャンダラスな側面だけで語られてきた。しかし、この事件を政治・社会史のなかに位置づけてみると、それは当時の法制・社会秩序に対して、疑問符を投げかけるような事件でもあった。

その一つ目は、産まない権利の実行が犯罪とされていたことである。
妊娠七か月の志賀の堕胎手術を行ったのは、三五歳の産婆Gであった。産婆規則によった免許をもつ産婆が堕胎手術実行者であった。現在、助産師が人工妊娠中絶を行うなど想像すらできないだろう。しかし、この志賀の堕胎手術は産婆が行い、しかもそれは、妊娠七か月のものであった。現在、人工妊娠中絶といえば、一般的認識でも妊娠三か月まで、できるだけ妊娠早期のそれが望ましいとされる。しかし、志賀の堕胎手術はそれが産婆によって行われただけでなく、出産に近い段階のものであった。そのために、堕胎した胎児は強制的早産とでもいうべき状態となり、性別も男児とわかり生きて産まれてきた。

志賀に語ってもらおう。

「産婆は百円位でやるから、用意して来て下さいと申しました」「――私が、全身がすっとしてから、赤ちゃんがみたいと申しますと、産婆さんは、「見てはいけない」と云って見せませんでした。耳を澄ますと、アアアアと二声位泣きました」「堕してから三日目に、私の赤ちゃんは、私の抱いているときに息をひきとりました。私は死んでからも、ずっと抱いておりました」(志賀 一九五七：九九‐一〇一)。

産婆Gは当時の金額で一〇〇円の報酬で、志賀の堕胎手術を行った。産婆は原則として医療行為は禁止され、もちろん堕胎手術も禁止されていたが、それを金銭授受のもとで実行していた。

法制上では、当時の産婆を規定する明治三二(一八九九)年七月一八日公布(一〇月一日施行)産婆規則があった(『法令全書 明治三十二年』：五四一)。この産婆規則だけではない。当時の刑法(一九〇七年公布・施行)はその第二十九章が「堕胎ノ罪」であり、それについて懲役刑もが定められていた(『法令全書 明治四十年』：一〇三)。

志賀と産婆Gは、これら産婆規則と刑法、特に、刑法に違反しているために、それぞれ犯罪をおかすことになった。産まない権利は、これら、特に刑法の「堕胎ノ罪」いわゆる堕胎罪によって、法制上は認められていなかった。そのために、産まない権利を選択した志賀と、その志賀の選択を実行した産婆Gは犯罪者となった。もっとも、志賀と産婆Gの堕胎は妊娠七か月であったために、強制的早産であり子どもは産まれてきた。そのために、彼女たちは遺棄致死・死体遺棄の罪をも背負った。

いのちをもった胎児の側に立てば、いまだ自から言あげできないとはいえ、いのちの権利、生存の権利をもつ。胎児自身にとってのいのちの権利と、その胎児を宿している女にとっての産まない権利とは、矛盾する。

実は現在でも、刑法にはこの堕胎罪の規定が継続している。しかし一方で、母体保護法で「指定医師」が人工妊娠中絶を行うことを認めているために、堕胎罪が適用されないようになっている。

この事件が当時の法制・社会秩序に対して疑問を投げかける性質をもっていたこと、その二つ目は、それが戦時体制に背を向けていたことである。思想性のない世相の事件であったが、この事件は非戦時体制的で〈戦争への道〉と異質であった。

この事件が明るみに出た今から約八〇年前、昭和一〇（一九三五）年をもう一度振り返ってみよう。この年は二月にはじまる天皇機関説事件が続いた。二月一八日第六七回帝国議会の貴族院で、菊池武夫議員が同じく貴族院議員で憲法学者の美濃部達吉の憲法学説を、日本の「国体」に反する天皇機関説であると攻撃する。この美濃部学説批判は、その学説批判にとどまらず、またたくまに政治運動化し、議会内外での陸軍・政友会による当時の岡田啓介内閣への倒閣運動、また、「国体」をふりかざした自由主義思想への排撃として拡大していった。第六七回帝国議会は三月二三日衆議院が国体明徴決議案を議決、翌々日閉会した。しかし事件は継続する。八月三日には岡田内閣が第一次国体明徴声明を発表、それから約一〇日後の一二日に、最初に紹介した永田鉄山陸軍軍務局長斬殺事件が起こる。そして、一〇月一五日、第二次国体明徴声明をもって、天皇機関説事件はいちおう終わる。しかし、翌昭和一一(一九三六)年二月には二・二六事件が、二年半後の昭和一二(一九三七)年七月七日盧溝橋事件により日中戦争が勃発する。

志賀の事件は、こうした戦時体制への傾斜に対して、一方での世相の〈頽廃〉とでもいうべき現象であった。美濃部学説以上に「国体」に反していた。兵隊になることを義務づけられていた男児を堕胎していたわけでもあるから…。

この志賀の事件が起こった一九三〇年代半ばは、産師法の名のもとで、今みた産婆規則の改正が企てられてもいた(次章)。結果的には成功しなかったものの、産師法案は繰り返し帝国議会へと提出された。この産師法案については、産婆と産科医との協業・相剋の観点からその内容が明らかにされているが(大出 二〇〇六:二五-三九)、(木村 二〇一三:八四-九二)、その法案の主旨の第一義は、その資格の前提を高等女学校卒業程度の学力をもつ女性とし、高度な専門職として産師(産婆の改称)を規定しようとするものであった。天皇機関説事件が起こったのと同じ第六七回帝国議会で、産師法案提出を説明して、石坂豊一議員(政友会)は次のようにいう。

「現行産婆規則ハ我国婦人ノ知識教育幼稚ノ時代ニ於キマシテ、便法ヲ以テ規定サレテ居ル所ノ極メテ簡易ナル制度デアリマス、今ヤ世界ノ一等国タル我ガ民族ノ出産ヲ助クル所ノ貴キ此職務ニ対シ、国家ノ公認ハ余リニモ簡単デアリ、余リニモ其程度ガ低イノデアリマス、故ニ今茲ニ其地位ヲ高メ、医師、歯科医師、薬剤師、獣医師等其他ノ公認ノ職務ト同等ニ其標準ヲ高メマシテ、社会的ノ地位ヲ向上セシメントスルガ本案ノ主眼デアリマス」(「第六七回帝国議会衆議院議事速記録」第二一号：四三四)。

産婆を医師などと並列すべき専門職としようとしている。ただしそれは、「一等国」としての「民族」意識に基づいていた。産婆も「一等国」のそれとして高度でなければならないという主張であった。

そのようにみたとき、志賀暁子の胎児を堕胎した産婆Gの行為は、明らかに「一等国」の産婆のそれではなかった。産婆規則および刑法にのっとれば犯罪でもあった。しかし逆に、「一等国」の産婆が介助して産ませた子どもたちには、何が要請されていたのであろう。産婆が産み出したいのち、そこに待っていたのはどのようなものであったのだろう。

たかがスキャンダルというなかれ、である。いのちも社会的存在であり、国家の動向にも左右されること、そのようなことを、志賀暁子のスキャンダルから再考してみた次第である。

参考文献

「病院から市ヶ谷へ 志賀暁子遂に収容 警察での供述は嘘?」『東京朝日新聞』一九三五年八月二九日夕刊

「第六七回帝国議会衆議院議事速記録」第二一号『官報 号外 昭和十年三月三日』

『法令全書 明治三十二年』内閣官報局

『法令全書 明治四十年』内閣官報局

岩田重則（二〇〇九）『〈いのち〉をめぐる近代史——堕胎から人工妊娠中絶へ』吉川弘文館

木村尚子（二〇一三）『出産と生殖をめぐる攻防——産婆・助産婦団体と産科医の一〇〇年』大月書店

「永田陸軍々務局長 省内で兇刃に倒る〔危篤〕犯人は某隊付中佐」『東京朝日新聞』一九三五年八月一三日夕刊

大出春江（二〇〇六）「病院出産の成立と加速——正常産をめぐる攻防と産師法制定運動を中心として」『人間関係学

研究』第七号、大妻女子大学、二三五－二三九
澤地久枝（一九七九）「志賀曉子の「罪と罰」――昭和史のおんな 第四回」『文藝春秋』第五七巻第八号、文藝春秋社、四〇一－四一九［のち『完本 昭和史のおんな』（二〇〇三、文藝春秋）所収］
志賀曉子（一九五七）『われ過ぎし日に』学風書院

第2章　未完の産師法と産婆の近代

大出春江

1　「生るべくして生れなかった」法律をめぐって

産婆の近代史において産婆法または産師法制定運動はこれまで正面から取り上げられてこなかった。未完のまま戦時下に終息したこの運動は内発的に起こり、大正末期から昭和一七（一九四二）年にまで及んだ。全国規模で行われたこの運動の意義と意味は、当時の社会的文脈においてより丁寧に考察されるべきである。

記録によれば産師法制定請願のために、昭和五（一九三〇）年には二三府県から一七、一八四票、昭和七（一九三二）年には三〇府県から二一、四七〇票の署名が集められ、産師法の成立をめざして議会に働きかけられている（千葉県聯合産婆会 一九三三）。この数字が当時の日本の産婆数全体の三分の一にあたることを考えると、その運動の広

がりの大きさがよくわかる。蒲原は著書『新潟県助産婦看護婦保健婦史』のなかで、産師法を「生るべくして生れなかった」法律だったとしている（蒲原一九六七）。産師法は生まれなかったのか、それとも生ませなかったのか。

運動体内部の「生まれなかった」要因と、運動体内部と外部の「生ませなかった」要因に着目しながら、産師法制定運動の誕生から興隆を中心に、この運動が結実しなかった理由を社会的文脈において考えることと、それを通して産婆の近代を描くことが本章の目的である。なお、タイトルとしては産師法を用いているが、本章では産婆法と産師法という二つの言葉は文脈によって使い分けながら互換的に用いることを予め断っておく。

2 産師法制定運動の展開と産婆会の全国組織化

2・1 大阪産婆聯盟の誕生と産婆法制定運動の始まり

近代日本において学校教育を受け免許をもった産婆が各地に定着し、産婆組合が町村あるいは市郡単位で誕生した。これらが全国規模で組織化されていくのは、産師法制定に向けた請願運動がきっかけとなっている。この点ははっきりと強調しておかなければならない。後述するように、近代化する日本社会が生み出した都市労働者、および都市下層の貧困問題、そして地域間格差への対策がとられたことと、そのなかで産婆が自己の業務に対しもった危機意識がこの運動の始まりだからである。

『産婆法制定運動史』を著した原田智夫の記述に従えば、産婆法制定運動は大正一四（一九二五）年五月に大阪産婆聯盟の誕生をもって始まった（原田 一九三二）。この聯盟に参画したのは、産婆の身分を法律で規定し積極的に「業権（ぎょうけん）」を保護しなければ産婆が独自の存在として生き残るのは難しい、という危機感をもった産婆有志と原田ら少数の医師であった。

大阪府中津警察署で行われた発会式には、この聯盟をなぜ設立するのかを示す文書が趣意書として公表された。それが「産婆法の制定を熱望する理由の要旨」である。この要旨には、明治三二（一八九九）年勅令をもって公布された産婆規則が現状に合わなくなっているという認識のもとに、産婆の職責の重要性を考えると三つの要件を含む産婆法の制定が必要である、と述べられている。三つの要件とは、①産婆の身分の明示、②全国統一試験の必要、③産婆会を法律で定めた法人とすること、である。こうして大阪府の三六名の産婆有志が集い、大阪産婆聯盟が生まれた。「産婆法制定運動」はこれを母体として始まった。

発会式の翌六月には原田の自宅に事務局をおき、聯盟は「大阪産婆聯盟設立の趣旨」を大阪の産婆たちに郵送し、聯盟設立の意図が産婆団体としての公益を目的とすることを訴えている。具体的には急速な社会変化のために「（産婆）業者の職務にも生活にも実に容易ならない脅威を痛感」している現状認識のもとに、「生活安寧の為め業権保護の為め且又国家社会に対し貢献する為め」「拘束のない純真の自由団体として斯業に関した根本法規の更革（ママ）及是れに伴ふ諸般の施設並に国家及都市の社会事業に干繋（かんけい）（ママ）する斯業の対応策等の積年の宿志を達成しようと」（右線部筆者）聯盟を立ち上げたと述べている。

翌七月には、聯盟のうちの一〇名の委員が九八五名分の請願署名を携えて、伊藤佐一（医師・大阪産婆聯盟顧問）、清瀬一郎（法学博士・代議士・大阪産婆聯盟顧問）とともに当時の内務大臣・若槻禮次郎（わかつきれいじろう）に面会し、陳情書を渡している。先述の三要件を中心とする産婆法制定を強く要望するものであることを訴えた。

2・2 「宝典」の作成と運動の全国化

陳情のため上京した翌八月には、全国道府県および大都市の衛生課八五か所に「産婆会の所在・名称・首脳者氏名に関する調査」のための照会状を発送し、九月には全国産婆団体の一覧表を作成した。この一覧表を原田は「全国的大運動の…宝典」と呼んだ。実際、聯盟のデータベース化作業によって産婆法制定運動の全国化に向けた基礎資料ができたのである。聯盟設立からわずか四か月足らずの成果である。いかに大阪産婆聯盟が産婆法の制定とそれに向けた全国規模の産婆の組織化をめざして、短期間に東奔西走したかがわかる。

『産婆法制定運動史』には原田の名前はほとんど登場しない。しかし『大阪市産婆団体史』(大阪市産婆会編)では聯盟の立役者は原田と貞本義保(さだもとよしやす)(医師)だとしている。とりわけ原田が大阪市産婆会という団体にまとめあげるために、さまざまな手法を駆使して組織化していったエピソードを青木秀虎が紹介している(大阪市産婆会編二〇〇七:一八一－二四五)。

大阪産婆聯盟により大正一四(一九二五)年九月現在の全国産婆団体一覧が作成された。その数は二四八団体である。府県別の数字にまとめ、その後の大日本産婆会大会開催地と開催年とを組み合わせた一覧を表2－8に示す。

全国産婆団体一覧は、早速に顧問で代議士の清瀬を通じて内務省に提出された。それと同時に、産婆には「陳情書を作成…内務大臣宛」提出してほしいという「檄文(げきぶん)」を、聯盟から二四八団体および三五〇名あまりの個人に送付している。そこには産婆法制定に向けた活動報告とともに、第五一回帝国議会に産婆法案を提出予定である旨が記載されていた。

この檄文は、「瞬間にして忽ち全国の一大輿論を完成し……本会を中心として時ならぬ一大旋風を起生」とある。聯盟では陳情書が提出された各市郡にそのとりまとめた結果をすぐに知らせるとともに、再び請願書の依頼を行っている。具体的には貴族院および衆議院各議長あての請願書に「必ず美濃紙を用い」ることや、個人の住所・氏名および職業(産婆)を記載し押印の上、地方選出議員に委託するか、大阪産婆聯盟に送ってほしいという内容で、これを一一月に送付している。

表2－8　1925年現在産婆会（組合）数と1944年までの大日本産婆会開催地

	1925年9月現在 産婆会（組合）数	1929年末現在 請願書署名数	産婆大会 開催回	産婆大会 実施年
東京府	20	4,024	第1回	1927
大阪府	13	2,156	第2回	1929
神奈川県	2	856	第3回	1930
新潟県	48	969	第4回	1931
愛知県	3	1,077	第5回	1932
千葉県	8	475	第6回	1933
広島県	3	514	第7回	1934
静岡県	2	656	第8回	1935
京都府	1	777	第9回	1936
埼玉県		598	第10回	1937
茨城県	2	431	第11回	1938
福岡県	8	882	第12回	1939
滋賀県	13	445	第13回	1940
兵庫県	4	473	第14回	1941
宮城県	3		第15回	1942
熊本県	1		第16回	1943
秋田県	1		（第17回）	1944
福島県	16	599		
石川県	14			
山形県	11			
愛媛県	10			
佐賀県	10			
北海道	9			
群馬県	8	333		
和歌山県	8			
鹿児島県	8			
福井県	6			
島根県	5			
栃木県	4	217		
奈良県	4	166		
鳥取県	3			
青森県	2			
長野県	2			
富山県	2	278		
岐阜県	2			
三重県	2	831		
岡山県	2			
山口県	2			
大分県	2			
長崎県	2			
岩手県	1			
山梨県	1	38		
徳島県	1	153		
高知県	1	236		
宮崎県	1			

1925年産婆団体数は原田智夫（1932）、1929年末現在の請願書署名数および大日本産婆大会開催年次と開催地は『助産之栞』（緒方助産婦学校発行、1896－1944）および『大日本産婆大会総会並大会々誌』（第4回、第6回、第13回）から作成

こうして大阪産婆聯盟を立ち上げてからおよそ半年のうちに、「五一議会を目当てに」請願書が全国各地から提出された。大阪産婆聯盟の請願書は大正一五（一九二六）年一月二二日、「九六八名の連署」をもって清瀬の紹介で提出された。議会に直接送付されたものも含めると署名者数は三、九九九名を数えた。

2・3　大阪府産婆会の設立と聯盟の解散

運動は功を奏し、産婆による中央政府への働きかけとして初めての政治運動であったにもかかわらず、産婆法案は衆議院を通過することができた。もっとも出席政府委員から産婆法制定に反対意見が出され、それらへの反論などのやりとりの末、採択されたものだった。しかしながら貴族院は通過することはできなかった。

第五一回帝国議会における貴族院の反対理由は、従来の産婆規則で対応可能であるということを根拠とし、産婆会を医師会や薬剤師会のように認めることは、「看護婦その他治療関係の業務者との権衡もある」ということから簡単に決められない、というのが「不採択」理由だと記載されている。

大阪産婆聯盟が呼びかけ牽引力となって進められた産婆法制定運動の経緯と結果は、大正一五（一九二六）年二月には全国に報告された。そして再び第五二回帝国議会へ産婆法案を提出するために、聯盟は内務大臣宛陳情書、貴族院議長宛請願書、衆議院議長宛請願書の三通をそれぞれ署名捺印の上、地方代議士を通じて提出するか、または大阪産婆聯盟宛に送ってほしいという依頼状を全国に送っている。

大正一五（一九二六）年九月大阪市産婆会は会長の交代などを経て、産婆法制定に向けた陳情請願を会の運動とすることをようやく可決するに至った。一〇月には産婆会長の山本柳（やなぎ）、副会長の川端類（るい）、久保ちよの三名を「上京委員」として選出し、一一月に三名が上京して内務省を訪問、陳情した。その際、牛込区産婆会長・柘植（つげ）あい、麹町九産婆会長・岩崎直子と会見した結果、「産婆法制定運動には東西両大都市同業者の緊密なる提携を要する事及び全国産婆大会を明年〔昭和二（一九二七）年…引用注〕東京に開催する決意」を確認し協力を誓い合った。帰阪後、「上京委員」は役員会の場でこれを報告するとともに、「産婆法制定請願は目的の達成するまで毎年続行すること」を確認した。

産婆法は第五二回帝国議会では衆議院請願委員第二分科会（昭和二年一月三一日）において採択された。理由は前議会で審議採択され、内容に変更はなかったためである。しかし貴族院においては審議未了とされた。このことを原田は「全国産婆業者の熱烈なる希望が貴族院で握り潰されたのは極めて遺憾」と記している（原田 一九三二）。

以上のように、大阪産婆聯盟は既存の枠組みによらない運動母体により、産婆の「業権保護」を目的として産婆法制定をめざし、そのために協力を全国に求めた。その熱意は法律の成立として結実しなかったものの、「大阪府産婆会」設立に結びついた。聯盟の一連の運動が大きな刺激になったのである。昭和二（一九二七）年四月二七日大阪府産婆会発会式が行われ、当日、産婆法制定に向けた宣言と決議が発表された。

大阪産婆聯盟は「熱心に要望していた」大阪府産婆会が設立されたことにより、団体の目的は達成されたとして五月八日聯盟解散式を行うとともに、その内容を声明書として全国産婆団体、賛助会員、会員、貴衆両院議員、関係の新聞雑誌社二、五〇〇名に発送し解散した。

『産婆法制定運動史』の終わりには「大日本産婆会の設立」という見出しで、昭和二（一九二七）年六月付の「日本連合産婆会設立趣意書」が掲載されている。その趣旨は大阪産婆聯盟の設立趣旨と基本的に全く同じといってよい。発起人は東京府産婆会、千葉県産婆会、大阪府産婆会、神奈川県産婆会、埼玉県産婆会の二府三県である。同年七月二〇日東京で発会式が行われ、大阪府代表・津田正信の提案により「日本連合産婆会」は「大日本産婆会」へと改称されたのである。

3　大日本産婆会と産師法制定運動

大正末期に強い熱意と速度をもって大阪から始まった「産婆法制定運動」は、大日本産婆会という組織を生むための、まさに産婆役になった。

大正一五（一九二六）年と昭和二（一九二七）年の帝国議会に提出された産婆法案は、大阪産婆聯盟の作成によるものであり聯盟が呼びかけとりまとめた請願書もともに提出されている。記録によると大日本産婆会が中心となって産婆法案を提出するのは昭和五（一九三〇）年第五八回帝国議会からである。といっても大日本産婆会は法人として認められていない任意団体であるから、各道府県の産婆会の請願をとりまとめた形で提出された。

この時期、免許をもった産婆は毎年、急速に増加していた。地域的偏在を伴いながらも全国に広がり一九二〇年代に四万人を超え、一九三〇年代には医師総数を追い越し、六万人になろうとしていた（図２−１）。産婆数の増大とともに各地に産婆組合が誕生していくのだが、組織の全国化に向けた聯盟からの働きかけはちょうどこの時期だった。有志による大阪産婆聯盟の二年間にわたる活動が産婆会や産婆組合の全国組織化を生み、大日本産婆会が設立されたのである。

このようにみると、産婆会の全国組織化は、産婆の量的拡大に対応した動きとして、つまり職業集団の規模に見合った職能団体としての社会的位置を獲得しようとする動きであり、それが産師法（産婆法）の制定請願を生み出したとも受けとれる。「産師法」という新たな名前も医師法や薬剤師法と同様な意味での専門職として認知されることをめざした、と解釈するのも自然だ。[※1]しかし「業権保護」の主張は後述する、より直接的で具体的な理由が反映されたものだった。

この運動の産婆役となった大阪産婆聯盟の設立趣意書には「諸般の施設並に国家及都市の社会事業に干繋（ママ）する斯業の対応策等の積年の宿志を達成」すると述べられている。一九二〇年代半ばには、「（病院）施設」や「社会事業」が貧困者の救済を目的に助産事業の無料化（または低廉化）に着手し、このことが産家を訪問して助産を行う開業産婆たちには「脅威」と映った。これに加え一九二〇年代後半に施行される健康保険制度の導入がある。つまり地域・家族・個人に起こっていた出産が生活扶助の対象として認識されるようになったために、産婆たちもまたこれらの制度に組み込まれざるをえなくなっていく。

そこで、以下では大日本産婆会が設立された二年後の大阪大会と四年後の新潟大会で検討された議題を通して、産婆によって認識された業権の危機を描いていく。

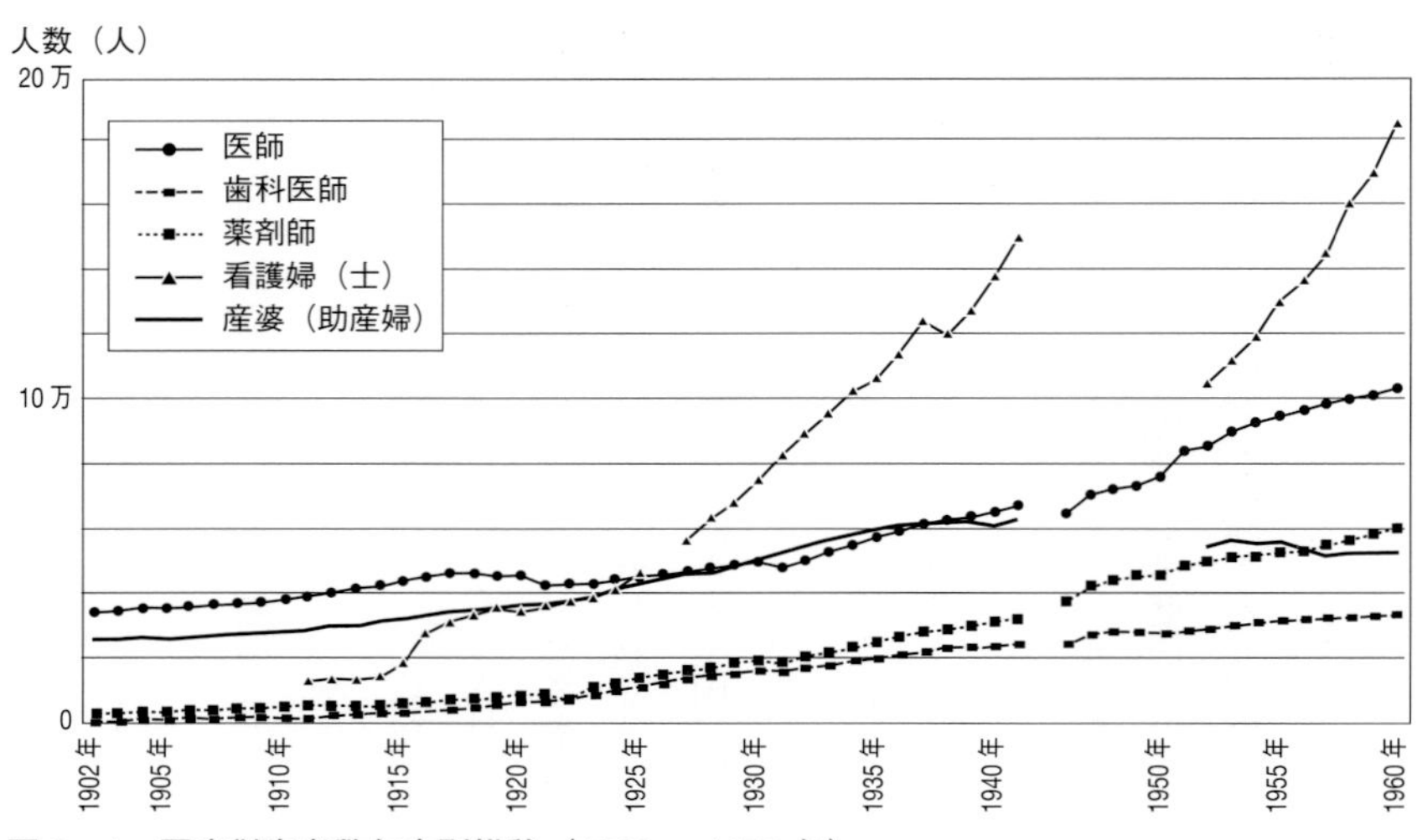

図2－1　医療従事者数年次別推移（1902～1960年）

医療従事者数は『日本帝国統計年鑑』『完結　昭和国勢総覧　第3巻』（1991, 東洋経済新報社）『厚生省五〇年史　資料編』（1988, 厚生問題研究会）『労働事情調査資料集2』（1996, 青史社）を参考に図を作成。1942～1945年は報告のない道府県もあるため除外した。看護婦（士）には准看護婦（士）も含まれている。

3・1　昭和四（一九二九）年大阪大会

大日本産婆会は昭和二（一九二七）年に二府三県で設立された。同年第一回東京大会での開催時には一七府県が加盟し、二年後の第二回大阪大会では二二府県になった。『助産之栞』四〇四号によると、大阪大会において各府県から提案された一八項目の議題が検討されている。詳細は省略するが、産婆法に直接関わる提案と産婆の業権に関わる提案が大半である。これらは異論なく可決された。ここでは意見が分かれた議題、すなわち保留または撤回とされた議題がどのようなものであったかをみてみる。

第一六号議案　異常産若くは産婆に於て適当なる助産不可能に非ざる限り、医師は助産業務を産婆に譲らるべく医師会へ交渉する事（高知県産婆会提出）

第一七号議案　応急処置としてカンフル注射程度の処置を施行し得る様、規則第八条の改正方其の筋へ建議の件（神奈川県聯合産婆会提出）

第一八号議案　産婆所在地に於ける愛国婦人会嘱託産婆撤廃方を同会へ交渉すること（高知県産婆会提出）

これら三つの議案のうち、第一七号は保留、第一六号と第一八号は撤回された。ここで注目されるのは第一六号と第一七号は産婆と医師の間における領域争いであり、第一八号が産婆と産婆の間の領域争いだということである。

※1　しかし、この名称をめぐっては、問題もあった。運動の誕生期には一度も使用されていない。また大日本産婆会が設立された時点でも産婆法が用いられていた。東京府ではまもなく産師・産師法・産師会館という名称を用いることになるが、大阪府では一貫して産婆・産婆法を用いていた。請願運動の途中からは産婆法に戻る（一九四〇年第一三回大日本産婆会滋賀大会）という具合に、大日本産婆会内部での意思統一がないままであった。

前者は正常産と異常産の境界を相互に乗り越える試みが現実に進行していることを示し、後者は助産の無料化事業が開業産婆の営業を妨害する実践としてとらえられている。

昭和四（一九二九）年の大日本産婆会総会は決議宣言によって終了した。その宣言においても産婆法制定運動が①産婆の身分の明示、②全国統一試験の必要、③産婆会の「公法人」化、という初期に掲げた三つの要件をめざすことが確認されている。つまり大正一四（一九二五）年時の産婆法制定に向けた意図は大阪大会においても確認され共通合意とされているが、運動組織の拡大によってそれまで運動の目標としていなかった新たな問題が呼び込まれる形となった。

三つの要件は産婆の社会的位置を内外に示し、それに見合った資質を保証し、さらに産婆の自治を保障するうえで、最低限必要とされる内容のはずだった。ところが生業＝職業という局面では顧客（妊産婦）をめぐる争いとして表面化せざるを得ず、それらもまた全国の産婆会大会の場に現実の問題として浮上してきたのである（なお、当初、隔年開催の予定だった大日本産婆大会は毎年、全国各地で行われることが大阪大会において決まった）。

3・2　昭和六（一九三一）年新潟大会

新潟大会については残されている大会議事録を参照する。昭和五（一九三〇）年の神奈川大会で理事長を務めた県産婆会会長・福田常太郎が大会冒頭で事業報告を行っている。そのなかで第三回神奈川大会の経過、昭和六（一九三一）年二月から三月の産婆法制定請願運動の経過、そして帝国議会において法案が衆議院を通過したことが報告されている。この大会総会で注目されるのは次の諸点である。

①衆議院に産婆法の制定請願書類を提出するために、医師で立憲民政党代議士の土屋清三郎を紹介代議士とした。②土屋の提案により、産婆法ではなく「産師法」として衆議院に提出された。③「健康保険ノ助産料」を被保険者の産婦にではなく、産婆に直接、交付してほしいという要望が出されている。④五県から山間僻地におけるカンフ

ルなどの緊急時の皮下注射の許可を求める要望が出されている（保留）。⑤大日本産婆会として「産婆ナキ町村ニ産婆設置方慫慂」する必要があるという提案がされている（保留）。⑥「医師をして産婆の業務を兼任せしむ可からず」という申し入れを大日本産婆会から医師会へするべきだという提案が大会開催地・新潟県聯合産婆会から出されている。

③〜⑥はいずれも現場での必要から提案されたが、都市と地方で見解がはっきりと分かれ、産婆同士、医師同士でも意見が対立した。⑥の提案理由を補足する際に、新潟県医師の高橋辰五郎は産師法案の成立が難しい見通しを示し、「有力な産科、婦人科の元老」が「却々（なかなか）夫（それ＝産師法）は貴族院を通りませぬぞ」と発言したというエピソードを紹介している。ところが大日本産婆会執行部は土屋代議士らを頼りに法案の制定を楽観視しており、見解の相違が浮き彫りになっている。

産婆の全国組織設立から四年目の新潟大会の議論からは、出産という市場をめぐる争いが明瞭になる。わかりやすいのは医師と産婆の争いなのだが、前述の通り医師－医師の論争として当時のメディアにも登場する。例えば水口耕治「産師法（産婆法）原案は医業権を侵害す」という見解を昭和六（一九三一）年『医政』（日本医師会）に投稿し、産師法に異議を唱え、土屋清三郎に対し誌上で討論をもちかけている。

これらの対立は医師や産婆の職業観や価値観の違いによって説明ができない。問題は対立を生み出す背景となる社会的要因にあった。この点について次節では出産する側の社会資源と医療環境からみていく。具体的には社会事業と健康保険制度の導入を検討し、最後に当時の産科医療テクノロジーとその普及についてみていく。これらは出産の施設化や医療化の進行に貢献し、都市の開業産婆にとっては顕在的にも潜在的にも脅威となっていった。参照する資料の多くは大阪や東京といった都市の雇用労働者や貧困層の出産に限定される。しかし、戦後日本の急速な経済成長によって、都市だけでなく日本の農山漁村を含む各地へと都市の家族の形やライフスタイルが拡大し一般化したことを踏まえると、次節での考察の意義は理解されるだろう。

4　女性が産院出産を選好した要因

二〇世紀初頭の日本社会は欧米をモデルとして急速に近代化が進められ、他方、アジアにおける領土拡大を図っていた。都市には多くの雇用労働者が生まれ、近代家族が誕生していた。急速な産業化は都市の貧困問題を顕在化させ、しかもこれらを個人の問題としてではなく社会問題として認識するようになる。それは日本の国内事情のためというより、二〇世紀初頭に開催された国際会議を通じてヨーロッパの労働者保護に関する法律や妊産婦保護事業が日本社会に紹介されることで、近代国家の国際標準としての妊産婦保護事業が、日本の社会事業へと結びついていくためである（内務省社会局　一九八五a、一九八五b）。

当時の日本が内務省のなかに社会局を設置し（大正一〇（一九二一）年）、巡回産婆や無料産婆、産院に注目するようになるのは以上の文脈からである。こうして妊産婦保護事業は中央政府からみて緊急課題とされるようになったのだが、だからといって、そのための財政援助や人材が投入されるものではなかった。

4・1　社会事業としての産院—出産の無料化と施設化の脅威

産院は一九二〇年前後、都市の貧困問題に対応して地域ごとに誕生した。[※2] 助産に関わる社会事業は、すでにみた通り妊産婦保護事業とも呼ばれ、国際的には労働問題、すなわち女性労働における母体保護という文脈で登場した。ただし、当時の日本では乳幼児死亡率の低下が喫緊の課題であり、そのための妊産婦保護であった。

当時の産院といえば、まず東京の賛育会本所産院〔大正七（一九一八）年〕があげられる。また大阪では大阪市立本庄産院〔大正九（一九二〇）年〕がある。内務省社会局は大正一一（一九二二）年の年次報告のなかでこれら二つの産院を「模範的施設」として紹介している（内務省社会局　一九八五a）。同報告はさらに、済生会が一般病院に入院分娩させている例や日本赤十字社が産院を設置する計画であることにも言及している。要するに慈善団体や先進的取り組みを行う自治体を紹介することで、国家が近代的社会事業をめざす姿勢を示したのである。

賛育会本所産院と大阪市立本庄産院は設立時期がほぼ同じであるが、設立に至った経緯はそれぞれに異なる。賛育会は東京帝国大学の医学部の学生有志とそれを支える医学部や法学部の教授と吉野作造らが設立、運営に関わった。他方、大阪市立産院は「大富豪」による多額の指定寄付が原資となって設立された。このように東西の設立主体は異なるが、一九二〇年ごろの社会事業という「流行」が大富豪のこうした寄付行為に影響していたことは容易に予想される。

大阪ではこうした大口の寄付により、大正九（一九二〇）年から大正一五（一九二六）年までに三つの産院が市内に設けられた。その結果、「主として中産以下の市民の妊産婦、褥婦の診療及分娩の取扱」に加え、一般市民の利用者も増加し、大正一五（一九二六）年時点で、三つの市立産院の扱った分娩数が大阪市全体の二〇分の一あまりに達した、と昭和三（一九二八）年の「大阪市保健施設概要」に記載されている。

本庄産院の利用者はその後も増加を続け、市は北区北扇町に場所を移転し、昭和一〇（一九三五）年九月扇町産

※2　明治二四年京都同志社病院内の無料妊産婦収容施設が産院の始まりとされるが、独立の産院としては明治三九年同志社病院の閉鎖と同時に佐伯理一郎の開設した「京都産院」をもって嚆矢とされる。ただし、、ここでは社会事業としてその後の出産の歴史に明確な変化を与えた産院として、東京の賛育会および大阪の本庄産院以降を扱うことにする。

院と改称した鉄筋コンクリート五階建ての「東洋一」の産院を建設した。最新式設備で一〇〇床というから本庄産院時代（収容人員三五名）からすると、ほぼ三倍の規模になったのである（大阪市役所保健部 二〇〇七b：二一〇）。この時期の無料の助産施設をあげると、先述の三産院のほかに、大阪市内には「助産救護施設」（昭和一五年四月現在）として市民病院、弘済会病院、日本海員掖済会病院、済生会病院、四天王寺施薬療病院、日本赤十字社大阪支部病院、聖バルナバ病院などがあった。そこに産婦人科を設け社会事業施設として無料収容が行われていたのだから、社会事業という公益のために、しかも産院というモダンな施設において行われる出産の無料化は、当時の開業産婆にとっては価格破壊であり営業妨害と映っても仕方なかっただろう。

実際、大阪市産婆会会長を四期務めた山本柳は、本庄産院の移転増築計画として扇町産院の青写真が発表された際に、当時の市立本庄産院長あてに「情願書」を送り、社会事業としての「本庄産院拡築増収」を認めつつも、可能な限り新産院の影響が市内の開業産婆の生業を圧迫しないよう、切々とした訴えとともに七項目の具体策の検討を依頼している。

ここで社会事業としての産院の登場が開業産婆による従来の助産の形に与えた影響を三つにまとめると、①施設化、②出産の無料化または低価格化、そして③哺乳・育児相談というサービス機能の付加、といえる。

①と②についてはすでに述べたとおりである。以下では③について概観しておく。先述の本庄産院が大正九（一九二〇）年に創設された当初、「中産以下に属する妊産婦褥婦の診療及入院分娩……又嬰児妊産婦褥婦の医学的相談、乳母の選択、乳汁検査等」まで応じ、それらは食費を「自弁」とする以外、すべて無料としたが、二年後の大正一一（一九二二）年六月には有料診察を開始している。その入院定員を八名としたところ、外来も入院も着実に増加していった（大阪市役所衛生課 二〇〇七：二〇五）。

大阪市に産院が開設された最初の三年間の統計からまず気づくことは、「正規産」に対する異常産と死流産の圧倒的多さである。これに加えいずれの分娩も開院当初と比べ急速にその数を増やしている（表2－9）。産院という施設入院の形をとりながら、自宅分娩の希望にも対応している。産院の外来で実施していた妊産婦や褥婦および小児の相談に訪れる数は年を追うごとに増加している（表2－10）。「医学的相談、乳母の選択、乳汁検査等」の相談業務が多くの女性を産院にひきつける働きをした。

分娩費無料を目的とした産院が一部に有料の入院室※3を設置すると、有料分娩が年を追うごとに増えていった。大阪市が扇町産院を開設した昭和一〇（一九三五）年以降は加速度的に増え、五年後には有料分娩が無料分娩を上回るという逆転が起きている（図2－2）。大正一五（一九二六）年から五年間に限っても大阪市全分娩数に占める産院分娩の割合は確実に増えている（表2－11）。

そもそも貧困対策として貧困者を収容する目的で産院は建設されたが、そのなかの一部に含まれていた有料分娩は貧困者だけでなく中間層の女性たちをも取り込んでいった。それは病院機能をもった産院であったことから、診察や治療が受けられ、さらには妊産褥婦の健診と乳児健診や育児相談、母乳相談も行われていた。

表2－9　大阪市産院成績調

	本院・院内				本院・自宅				本院総合計
	正規産	異常産	死流産	院内合計	正規産	異常産	死流産	自宅合計	
大正9年	87	145	27	259	13	15	3	31	290
大正10年	140	348	43	531	29	32	3	64	595
大正11年	283	629	54	966	53	68	6	127	1,093

表2－10　産院相談事項調

本院	妊産褥婦	哺乳	消化不良	乳児疾病	乳母選択	乳汁検査
大正9年	1,987	40	140	153	31	66
大正10年	5,977	3	117	477	3	19
大正11年	12,946	1	46	1,475	3	27

これらにより最新の情報や衛生知識の提供を求めた産む側の需要を一か所で満たしたと考えられる。

都市の近代家族にとっては、自宅分娩であれば手狭な住宅に産床の準備に始まる手伝いの人も必要とするところであるが、入院分娩であればそれらの心配の必要もない。こうして利用階層は貧困層の枠を超えて広がっていった。設備も完備されたコンクリート五階建ての扇町産院はとりわけ、当時の女性たちにとって魅力的だったようだ。資料をみる限り、有料は三八室、五〇床であるから、個室が中心である。これに対し、無料は三室五〇床であるから、有料入院室と対照的にさながら野戦病院のようである（大阪市役所保健部 二〇〇七b：二二二－二二四）。

産院利用者の階層について昭和一三（一九三八）年現在の「職業竝所得別表」という資料によると、利用する女性の職業は医師、薬剤師、銀行員、官公吏、教員、交通従業員、職人、商業工業従事者など、多岐にわたる。所得は半数前後が月収一〇〇円を超える（大阪市役所保健部 二〇〇七b）。

つまり産家を訪問する開業産婆の助産方式に対し、有職女性たちや経済的に裕福な階層の女性は産院を選択し、分娩のみならず、育児相談や母乳相談のために外来を受診していた。貧困問題の解

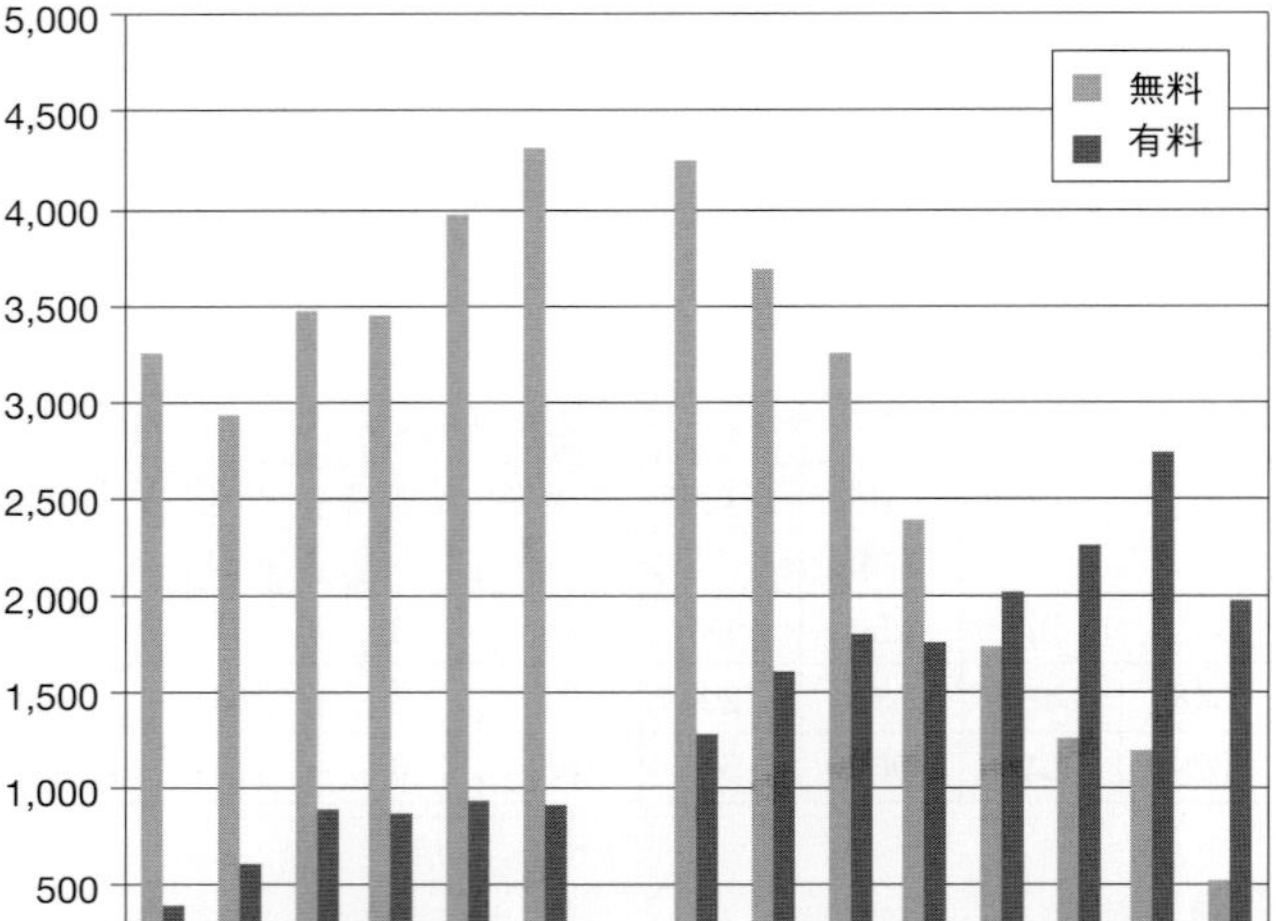

図２－２　大阪市立３産院の無料／有料別分娩件数の推移

『大阪市保健施設概要』（大阪市役所保健局 1928、1932）、『昭和 18 年度保健局事業概要』（大阪市役所保健局 1944）から作成

決として始まった大阪市立産院は、こうして貧困者の救済よりも、総合的な病院サービスの提供を行う場へとその意義を変えていった。

社会事業としての産院に対し、出産の無料化による影響を抑えるために開業産婆は産婆会を通じて有料分娩も設けるよう要求した。ところが、皮肉なことにその有料入院という形態は、分娩はもちろん、本来の病院がもつ診断や治療機能のほかに相談業務という付加サービスを伴い、さらにいえば訪問看護サービスまで加わっていたから、有職女性や無業の主婦など中間層をも利用者として掘り起こし、集客することになったと考えられる。有職女性と産院を結びつけるもう一つの糸が健康保険制度であった。

4・2　健康保険制度と分娩給付

明治後期に成立した鉱業法や工場法（一九一一年成立、一九一六年施行）がもとになり、都市の工場労働者の保護を目的とした健康保険制度が導入されたのは大正一一（一九二二）年である。しかし、制度そのものへの批判に加え関東大震災が起こったため、施行は昭和二（一九二七）年と大幅に遅れた。医師・歯科医師・薬剤師がそれぞれ医師会や薬剤師会とい

※3　料金は「産院は原則として無料であるが来院者中には有料入院を希望するものが少なくないために、各院とも低廉の料金を徴収」として、具体的には「甲（一日二円五〇銭）、乙（一日一円三〇銭）」の二種である（大阪市役所衛生課二〇〇七：三二三）。

表2－11　大阪市分娩数の推移と産院分娩数の割合

年	出生	死産	合計	産院分娩	
				分娩数	割合
1926	67,274	4,533	71,807	3,643	5.1%
1927	66,599	4,278	70,877	3,540	5.0%
1928	75,156	4,711	79,867	4,363	5.5%
1929	72,107	4,722	76,829	4,328	5.6%
1930	73,983	4,893	78,876	4,914	6.2%
1931	73,476	4,937	78,413	5,217	6.7%
1932	82,783	5,276	88,059		
1933	77,493	5,093	82,586		

大阪市産婆会編（2007）を基に作成

う団体と保険契約を結ぶ形で診療や分娩が行われることになった。ちょうど産婆会の全国組織化と同時期である。しかし大日本産婆会は医師会や薬剤師会と異なり、任意団体であったため契約の対象にならなかった。開業産婆が健康保険制度上、雇用労働者の分娩を扱い保険給付を受け取るのは昭和八（一九三三）年になってからである（大出 二〇〇四：一一二）。

健康保険制度における分娩給付とはどのようなものだろうか。『健康保険三十年史』によると「分娩費・出産手当金」は「被保険者分娩したるときは分娩費として二〇円を、出産手当金として分娩前後勅令の定むる期間、一日に付報酬日額の百分の六十に相当する金額を支給す」とあり、施行時には分娩の日前二八日、分娩の日以降四二日以内の就業補償をする形で出産手当金が支給される規定である。工場法では欠けていた産前に関する補償が健康保険法に盛り込まれた。

こうして女性労働者の分娩一件につき二〇円が支給されることになったが、注目されるのは第八一条の「産院収容」に関する規定である。そこには「産院に収容し又は助産の手当を為したる被保険者に対し支給すべき分娩費は十円」と定められている。つまり、従来の開業産婆による自宅分娩ではなく、産院に入院して分娩するか、または産院の助産事業を自宅で受ける形で出産すると支給される分娩費が半額の一〇円になるというのである。

昭和二（一九二七）年導入時の健康保険制度は、保険者と被保険者とが相互に折半することで成立したため（国の支出はほとんどなかったから、保険者の負担が大きすぎるという批判が大きかった）、産院分娩によって保険支出を減らせるという点は保険者にとって大きな利点だったと考えられる。どこで誰の介助のもとに出産するかは原則として産む側の自由な選択であるが、雇用側の契約した病院・産院に被保険者を紹介・誘導は可能だろう。

このような雇用側の経済的誘因と、産む側にとっての誘因、すなわち前項で述べた産院の提供する個室付きの複合型のサービスに対する選好とが合致したと考えられるのではないだろうか。もちろん保険給付を受けた女性たちがこぞって産院に押し寄せたのではなく、自宅分娩も多かったと考えられる。ただし、表2－12にみるとおり、東京と大阪の保険給付件数が全分娩数に占める割合と昭和期に入ってからの産院の普及とを勘案すると、この時期に入院分娩が都市を中心に急速に拡大したことはまちがいない。実際、賛育会の産院を例にとると、昭和五（一九三〇）年に東京の三つの産院で生まれた子どもの合計が一二、一〇九人であり、この数は東京市の分娩数全体の一割を占めると当時の新聞で報道されている（大出 二〇〇六：四九－五〇）。

雇用労働者のための健康保険法の成立は戦後の国民健康保険法につながっていく。大阪と東京という二つの都市に起きたこれらの変化が、全国的な広がりになっていくのは戦後のことである。しかし、これまでの考察から戦前期の産婆を取り巻く環境が「健民健兵」に向けた「産めよ殖やせよ」に向かう国家の施策だけでなく、その一〇～一五年ほど前から近代化を推進する制度枠組みそのものによって変更を迫られていたことを改めて知るのである。

表2－12　健康保険給付分娩の分娩全体に占める割合および大阪と東京の出生数

	保険給付分娩総数	保険給付分娩件数割合	全国出生数	出生数			全国出生数に占める割合
				大阪	東京	大阪＋東京	
昭和元年	—	—	2,104,405	92,384	137,856	230,240	10.9%
昭和2年	45,703	2.22%	2,060,737	88,603	145,653	234,256	11.4%
昭和3年	51,298	2.40%	2,135,852	96,194	152,251	248,445	11.6%
昭和4年	49,189	2.37%	2,077,026	91,229	147,889	239,118	11.5%
昭和5年	46,743	2.24%	2,085,101	92,973	151,493	244,466	11.7%
昭和6年	40,479	1.93%	2,102,784	93,253	158,235	251,488	12.0%
昭和7年	36,353	1.67%	2,182,742	102,608	161,178	263,786	12.1%
昭和8年	37,151	1.75%	2,121,253	97,112	164,067	261,179	12.3%
昭和9年	34,592	1.69%	2,043,783	94,505	154,044	248,549	12.2%
昭和10年	42,799	1.95%	2,190,704	105,202	175,890	281,092	12.8%
昭和11年	42,786	2.04%	2,101,969	106,339	172,171	278,510	13.2%

『日本帝国統計年鑑』を基に筆者作成

もう一つ、産科医療テクノロジーの普及による出産の医療化について短く触れておこう。

4・3　産科医療テクノロジーと出産の医療化

二〇世紀初頭、ピツイトリンは当時の産科医療のお手本とされたドイツから陣痛促進剤として紹介され、驚くほどの早さで日本でも使用されるようになった。その後、この薬は陣痛促進剤ではなく止血剤として使われるようになるのだが、これらによって腹式帝王切開術が母と子の二つの命を救うテクノロジーとして都市の病院では定着していく。

さらに腹式帝王切開術は卵管結紮を同時に行うことができたために、合法的な出生抑制手段として女性に受容された。これらは一九二〇年代以降に起こった都市の最先端の病院から始まった現象であるが、前項で述べた出産の施設化とともにテクノロジーの面からも出産の医療化がこの時期に急速に進んだことが理解される（大出二〇一五：二四九－二八二）。

本章では産婆の近代において量的に最も拡大した時期に焦点を当て、当時の都市の開業産婆にとっての出産をめぐる状況を描くことをめざした。その際に、産婆の歴史として正面から取り上げられることのなかった産師法（産婆法）制定運動を主題にこの運動が産婆会（産婆組合）の全国組織化を必要としその契機をつくったこと、そして社会事業や健康保険制度といった国家の近代化が生みだした枠組みの中で必然性をもったものであることをみてきた。

それらの制度的枠組みのなかで、産院という施設化が進行し、分娩料の規定すらもたなかった開業産婆も、それまでの仕方では生業を維持することもできないという危機感を（少なくとも都市では）もったためである。産師法

（産婆法）はこうした状況認識のもとに内発的に起こったのである。しかし未完に終わった。

新潟県の医師・高橋辰五郎が大日本産婆会（新潟大会）で紹介した「元老」の発言「（産師法案は）貴族院は却々通りませぬぞ」という予言は昭和一七（一九四二）年国民医療法の成立までほぼ毎年達成され、産師法（産婆法）は成立しなかった。蒲原が記すように「産婆会は（産師法）運動のためにお金をいいように政治に吸い取られた」（蒲原 一九六七）という述懐も大日本産婆大会で報告される収支報告からはそれなりの説得力をもつ。

いずれにしても、大阪産婆聯盟が産婆法制定運動を始めたときのスピード感のあるエネルギーは、大日本産婆会の会を重ねるごとに拡散していった。府道県レベルの意見の相違や医師－産婆間、医師－医師間の意見の相違、医師－産婆間の背景にある男性－女性間の意見の相違の顕在化は、大日本産婆会として一つの目的でともに戦う意欲をそぎ、産師法（産婆法）を生ませない要因として働いたのかもしれない。さらには法案を通すために衆議院、貴族院の代議士と緊密に結びつくうちに、産婆自身も運動の担い手としての切実感を失ってしまったようにもみえる。

しかし、これらの生ませなかった要因よりもさらに基本的で決定的だと考えられるのは、政府の諮問機関となった医政調査会の構成員の産婆観である。委員長を務めた木下正中（せいちゅう）あるいは遠山椿吉（とおやまちんきち）らに代表される、産婆を「療属」の一つとみなし、医師の診療補助とする見方は、制度の枠組みよりさらに深いところで、産師法（産婆法）を生ませない方向に決定づけていたのではないだろうか。

引用参考文献

千葉県聯合産婆会（一九三三）『大日本産婆会第六回総会並大会々誌』
原田智夫編（一九三二）『産婆法制定運動史』産婆法制定運動史発行所
蒲原宏（一九六七）『新潟県助産婦看護婦保健婦史』新潟県助産婦看護婦保健婦史刊行委員会
厚生省保険局編（一九五八）『健康保険三十年史（上・下巻）』全国社会保険協会連合会

内務省社会局（一九八五ａ）「本邦社会事業（大正一一年内務省社会局）」社会福祉調査研究会編『戦前期社会事業史料集成２』日本図書センター
内務省社会局（一九八五ｂ）「本邦社会事業（大正一五年内務省社会局）」社会福祉調査研究会編『戦前期社会事業史料集成２』日本図書センター
新潟県聯合産婆会（一九三二）『大日本産婆会第四回総会並大会々報』新潟県聯合産婆会
緒方助産婦学会編（一八九六－一九四四）『助産之栞』緒方助産婦学会
大出春江（二〇〇四）「出産の医療化と正常産をめぐる攻防」（未発表論文）
大出春江（二〇〇六）「出産の戦後史」新谷尚紀・岩本通弥編『都市の暮らしの民俗学３──都市の生活リズム』吉川弘文館
大出春江（二〇一五）「産婆の近代と出産の医療化──『助産之栞』を口述史料として読む」野上元・小林多寿子編著『歴史と向き合う社会学──資料・表象・経験』ミネルヴァ書房
大阪市産婆会編（二〇〇七）「大阪市産婆団体史」『近代都市の衛生環境（大阪編）30衛生・保健』近現代資料刊行会
大阪市役所保健部（二〇〇七ａ）「大阪市保健施設概要（昭和三年一月編）」『近代都市の衛生環境（大阪編）27衛生・保健⑧』近現代資料刊行会
大阪市役所保健部（二〇〇七ｂ）「大阪市保健施設概要（昭和十五年五月編）」『近代都市の衛生環境（大阪編）27衛生・保健⑧』近現代資料刊行会
大阪市役所衛生課（二〇〇七）「大阪市衛生施設概要（大正十二年三月編）」『近代都市の衛生環境［大阪編］26・衛生・保健⑦』近現代資料刊行会
滋賀県産婆会（一九四二）『大日本産婆会第十三回総会並大会々誌』滋賀県産婆会

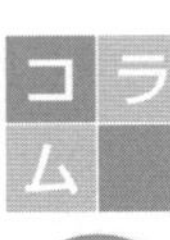

命の選択と水子供養

鈴木由利子

民俗社会においては、子どもの健やかな成長を願う儀礼が、成長の節目に合わせて執り行われてきた。例えば、妊娠五か月目の戌の日に、妊婦が腹に岩田帯を巻いて安産を願う着帯の習俗は、子どもの存在を認知し妊娠を周囲に公表する意味を含む。誕生後の産湯は、赤ん坊の汚れを落とすとともに、この世に移行してきた魂の禊(みそぎ)であり、魂をこの世に定着させる意味をもつ。このような着帯や産湯の習俗は、出産の安全が確保されるようになった現在も形を変えつつ継承されている。ところで、実はこれら儀礼は「育てる子ども」に対して執行され、望まない妊娠時は行われない。

堕胎・間引き

子どもの数や出産時期のコントロールが確実に行われるようになったのは、人工妊娠中絶認可（一九四八年）と、その後、国主導で開始された受胎調節実施指導（一九五二年）により、避妊知識が一般に浸透して以降である。それ以前は、妊娠期の堕胎、出産直後の間引きにより、子どもの「数」や「質」が制限された。例えば、宮城県刈田郡関泉寺(かんせんじ)の「間引き（堕胎）戒めの絵」（図2－3）は、近世に描かれたとされるが、堕胎を行う産科医と産婆の姿が描かれ、彼らの役割が出産介助だけではなかったことを示す。

明治元（一八六八）年、「産婆ノ売薬世話又ハ堕胎等ノ取締方」が東京、大阪、京都を対象に出されると、その後は全国各地で堕胎・嬰児(えいじ)殺し・嬰児

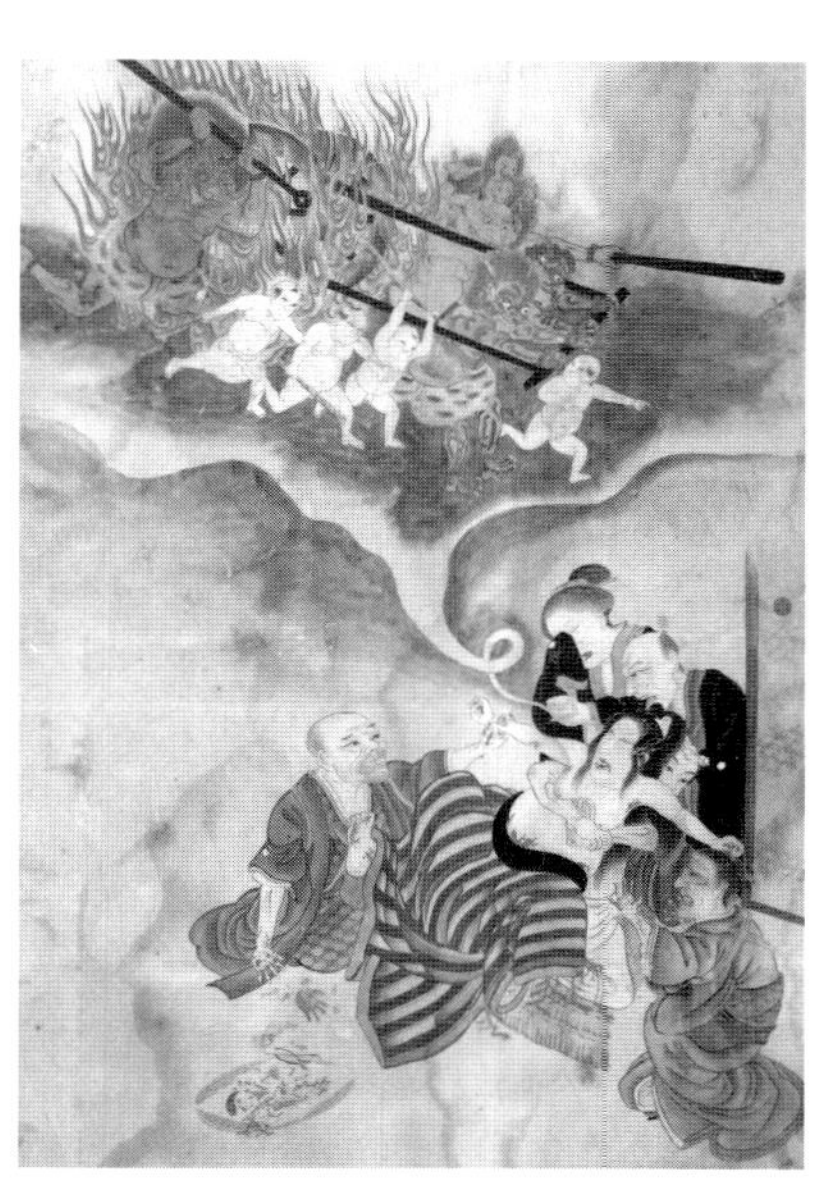

図2－3　関泉寺「間引き（堕胎）戒めの絵」
（2004年、筆者撮影）

遺棄の禁令が出され始める。さらに明治一三（一八八〇）年の堕胎罪制定（一九〇七年改正）により、堕胎は刑罰を伴うものとなった。しかし、民間では昭和初期に至るまで堕胎や間引きは密かに実行されていた。その実態は、伝承や当時の新聞記事、医学雑誌の記述からも確認できる。堕胎は、ホオズキやゴボウの根、牛膝（いのこづち）、竹杵など身近な植物などを子宮に挿入する、灰汁（あく）を飲むなどが一般的な方法だった。堕胎技術をもつ取り上げ婆のみならず医学教育を受けた産婆も密かに堕胎を扱った。出生後に行われる間引きは、明治時代に入ると公には嬰児殺し・子殺しと称された。間引きは、多くが産声を上げる前に鼻口を塞いだり膝や手で圧殺するが、「殺す」とみなされずに子どもの魂をもとの世界に返すこととされた。産声は、肺呼吸に移行した瞬間に発せられる第一呼吸に伴う声で、呼吸開始前に行われるため「殺す」と認識され難かったのであろう。堕胎や間引きは、子沢山、婚姻外の妊娠、出生児の身体的障害などを理由として実行された。

子どもの死と供養

「育てる子ども」と「育てない子ども」では、かつては死後の扱いにも相違がみられた。いったん育てた子どもは、たとえ夭折してもその成長に則した葬送儀礼が執行されたが、流産・死産、嬰児死亡、堕胎・間引きの遺胎は、胞衣（えな）（胎盤およびその付属物）とともに縁の下や戸口に埋める、川や海に流すなど、胞衣と同一視され胞衣納めの方法で行われた。明治以降、胞衣専用の処分施設が整備され始めるが、胞衣納めの習俗は自宅出産時代を通じてみられた。

中絶認可後は、「墓地、埋葬等に関する法律」（一九四八年制定）により、妊娠四か月以上の遺胎は埋葬しなければならず、法律制定直後は、中絶した本人に引き取られた遺胎が遺棄されることが少なくなかったが、間もなく病院を通じて業者により葬るシステムが確立した。当時の中絶体験者が中絶手術を「とってもらう」「とってもらった」など、まるで腫瘍を取り去ったかのような表現を用いることがあり、育てるつもりのない子どもは、人としての命を感じ難い状況を示す。それを示すように、当時は中絶体験者による中絶胎児の供養はみられない。一方、中絶手術を扱った医師や助産婦、あるいは胎盤処理業者などは、中絶認可直後から中絶胎児の慰霊を行っていた。それらは死産児供養・胎児葬・人工中絶未成児供養祭・未成児慰霊祭など多様な名称で執行されていた（表2－13）。すなわち、中絶手術の現場を担い胎児生命と対峙せざるをえなかった人々によって始められたのである。

水子供養の始まり

昭和四〇（一九六五）年、東京都の清源寺（新宿区戸山）において、中絶胎児と不慮の死者を供養する目的で、仏教やキリスト教など宗教宗派を超えた人々を発起人とし、一般の寄付による「子育ていのちの地蔵尊」が建立された。その背景には、中絶増加を問題視し認可の条件を厳格化することを目的の一つとした「いのちを大切にする運動」の影響がみられる。この時期には新宗教「生長の家」でも慰霊塔が建立（一九六七）されるなど、それまで供養の対象とみなさなかった胎児の供養が始まった。一方、キリスト教においては、一九七四年に教皇庁が「受精の瞬間から人」であると宣言し、中絶は教理に反するとした。

昭和四六（一九七一）年、中絶胎児を「水子（みずこ）」、その供養を「水子供養」と称して専門に供養する紫（し）雲山地蔵寺（うんざんじぞうじ）（埼玉県秩父郡）が創建された。初代住職は、「いのちを大切にする運動」の協賛者の一人でもあった。地蔵寺では、父母に供養されていない「水子の霊」は、家や家族に負の影響を及ぼすと供

（表 2－13 のつづき）

	産科医療関係	胎児供養その他
50 年（1975）	超音波断層法の臨床活用＝妊娠 5 週から確認が可能となる	
51 年（1976）	中絶可能時期：妊娠第 7 月未満	
52 年（1977）	臨床用胎児心電計規格・臨床用分娩監視装置安全基準設置	
～	国内初の超音波診断装置発売（持田製薬）＝妊娠分娩の早期診断可能、前置胎盤・切迫流産などの早期発見	
53 年（1978）	産科用電子リニア走査型超音波診断装置製品化（コンパクト化成功）、分娩監視装置 88.5％設置（日産婦登録機関対象）	
54 年（1979）	妊娠可能時期：妊娠第 23 週以前と表現改正	
55 年（1980）	超音波診断装置小型化・廉価＝日常診断用機器、静止断層装置・リアルタイム断層装置	
57 年（1982）	超音波断層装置とラマーズ法による分娩	
59 年（1984）	超音波ドップラー胎動計＝胎動速読可能受精後約 20 日で胎児心拍観察可能となる。これ以前は妊婦の自覚により超音波で確認	
平成 3 年（1991）	中絶可能時期：妊娠第 22 週以前	
7 年（1995）	3D 表示機能内蔵の診断装置商品化	
8 年（1996）	優生保護法改正、母体保護法となる、優生に関する事項削除	
9 年（1997）	3D 表示機能付き超音波内視鏡商品化	
12 年（2000）	受精卵（胚）は「生命の萌芽」：文部科学省	
13 年（2001）	受精卵（胚）の臓器分化をもって「生命の始まり」とする：日本産科婦人科学会	
14 年（2002）	3D 動画像機能（4D）搭載の診断装置製品化	
21 年（2009）		2000 ～ 2009 年胎児異常理由とする中絶 1990 ～ 1999 に比べ倍増（日本産婦人科医会）
25 年（2013）	新型出生前検査開始	新型出生前検査開始以後 2014 年まで、陽性診断の 9 割以上中絶選択

『日本産科婦人科学会雑誌』1945 ～ 1984 日本産科婦人科学会、『二十周年記念』 1970 日本母性保護医協会、『日本超音波医学会 50 周年記念誌』2013　超音波医学会より鈴木由利子作成。＊は荻野美穂『家族計画への道』2008、岩波書店、＊＊は清水邦彦「昭和四五年以前からの水子供養」『西郊民俗』148、1994、西郊民俗の会による。

表２－13　産科医療と胎児供養

	産科医療関係	胎児供養その他
昭和11年(1936)	胎児心音描写装置＝妊娠・分娩の正常異常の判断、新生児期の心音研究	
23年(1948)	優生保護法制定、人工妊娠中絶認可（中絶可能時期：胎児が母体外でその生命を保続できない時期）	墓地埋葬等に関する法律制定＝４か月以上の死胎は埋葬しなければならない
24年(1949)	優生保護法一部改正＝経済的要件認可	
26年(1951)		＊産科医200余名による堕胎児の慰霊祭：総持寺（横浜市）
27年(1952)	優生保護法改正＝手続きの簡略化 受胎調節実地指導行政主導で開始	死産児供養：日本慈恵協会（胞衣業者）
28年(1953)	中絶可能時期：妊娠第８月未満	法悦協会（日本母性保護医協会）による第１回水子供養（東京都増上寺）～昭和35年第８回まで開催
29年(1954)	日本家族計画協会設立	
30年(1955)	30年代：分娩監視装置発明＝胎児心音・心拍、陣痛の測定	＊胎児葬：東法協会（胞衣会社）：正受院（東京都）
32年(1957)		＊＊愛護地蔵建立：個人による（東京都）
34年(1959)	トーイツ式婦人科用万能吸引器、日本母性保護医協会が斡旋＝安全、簡単に中絶可能	人工中絶未成児慰霊祭：岩手県助産婦会、盛岡市、婦人会連合（盛岡市久昌寺）
35年(1960)	分娩監視装置実用化	未成児慰霊祭：山形県助産婦会（山形市長源寺）
36年(1961)	胎児大横径計測法：胎児計測開始	水子地蔵尊建立、第１回供養祭：鳴子熱帯植物園（宮城県）
39年(1964)	超音波ドップラー法による胎児心拍検出	
40年(1965)		清源寺「子育ていのちの地蔵尊」建立、第１回供養祭～現在
41年(1966)	第１回ＭＥ委員会（日本産科婦人科学会）＝医用電気機器の規定・安全性	「産婦人科の超音波利用」「産婦人科の超音波診断の本格利用はじまる」（昭41/5/24付河北新報）
42年(1967)	Ａモード法による胎児心拍検出、胎児UCG	全国流産児無縁霊供養塔：生長の家宇治別格本山（京都府）
43年(1968)	超音波ドップラー法による胎児心拍数連続記録	
45年(1970)	電池電源式ドップラー胎児心拍検出装置完成	
46年(1971)	電子リニア装置超音波診断装置開発：胎児の動きをリアルタイムで捉えること実現	水子供養専門寺院として紫雲山地蔵寺開山、水子地蔵尊建立、第一回水子供養祭（埼玉県）
47年(1972)	臨床用胎児心電計規格作成・超音波断層装置の安全性調査検討	
49年(1974)		教皇庁教理聖省宣言：カトリック「受精の瞬間から人」

養の必要性を説き、参詣者の個別供養に応じた。さらに、個人による石地蔵の境内奉納や仏壇用の小地蔵を提示した。この供養のあり方は、胎児を「個の命」「我が子」と認識し始めた時代に適合し、一九七〇年半ば以降一九八〇年代初めにかけて全国的に大きな流行となった。

このような水子供養流行の背景には、医療技術の進歩があったことも見逃せない（表2－13）。一九七〇年代には産科診療に超音波画像診断装置が導入され、母体内の胎児が可視化された。誕生後初めて確認できた我が子の姿が、妊娠中に確認可能となったのである。また、避妊知識の浸透により計画的に「子どもをつくる」意識も生まれた。さらに、新生児医療の進展は、早産であっても無事な成育を可能とし、これと連動して中絶可能時期も短縮されていった。このような変化のなかで、胎児は個人・個別の命と認識されるようになったのである。

一方、戦後の高度経済成長により物質的に豊かな社会は実現したが、その反面、人々は精神的不安を増大させ、超常現象や霊魂など不可思議な世界への関心が高まった。そのような一九七〇年代半ば、マスコミが「水子霊」「水子の祟り」を取り上げると、中絶胎児「水子」は家庭内の不幸の原因とみなされ水子供養が流行する。つまり、社会の急速な変化・変容の歪のなかで水子供養が出現したともいえよう。一九八〇年代初めには、水子地蔵像・水子観音像の建立も盛んに行われ、その後、徐々に流死産、夭逝した子どもの供養としても行われるようになる。近年、ウェブサイトで供養の案内や受付を行う寺院も現れ、ウェブ上で供養を済ませることも可能となった。

最近は、不妊治療のなかで誕生に至らない命も存在し、出生前検査においては結果が陽性だったとき八～九割が中絶を選択する事実も明らかになっている。この状況は、供養の現場でも見過ごせない問題となりつつあり、胎児への認識や、水子供養のあるべき姿に関する仏教の指針書なども刊行され始めた。

以上、水子供養の成立経緯を概観すると、胎児生命を認知するか否かが供養の有無と関わること、胎児生命への認識が産科医療技術の進展と密接に関わることが明らかになる。

中絶胎児の供養は、戦後の中絶急増時期に中絶手術を担い、胎児の命と向き合わざるをえなかった医療関係者により始まった。その後、産科医療技術の著しい進歩に伴い、一般の人々にも母体内の胎児や命が強く認識されるようになったことで、それまで供養の必要性を感じなかった中絶胎児もまた供養の対象となっていった。それにより短期間に水子供養は流行・浸透し、供養が定着し始めると中絶胎児に加え流・死産、夭折した子どもの供養としても行われるようになった。そして現在、出生前検査による中絶増加を考えるとき、水子供養は今後も一定の役割を果たしていくと考えられる。

参考文献

鎌田久子他（一九九〇）『日本人の子産み・子育て——いま・むかし』勁草書房
森栗茂一（一九九五）『不思議谷の子供たち』新人物往来社
高橋三郎編（一九九九）『水子供養　現代社会の不安と癒し』行路社
安井眞奈美編（二〇一四）『出産の民俗学・文化人類学』勉誠出版

コラム 4

養子縁組と産婆

白井千晶

自らが産んでいない子を育てる「養子」は、法律的には大宝律令にさかのぼるといわれるほど歴史が古い。家督、所領、家業、身分の相続や出世の正当性のためには、「子」の地位を付与するのが妥当だった。跡取り養子、婿養子、武家養子（資産家が持参金によって武士身分を得るための養子）などがそうである。労働力を子として正当に所有すること（芸娼妓養子など）、養育費を得るための養子、地縁者・血縁者・婚縁者の相互扶助のための養子のほか、徴兵免除のため（兵隊養子）、結婚相手と見合うよう家格を上げる仮親養子、妾と親族関係を築くため（妾養子）などさまざまであった。

日本の「親子」関係は実に多重的で、正式な「子」の地位をもたなくても、仮の親子関係をもつことがあった。取上親、拾い親、名づけ親、乳付親、鉄漿親、仲人親、烏帽子親などと呼ばれる擬制親子で、子にとってのセーフティネットであるだけでなく、親族のない高齢者にとって葬送をする者を確保するなど相互扶助的だった。親子関係をもたなくても、私的里子、奉公など、「他家養育」の範囲も広く、若者組[※1]や月経小屋など、若者が同性の大人と生活をともにするしくみもあった。また、親方子方などの徒弟制度も社会保障的機能を担っていた。

このように、かつての日本では、養育、教育、社会保障の機能は多元的であった。そのようななかで、明治期には、出生、婚姻、死亡の届出、戸籍の編成が法制化し、養子も届出が定められた。一方で、事実から数年たっても婚姻や出生が届けられなかった時代でもあり、養子についても「藁の上からの養子」と呼ばれるように、育てる人が産んだ子どもとして出生が届けられたこともあった。藁の上からの養子とは、藁の上（産床）から育て親に渡すように出生後すぐに育て親が引き取って、育て親が自ら産んだ子（実子）として届出て戸籍上は養子とわからない養子のことをさしている。

男兒　滿八ヶ月成者小子明友ノ次男ニ付養子ニ遣シ度候間御望ノ諸君御來車ヲ乞　京町堀一丁目西村定治郎

図２－４　明治15年6月7日読売新聞に掲載された8か月の男児を養子に出すという広告

筆者が実施してきた調査では、明治期から養子縁組の資料を見つけることができた。図２－４は、明治一五（一八八二）年に読売新聞に掲載された次男を養子に出すという広告である。一方で、誰もが養子になれるわけではなかったようである。孤児院の記録を見ると、母乳が出る女性に里子に出されても養子縁組に至ったケースは少なく、孤児院にいた子どもは引き取り手がないまま一〇代前半に自立して施設を退所していた（白井　二〇一二）。

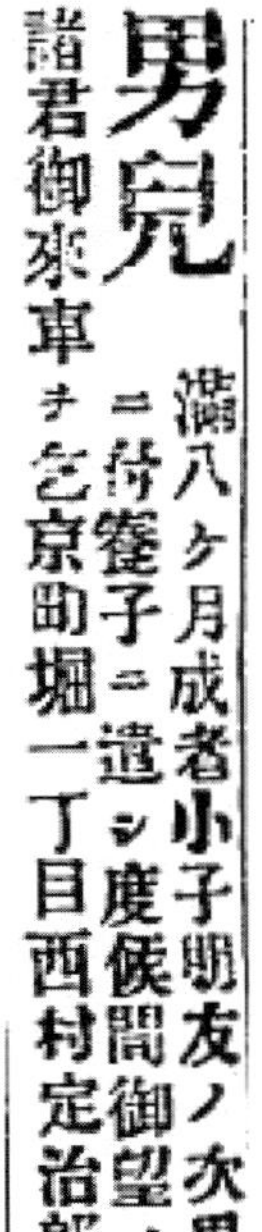

このコラムでは、産婆の養子縁組への関わりについて紹介したい。なお、法的縁組手続きを介して育て親が子どもを養子とすることを養子縁組、法的手続きを介さず（藁の上からの）養子とすることの仲立ちを養子仲介と呼ぶことにする。

※1　例えば若衆宿など。一五歳ぐらいになると村の若者宿や有力者の家などに集団で生活し、教育訓練を受けた。

産婆が行った養子仲介と養子縁組

事例一は、産婆が関わらなくとも、産んだ人と育てる人（の親族）が直接やりとりしていたという事例である。当産婆も養子縁組を行っていたという。

【事例一】 頼母子講（たのもしこう）のように近所の人がお産を扱っていました。それに皆、一人で生んで、（子どもの）父が届け出ていました。そういうのは自分たちで生んでいないのに届け出ていました。私も養子縁組は何人かしました。（山村／大正十年代生まれ／昭和二十年代助産婦資格取得／昭和二十年代開業／二〇一二年インタビュー／白井二〇一三b）

事例二は、婚外子が養子に出されたという事例である。昭和一七年民法改正までは、婚姻外の子（現行民法でいう非嫡出子）のうち、子の父が認知したものを庶子、父が認知していない子を私生子といい、庶子は父の家籍に入れられた。現代社会のように、未婚女性が妊娠したときに親の戸籍から分籍して、母子の戸籍を作ることはできなかったから、現代社会よりさらに苦境に立たされたことが推測できる。

【事例二】 ここ（温泉観光地）は私生児が多かった。昔は二号が多かったからね。二号は男の人にカネがなくなったら棄てられる。棄てられるまでは養ってもらう。

二号さんもお産は助産婦を呼ぶ。わけありはわかる。籍入らんもん。結局本妻がいるから子が浮くわけ。本妻に貰われたりはしない。（二号を抱えているのが）医者でこそ籍を入れるけど、普通は籍は入れんわ。出生届は父が空欄、認知するのはお医者さんぐらい。

貰い子は、生んだことにして自分の子にする。生む人と育てる人は、知ってる人同士ではなくて、助産婦が欲しい人とあげたい人の間に入って話をまとめる。

結局昔は窓口（戸籍係）を通ればいいから。我々が生ませたことにしないで、自分で生んだことにして、名前を変えて、ハンコ押して、自分の子にする人が多かったね。

育てる人が母子手帳をとることなんてしない。窓口が通ればいいから、自分のハンコを押す。誰にもわからない。それがだんだんわかりだしたんだろうな、やかましくいうようになって。（地方観光都市／大正十年代生まれ／昭和十年代産婆資格取得／昭和十年代開業／二〇一二年インタビュー／白井二〇一三b）

産婆が仲介した「藁の上からの養子」は、生みの親と育ての親が互いに顕名であるケース（親族同士など）と匿名であるケース（生母は出産の事実を知られたり戸籍に残したりしたくなく、養親は貰ったことを知られたくない）があったが、後者でも、個人を特定できない程度の情報（人となり、経緯など）は間に入った人が知らせることが少なくない。個人が特定できないようにするのは、互いに知られたくない事情があるからだけでなく、金銭要求防止もあった（事例三および白井二〇一三a）。しかし、人となりや経緯などを知らせるのは、「信頼性を高める」意図があったと思われる。また、次のように、行き場のない妊婦を預かった産婆もあったようだ。

【事例三】（助産婦であった母の代の話）今はおろせるけど、昔はおろせないでしょ。ご近所に内緒の出産になるから、私のところで一部屋もらって半年くらい入院するの。朝昼晩、お食事運んで。私が物心ついたときから、いつも一人二人いたね。赤ちゃんは置いて帰るの。子どもの泣き声を聴かれたらいけないから、家に連れて帰らないの。だから赤ちゃんはいつも四～五人いた。一歳くらいまでいた子もいる。別れるときは涙ぼろぼろで別れたのよね。うちの主人が行くところがなかったらうちの籍に入れろ、と言ったぐらい。

何月生まれくらいで男の子があったら声をかけてくださいっていうふうに来るから台帳にメモしておくの。（生みの親と養親は）互いには教えない。そこのうちがよくなるとカネ寄こせとたかりに行ったり、子どもを貰ったほうが落ちぶれてくると子を返すと言ったりするから言わないほうがいい。だから私の父親が保証人になって、今後いっさい子どもに関してはなんにも言いませんと印鑑押させてね。（都市部／昭和一桁生まれ／昭和二十年代助産婦資格取得／先代の助産所に勤める／二〇一三年インタビュー／白井二〇一三b）

産婆会などが仲介した養子仲介と養子縁組

筆者の聞き取り調査では、都道府県産婆会や支部の会のなかには、組織的に養子仲介を行っていた会もあった（白井　二〇一三b）。**図2－5**は組織的仲介ではないが、会報に出された広告である。病院や医師、寺などが養子仲介を行っていたこともわかった（白井二〇一三a）。また、児童福祉法が施行され

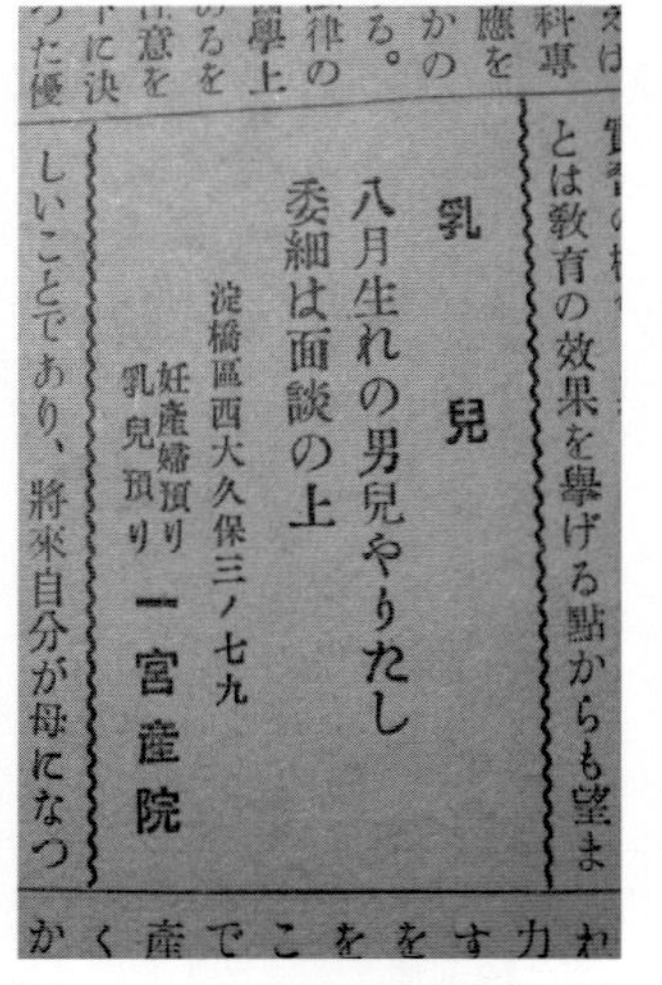

図2－5　東京府産婆会会報『助産の友』昭和13年3月号中の広告「八月生まれの男児やりたし」

現行の里親制度が創設された昭和二〇年代、三〇年代に、児童相談所が里親委託によらずに養子縁組を行っていたこともわかっている（白井 二〇一二）。

事例四は、産婆の組織が仲介の情報交換の場所になっていたことを示している。

【事例四】 うちの助産婦会館では、「八か月の女児　養子縁組希望　助産婦〇〇に連絡を」などと（連絡用の）黒板に書いてありました。その希望の人があったら事務所へ申し出れば事務所が相手方の先生（助産婦）の名前を教えてくれるの。（事例三の助産婦／白井二〇一三b）

産婆の養子仲介に関わる事件

昭和史に残る残忍な事件として刻まれているのが「寿産院事件」である（図2－6）。産婆で院長だった石川ミユキが、乳幼児をあっせんするとして親から養育費を取って預かり、行政からは養育用の配給を受けていたのだが、一〇〇人以上致死させていたことが昭和二三（一九四八）年一月一五日に明るみとなった（石川は、東京大学医学部産婆講習科修了の産婆で、牛込産婆会会長、前年に新宿区議会議員に自民党から立候補もしており（落選）、夫は憲兵軍曹から警視庁巡査を務めた経験があった）。

寿産院が養育費とともに乳幼児を預かり始めたのは戦況が厳しくなった昭和一九（一九四四）年であるが、戦前に、乳児預かり・養子紹介の広告を出していた産院は寿産院だけではなく、子殺しが発覚した産院も寿産院だけではない。寿産院も当初は養育先を見つけていたが、戦後、徐々に難しくなったようである。

子を取りもどす母親
死児も寝床に魔の産院

"もらい子殺し"が報ぜられた十六日、寿産院と[illegible]には子をあずけた母親たちが、びっくりしてかけつけた。横浜市港北区[illegible]女（[illegible]）は[illegible]にきておしとめられるのをかまわず二階に上る。火の気のない破れ[illegible]の三畳の部屋、竹製のベッドにハツの顔が並んでいる。左から三人目が、さる十一日にあずけたばかりの赤ン坊だ、わっと泣いてかき抱いた。オッパイをやろうとしたが赤ン坊はのまない。飲み方を忘れたのだと女は[illegible]しく泣き、オデキのできた赤ン坊の頭をなでた。右端（[illegible]の一番奥）にガーゼをかむってねている子は十五日に死んだばかりの死児だと聞かされてビックリ「こんな[illegible]所へ[illegible]けたい」と[illegible]へ引きあげた[illegible]

「男には捨てられ、親からは[illegible]れず、私は[illegible]でこの[illegible]を知り六千円のあずけ料を[illegible]して、この子の[illegible]のです」

[illegible]区[illegible]町[illegible]女（[illegible]）は、一昨年五月寿産院の世話で[illegible]にした女の[illegible]

泣く母親
生き残っているわが子を抱いて

[illegible]の生死が心配だと[illegible]へ泣きこんできた、また新宿区[illegible]（[illegible]）ぼくの場合は、[illegible]その間に生まれた正しい子だが、死んだ子の骨がどこへ処理されたか、それを[illegible]したいという

この事件の死体は、[illegible]されたのが多いにもかかわらず、国家からはミルク十八ポンド、砂糖一貫五百匁、米一斗五升が配給され、また[illegible]的にやっていた[illegible]と警官に述べているが「子どもが死ぬと[illegible]金をヤミに流して一本をワタ[illegible]たれている

がいたく」と涙の[illegible]局で語った[illegible]もあるという[illegible]には[illegible]どの[illegible]のに大々的に新聞広告を出していた点、夫が無職で[illegible]で[illegible]は目立つほどのゼイたくしていた点、なお[illegible]二[illegible]した[illegible]

死亡百六十九名
石川ミユキ殺意を認む

新宿区[illegible]町[illegible]寿産院[illegible]、牛込[illegible]署は、院長石川ミユキ（[illegible]）の「もらい子殺し」容疑事件について十六日[illegible]から[illegible]みゆきとその夫[illegible]川[illegible]、同区[illegible]町[illegible]沢[illegible]太郎（[illegible]）の三名を[illegible]べはじめたが、石川夫婦は百[illegible]九十九名の赤ン坊をもらい、うち八十[illegible]百六十九名を死亡させていた事実がわかった

なお[illegible]、[illegible]石川[illegible]もらい子に対し[illegible]

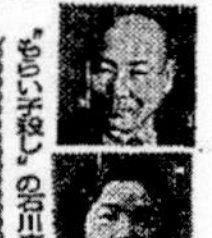

"もらい子殺し"の石川夫婦

[illegible]ったことを認めたと言明した、これでこの事件は[illegible]のもらい子殺しという殺人事件に発展する[illegible]が出て来た

納税組合長が

[illegible]では[illegible]の[illegible]、石川[illegible]区[illegible]（[illegible]）を[illegible]した、調べによ[illegible]

図2－6　寿産院事件の詳細を伝える報道（昭和23年1月17日朝日新聞）

現代社会の養子縁組

第二次世界大戦後に新たに戸籍法が制定され、出生届の様式や届出期限などが定められたが、虚偽の届出（藁の上からの養子）防止のため、実子と同等の地位が得られる養子制度の新設が議論されてきた。

その後、菊田昇医師の問題提起[※2]も大きな話題となって、昭和六二（一九八七）年に特別養子縁組制度が

創設された。特別養子縁組ではない一般の養子縁組は便宜的に「普通養子縁組」と呼ばれている。普通養子縁組は、当事者が成年であれば当事者同士の意思により縁組でき、無配偶者でもよい。養子が未成年で自己または配偶者の直系卑属でないときは家庭裁判所の許可が必要で、配偶者とともに養子とすることが必要である。婿養子、配偶者の連れ子養子、相続のためなど、目的を問わない（縁組の要件は民法七九二条〜八〇一条）。一方、特別養子縁組は、子のために特に必要であると家庭裁判所の審判を経て成立する。実父母の同意に基づいて（原則）、二五歳以上の配偶者のある者（配偶者の他方は二〇歳以上）が夫婦ともに養親となる。実親との関係は終了し（断絶型）、養親の実子となる制度で、対象となるのは〇歳〜原則として申立時に一五歳までの児童である（民法八一七条の二〜八一七条の一一、当初は申立時六歳までだった）。

今現在、養子の仲介を個人が行うことは違法ではない。業としない（反復しない、一度限り）場合は、仲介者としての届出も不要である。しかし児童相談所や民間機関など、職能が分化したため、現実的には養子の仲介をしている助産師はほとんどいないだろう。筆者の聞き書き調査でも、昭和三〇年代というのが最も遅くまで行っていた例だった。こうしてみると、産婆は、社会が高度に分業化するまでは、医師や寺などと同じように、地域社会のなかで、人と人を結び合わせる結節点の役目を担い、また母子の福祉的機能を担っていたといえるだろう。

※2　昭和五八（一九七三）年に産婦人科医師・菊田昇が告発された事件。養親の名で出生届を書いていることを公にした菊田医師が虚偽文書作成（医師法違反）の罪で処分を受けた。菊田医師は養親の実子となり生みの親の戸籍に産んだ事実が表記されない実子特例法を求めた。

参考文献
白井千晶（二〇一二）「明治後期から昭和中期における組織・団体の養子縁組への関与」『新しい家族』五五、一三八－一四四
白井千晶（二〇一三ａ）「昭和期における助産婦の仲介による養親子関係の創設について：とくにいわゆる「藁の上からの養子」について」『和光大学現代人間学部紀要』（六）、一五五－一七四
白井千晶（二〇一三ｂ）「第二次世界大戦前・後のインフォーマルな養子仲介のありようについて――産婆・助産婦による仲介を中心に」『新しい家族』（五六）、一三六－一四一

第3章　戦争と産婆

菊地　栄・白井千晶

この国に戦争のあった時代、助産はどのように位置づけられ、産婆たちはどのような体験をしていたのだろうか。これまで助産の歴史では、戦時下においても日々産家を回り、数多くの出産介助をしていた献身的な産婆像が語られてきた。当時の産婆たちのなかには叙勲を受けた方も多い。一方でジェンダー研究・女性史などの領域では、昭和初期の産婆たちが戦争を担う次世代の子どもを数多く産むことを推進する役割を担い、産婆団体は「産めよ殖やせよ」のスローガンに象徴される国民の生殖管理に関する政策のもとに結集し（木村 二〇一三：二四四）、「軍事化」に寄与してきたという指摘がなされている（同：三）。

戦争における医療者の責任については、医学・医療界でも議論されており、医師・莇昭三（あざみしょうぞう）は「一五年戦争が野

蛮な侵略であり、人権侵害であることを意識しながら、知らず知らずにそれに荷担した一人ひとりの国民の反省も、戦争責任の論議には欠かせない」（莇 二〇〇〇：一）とし、「今あらためて振り返り、再びそれを繰り返さない糧としなければならない」と述べている（同：二）。

一五年戦争とは、昭和六（一九三一）年の満州事変から終戦までの期間のことを指すが、この時代の日本は大東亜共栄圏として満州や東南アジアへ植民地を広げ、満州事変や日中戦争など断続的な戦争状態にあった。日中戦争が勃発すると、国は昭和一三（一九三八）年に「国家総動員法」を制定し、また国民の身体と生殖を管理する厚生省を設置した。昭和一六（一九四一）年には「大東亜共栄圏」の確立と「高度防衛国家」維持のため、人口増加と資質の向上をめざす「人口政策確立要綱」[※1]を閣議決定し、結婚の早期化と出産の奨励、家族制度の維持強化を図っている（吉川 二〇〇四：四四）。配給制になると、医師か産婆の妊娠証明書があれば配給の特別切符が交付され、出産・養育に必要な晒（さらし）、脱脂綿、粉ミルクは証明がなければ入手できなくなった。本多洋（一九八六）によれば、昭和一七（一九四二）年に始まった妊産婦手帳は、特別配給が保証されたこともあり、「普及は爆発的」で「少なくとも全妊婦の七〇％以上が妊産婦手帳の交付を受けたと推測」されるという。すなわち、妊娠中から医師または産婆にかかり、妊娠を国に届け出ることが普及した。また、産婆は、「健民主任」として母子保健指導や啓蒙を担うことになった。[※2]その他関連する法制度を含め表2－14にまとめた。[※3]

第2部第2章で大出が示したように、大日本産婆会が産婆の固有性と職能団体としての存在意義を国家に承認させることをめざすために、国会に意見書を提出するなど勢いに乗っていた時期は、まさに太平洋戦争前夜だった。産婆たちは「産児報国」すなわち生殖機能を通しての人的資源の供給を期待された女性たち（荻野 二〇〇八：一二二）を支え、国の「産めよ殖やせよ」の尖兵としての役割を担わされて（同：一三五）、大日本産婆会は全国の産婆たちの実績を武器に、自らの勢力拡大と教育水準の引き上げを図ろうとしていたのだった。

年	事柄
昭和一一（一九三六）	三月　母子保護法公布、四月　保健所法公布 長野県、堕胎の弊害一掃のため産婆公営化 山形市、一〇子以上出産の多産婦表彰
昭和一二（一九三七）	保健所法制定（保健婦の名称、法文中に初めて使用される）保健婦が登場。一〇か月で保健所五五〇、支所一〇〇〇か所を設置する計画。産婆の要望によって、資格ありと認められた産婆には保健婦資格が与えられる（巡回産婆は保健婦と同様の業務を担い、保健婦の権限が上位であるため）。以前の保健婦に対し与えられていた一般の名称は、保健婦、社会保健婦、公衆衛生看護婦、衛生訪問婦、保健指導婦、保健指導委員、巡回看護婦、巡回産婆等、数十種 母子保護法制定（母子栄養強化対策を目的とする） 日中戦争始まる。従軍看護婦の派遣
昭和一三（一九三八）	四月　国民健康保険法公布、国保保健婦生まれる。保健所設置 一月　内務省・警察から引き継ぐ形で厚生省設置される。人的資源確保のための政策積極化する。 四月　国家総動員法発布→五月施行
昭和一四（一九三九）	七月　国民徴用令（勅令）公布　発布・施行 九月　第二次世界大戦開始
昭和一五（一九四〇）	大阪市、全市の産婆二、〇〇〇人を動員し、全国初の妊産婦登録制実施 厚生省、一〇人以上の子をもつ親、一万三三六人を表彰（優良多子家庭） 産婆のほとんどが乳幼児母性保護巡回指導婦となって国策に協力（都道府県水準で母性保護会を発足、産婆は賛助会員となる） 国民徴用令改正 厚生省、保健婦の養成を開始

年	事柄
昭和一七つづき	二月　国民医療法制定。産婆、看護婦、保健婦は医師や歯科医師と並んで医療関係者と規定され、前記三規則も法的根拠をもつことになった 二月二四日　戦時災害保護法公布。空襲等の災害を受けた妊産婦を救護した産婆（救護班員）に対して助産料金二円を国庫から支払い。防空法により産婆手当を一日三円弁償 「国民保健指導方策要綱」保健所が国民保健指導要網の中枢として位置づけられる 七月　妊産婦手帳規定発令（妊婦登録制度）妊産婦手帳制度「立派な子供を産み、お国のために尽くしましょう。」人口政策確立要綱にそって「妊産婦保護手帳規定」施行：妊娠中の診察を励行するとともに、必需物資および食糧の特配を行おうとする（『保健史』）一一月届出開始 「一条　妊産婦（産後一年以内のものを含む）及乳児の保健指導其の他保護の徹底を図る為本令の定むる所に依り妊産婦に妊産婦手帳を交付す。　七条　妊産婦は保健所、医師又は助産婦に就き力めて保健指導を受くべし」
昭和一八（一九四三）	産婆会、軍用機資金、陸軍、海軍等へ献金（例えば京都府産婆会、警察を通して） 二月　甲種救護看護生徒の一か月繰り上げ卒業、救護要員に充当する支部も出現 初産婦への綿特別配給始まる 六月　学生の勤労奉仕を法制化、九月　女子勤労挺身隊（二五歳未満の未婚者を動員） 六月　大日本婦人会は、町内会部落会の班ごとに「例えば女医、産婆、保健婦、母性補導委員等」を健民主任に設置し、その活動を次のように例示した（『岩井市史　資料　近現代編Ⅲ』一九九四、二五六頁「六六　健民主任設置に関する件通知（昭和十八年六月）」）

表2－14　戦争と産婆　関連年表

年	事項
	一〇月　農林省、牛乳および乳製品配給統制規則公布。母乳の少ない満一歳以下の乳児に優先的に乳製品を販売、六大都市では乳幼児、助産婦、病弱者に牛乳の優先配給制度施行
	国民優生法成立（ナチスの断種法を模す）一九四一年七月一日施行
昭和一六（一九四一）	一月　閣議で人口政策確立要綱決定。出生増加方策の一つとして結婚の早期化、出産奨励、家族制度強化、妊産婦・乳幼児等保護制度の樹立、乳幼児死亡率の低下を強調。要綱の実施機関として厚生省に人口局、局内には母子課がおかれる
	医療保護法三月公布、一〇月施行　生活困窮者等を対象に医療券を公布、無料に。助産の保護規定。産婆は全員指定を受けて分娩介助すると、道府県から一定金額の支払いを受ける。静岡県の場合、自宅分娩一〇円以内、入院した場合五円以内を加算。一九四六年廃止
	七月　保健婦規則制定（厚生省令）初めて「保健婦」ができる。資格の統一がはかられる。保健婦学校講習所を経て、保健婦検定試験を合格の者。一一月　厚生省、従来「巡回指導婦」「産婆」などとして保健婦業務に従事していた者の認定基準について通牒
	八月　医療関係者職業能力申告令（勅令第六〇〇号）
	一一月　国民勤労報国協力令公布
	一二月　ハワイ真珠湾攻撃、日米開戦、太平洋戦争始まる
	一二月二二日　医療関係者徴用令　公布
	一二月　日赤で乙種看護婦の養成を開始（一九四六年まで）高小卒で養成期間二年
昭和一七（一九四二）	一月　医療関係者徴用扶助規則制定
	二月　日本母性保護会結成、全国の産婦人科医が組織
	二月　大日本婦人会結成
	東京府の幼児・妊産婦に対するパン切符配給制実施
	（一）妊産婦の保護　（イ）妊娠、出産は国家に対する婦人の大切なつとめであることを妊婦には勿論、家族、隣組員によくわからせて、妊産婦の保健と保護を十分にすること
	七月　国民徴用令改正「十字令書」（徴用令）により産婆が強制的に救護班に徴用される
	妊娠中毒患者に無料治療券を市町村が発行。厚生省人口局長通達により、県が市町村に通達。産婆会が協力を約束する。一人の費用は三円以内を町村が産婆に支払い
昭和一九（一九四四）	二月　国民職業能力申告令改正公布。要登録者の範囲が女子一二歳以上四〇歳未満に拡大（男子一二～六〇歳）。無職未婚女子と動員体制
	三月　看護婦規則改正、最低年齢一六歳となる
	保健婦急速配置のため養成期間短縮（高女卒の場合二年から一年六か月に）
	九月　「国民徴用令」改正による「一般徴用」発令
昭和二〇（一九四五）	四月　医師免許の特例に関する件公布（歯科医師から医師への転換認められる）
	五月　東京都、都下・近県の神社・寺を利用し疎開母子寮と産院四か所を開設
	五月　保健婦養成期間再び短縮、高女卒の場合、一年に
	八月　第二次世界大戦終戦。一〇月ＧＨＱ（連合軍総司令部）設置
	連合軍進駐、連合軍総司令部（ＧＨＱ）公衆衛生福祉局看護課を設置、初代課長オルト

（白井千晶作成）

本章ではそうした大日本産婆会のありようを踏まえた上で、戦時下でどのようにして産婆個人が、知らず知らずのうちに戦争にくみさせられていったのか、そして産婆たちが戦争で何を見、何を体験してきたのかを彼女たちの語りから検証してみたい。

1　戦時下に生きた産婆たち

筆者らは平成九（一九九七）年から平成十九（二〇〇七）年にかけて、明治・大正時代生まれの全国の産婆たちに聞き取りを行った。北は北海道から南は沖縄まで三七人である。[※4] その中には従軍看護婦として満州に招聘された人、満州国の民間病院で働いていた人、夫の仕事で満州や朝鮮に行きボランティアとして現地で助産を行った経験をもつ人がいた。戦争末期になると都道府県知事告示（例えば「防空医療救護対策要綱」など）により、医療関係者は学徒隊や教職・公務員・一般男子と同様に疎開が禁止され、都市部で救護班として活動した者もある。また、沖縄戦や長崎の原爆を体験した人を含め、産婆たちは戦禍のなかで日々、産家を回っていた。[※5]

昭和一三（一九三八）年、「国家総動員法」が制定されると、労働・物資・金融・言論などが統制され、全国的に戦争の影響を色濃く受けるようになっていった。すべての国民が生活を自粛し、子どもたちは戦争を肯定する思想を教育されて疑う余地もなかった時代である。多くの国民が勝つと信じさせられていた戦争は、昭和二〇（一九四五）年に入ると戦況が急激に悪化し、都市部だけでなく地方の町々まで米軍機による空襲の脅威に見舞われた。

軍事基地や軍需工場があった三重県では六月末から複数の市街地が爆撃され、焼け野原になった。松阪市の萩原まつへ（明治四二年生まれ）は、空襲警報が鳴るなかで産家へ赴いていた。

空襲のときが一番ひどかった。……向こうの空が真っ赤かで、空襲警報のサイレン鳴りづめですやん。（お産のとき）産婦も死にもの狂いで、「先生、行かんといて」って私の腰にタオルの長いのを巻いてしがみついて離さんでな。……その産婦が言いましたな。「先生、この子が大きくなるころには、戦争がない世の中になっててほしいわ」って。戦争中は、本当に死ぬかと思うたお産が何べんあったかわからんな。

※1 人口政策確立要綱の目的は、わが国の人口の永遠の発展を確保し、増殖力と資質において他国を凌駕し、兵力および労力を確保することにあった。人口増加の方策としては、①不健全な思想の排除と健全なる家族制度の維持強化、②団体または公営の機関を通して積極的に結婚の紹介・斡旋・指導を行う、③結婚費用の徹底削減と婚資貸付制度の創設、④高等女学校などにおいて母性と保育に関する教育を強化徹底し、母性の育成に務める、⑤二十歳を超える女子の就業をできるだけ抑制する、⑥独身者の負担加重などの租税政策、⑦家族の扶養費負担軽減を目的とする家族手当制度、⑧多子家族に対し物資の優先配給、表彰など、⑨妊産婦乳児などの保護に関する制度を樹立し、産院・乳児院を拡充、出産用衛生資材の配給確保など、⑩避妊・堕胎などの人的産児制限を禁止、などが掲げられている（人口問題研究第二巻第二号、一九四一）。その後、結婚十訓が発表され、今後一〇年間に婚姻年齢を現在より三年早め、夫婦の子は五人に達することを目標に、「産めよ殖やせよ」の文言が謳われた。

※2 白井が行った調査では、戦中に生産年齢だった産婆（一九〇四～一九一九年出生）の九割が従来通りの場所、疎開先、外地などで仕事をしていたと答え、業務としては助産業務や看護業務のほか、保健婦としての保健業務、婦人会委員として生活改善指導、防疫要員（伝染病、性病予防など）、優生結婚相談所勤務、養護教諭、学童疎開児の衛生保健管理、などがあげられていた（白井 二〇一一）。

※3 本稿はJSPS（14710149）（研究代表者白井千晶）の研究成果を使用している。

※4 リボーン編（二〇〇八）「にっぽんの助産師 昭和のしごと」きくちさかえ・三好菜穂子監修、リボーン

※5 以降の事例は白井が実施した質問紙調査の回答も使用している。地域で活動する助産師を対象にした調査で、戦争経験についての質問を含んでいる（二〇〇二年実施、有効回収一八三六票、白井 二〇一一）。

七月になると島根県にも爆撃機が上空を飛来するようになった。江津市の青木フジヨ（大正三年生まれ）は、自らの子どもたちを残して、産家へ行くことのつらさを語っている。

灯火管制[※6]でみな黒い布かけて。空襲警報が鳴ると「みんな電気消して」とまわるでしょう。そのときちょうどお産でねえ。お産だからいうて、電気をつけるわけにはいかん。マッチ一本すって、その明りが消えん間に臍帯切ったでな。……空襲で自分の子ども見てやりたいのに、行かにゃあならんときの気持ちを思うてみなさい。

出生数が今よりもはるかに多かった当時、産婆たちは毎日のように産家を回っていた。そして彼女たちもまた、戦時下で子どもをもつ母親だったのである。自ら大きなおなかを抱えながら、あるいは乳飲み子を抱えながらも、呼ばれれば空襲警報が鳴るなかを出ていかなければならなかったのである。

2　満州からの引揚げ者

満州事変以降、日本政府は中国大陸の旧満州、内蒙古、華北などに日本人移民を積極的に入植させていった。その数、一四年間で二七万人に上ったといわれている。なかには家族連れの入植者や、産婆の資格をもった妻たちもいた。また、満州や朝鮮半島などの植民地では産婆学校が開設され、現地で産婆が養成された。

鹿児島県与論島の川畑千里（大正二年生まれ）は、夫が満州開拓団訓練所の教員となり、子どもたちと満州北部で暮らしていた。敗戦と同時に男性の入植者の多くがソ連兵によってシベリアに抑留され、川畑の夫も捕らえられた。川畑は自らが引揚げ者として避難していた収容所で看護婦として徴用され、発疹チフスという伝染病に罹患していた産婦のお産に呼ばれた経験をもつ。

日本人の引揚げ者のお産に行きました。伝染病にかかって寝ているんです。……発疹チフスが流行で。初産でした。……私も子どもを引揚げの途中に亡くしましたけどな。三歳の子をね。伝染病にかかって。そのとき私たちは、たまたま伝染病棟の病室に住まわされていて、そこで子どもを引揚げまぎわに亡くしました。

収容所の伝染病棟では毎日多くの死者が出ており、その人々を荼毘に付す余裕のない悲惨な状況にあった。川畑はどうしても三歳の子どもの骨を持ち帰りたいと願い、周囲に相談すると負傷兵が箱を作ってくれ、子どもの火葬のしかたを教えてくれたという。その骨を胸に入れ、三人の子どもを連れて何日も歩いて、天井のない貨車に乗り、ようやく軍艦に乗船して四〇日後に帰国した。与論島に着いたのち、今度は長女を栄養失調で亡くしている。

満州に家族と一緒に渡った産婆もまた、引揚げ者として母親として生きていた。夫不在のなかで、子どものいのちを守ることすら難しく、さらに亡くなった子を自らの手で荼毘に付すこともしなければならなかったのである。

※6　夜間、敵機の襲来に備え、灯りが外にもれないようにするために遮光や消灯をすること。

3　従軍看護婦として

従軍看護婦として、戦地に召集された者もいた。とりわけ日本赤十字社は、明治二三（一八九〇）年に戦争犠牲者の救護を目的に救護看護婦養成所が開設、卒業生たちは日清戦争、日露戦争、第一次世界大戦などの戦場や災害地へ派遣されてきた。明治二二（一八八九）年に制定された「日本赤十字社看護婦養成規則」には、「卒業後戦時ニ於テ患者ヲ看護セシムル用ニ供ス」と、その目的が明記されている。[※7]

日本赤十字社の報告によれば、太平洋戦争に敗戦するまでの八年間に派遣された救護班は九六〇班、救護員数は述べ三五、七八五人（実人数二六、五三五人）であり、そのうち一、一二〇名の救護看護婦が殉職している[※8]（近衛 二〇〇六：六〜七）。

従軍看護婦は、「戦時召集状」の赤紙で召集された日赤看護婦養成所卒業者[※9]以外にも、軍直属の陸海軍看護婦や、自ら志願して戦地に赴いた者たちもいた。派遣先は内地の軍病院および満州や中国大陸、東南アジアにまで及び、満州では陸軍病院のほか、炭鉱や満州鉄道などの病院に勤務する者や、傷病兵士を本国へ輸送する病院船で働く者もいた。東南アジアの島々では、マラリアなどの伝染病にかかったり、ジャングルの中を逃走中に仲間を亡くした従軍看護婦たちもいた（小田 二〇〇六：一六四―一七五）。

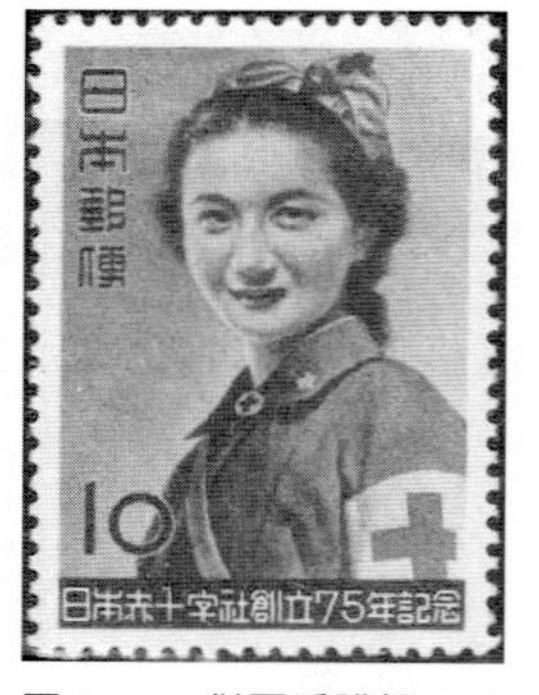

図2−7　従軍看護婦のイメージ
日本赤十字社創立75年記念切手より

それでも太平洋戦争が激化する前の満州は、異国情緒が漂う開拓大陸だった。大阪の緒方助産婦学校を昭和一三年に卒業した大分県出身の助産婦（大正五年生まれ）も志願して満州に渡り、満鉄病院で働いていた。「広い敷地に病棟や官舎が建っていて、それはそれは広々としていました。ポプラ並木がずっと続いている。まさに外国です。芝生もあって、そこでごろんとしていたのを思い出します」と、戦争が激化する前のまだゆとりのあった都市部の様子を語っている。

当時、従軍看護婦は白いワンピースの制服と白い帽子に身を包み、白いシューズを履き、ファッションを抑制されていた当時の一般の女性たちに比べると極めて西洋風な出で立ちだった。従軍看護婦たちは、国に保障されたキャリア女性だったのである。[※10]

北海道札幌市の牧田文子（大正三年生まれ）は士族の出身で、高等女学校を卒業後、上京して日本赤十字社救護看護婦養成所に入学。卒業して北海道に戻り産婆免許を取得して開業した六年目のある日、召集状が届いた。昭和

※7 明治二六年に養成の規則の一部を改正し、天災時の傷病救護を加えた（平尾 二〇〇〇：三六）。

※8 日本赤十字社発行の書物「大東亞戰爭 救護員美談」には、救護された陸軍大尉から感謝の辞とともに歌が添えられている。「御國にささげ純白の 赤きまごころ さおとめの 胸のちしほの紅に たけきますらをすすりなく 嗚呼殉國の赤十字やまとなでしここにあり」。殉国とは、国家のために身命を捨てて尽くすことである。従軍看護婦たちは「乙女」「なでしこ」として女性性を称揚された上で、国のために死をも覚悟で働く女性軍属として派遣されていったのである。

※9 日本赤十字社は戦火が拡大すると救護看護婦が次々と派遣されその補充が急務となったため、養成制度を短縮。昭和一四（一九三九）年に、看護婦免許を有している者を三か月間で教育する「臨時救護看護婦」養成を開始した（舟越 二〇〇五：八四）。救護看護婦養成は昭和初期より、入学資格を高等女学校卒業者、養成期間は三年間としていたが、これを甲種救護看護婦とし、昭和一六（一九四一）年からは高等小学校卒業者または高等女学校二年以上の課程を修業した者を二年で養成する「乙種救護看護婦」の養成を開始した（日本赤十字社：http://www.jrc.or.jp/activity/nurse/history/）。救護看護婦養成とは別に、大正一一（一九二二）年に日本赤十字社産院が開設され、附属の産婆養成所が開設されている。

※10 従軍看護婦は軍属であったにもかかわらず、兵士とは異なり当初は軍人恩給の対象にはなっていなかったが、戦後ようやく措置が講じられ、旧日本赤十字社救護看護婦は昭和五四年、旧陸海軍看護婦は昭和五六年に慰労給付金対象とされた（日本赤十字社 http://www.jrc.or.jp/activity/saigai/kyufukin/ 2016.3.2）。

一二年の春、牧田は一歳になった息子を実家に預け、急遽満州に向かうことになった。

従軍看護婦の処遇は軍属とされ、甲種救護看護婦である婦長は「伍長相当」、一般看護婦や乙種救護看護婦は「二等兵」相当の階級が付与されていた。[※11] また職場は、前線で応急処置をする野戦病院、やや後方の軍の機関施設などがある地域での兵站（へいたん）病院、最後方で医療施設の整った都市部の陸軍病院があったが、軍隊に準ずる戦時医療教育を受けた日赤看護婦は常に第一線に出ていたという（沼沢 二〇〇四：二六六）。

牧田は数年働いて日本に帰還し、再度召集を受けることを三回繰り返し、最終的に南満州の陸軍病院で働いていたときに敗戦を迎えた。陸軍病院が解散した際に、牧田は当時の医師から婦長として八名の看護婦たちのグループを任される。そのグループで逃げている途中で八路軍に捕らえられ、八人全員が捕虜となった。[※12]

> 従軍看護婦は軍隊ですからね。だから当時、政権をとっていた八路軍に（捕虜として）従軍させられたわけです。…それで転々とさせられましてね。八路軍と一緒にくっついて歩くわけです。…中国軍の男の着る軍服を着てました。帽子も戦闘帽みたいなものをかぶってました。女性は危険がありますから。ほとんど男のような格好をしてました。

捕虜生活三年目のある日、奇跡的に八路軍からの脱走が成功して帰国したときは、すでに昭和二四（一九四九）年、三四歳になっていた。牧田は自らを「軍隊」という言葉で表現している。看護婦の上官としての任務と責任をずっと抱えていたのである。女性は兵士たちを銃後で支える役目とされてきたが、牧田のように産婆の免許をもちつつ、しかも子どもを内地におき、看護婦の捕虜として働かざるをえなかった女性もいたのである。

4 沖縄戦で

昭和二〇（一九四五）年四月一日、沖縄本島中部の西海岸に米軍が上陸した。激しい地上戦が三か月間続いた沖縄戦は本土決戦に備えた引き延ばし作戦だったともいわれ、住民を巻き込む激しい戦場となり、多くの島民が犠牲になった。

そのなかで、必死に生き延びた産婆がいた。我謝光子（明治四四年生まれ）は産婆試験に合格したあと、看護婦と保健婦の資格を取得して、昭和一四年に那覇市近郊で産婆として開業した。

沖縄では米軍上陸前年の一〇月ごろから米軍機による空襲が激化しており、我謝は子どもたちのために内地への疎開を希望していたが、保健婦・助産婦・看護婦免許をもつ者は従軍看護婦として召集される可能性があるとの理由から、移動が禁じられていた。米軍上陸一か月前、村の妊産婦を北部へ疎開させるので同行するようにと、村長に要請され、北部の国頭郡金武村（くにがみぐんきんそん）（現・金武町）に疎開。沖縄特有の亀甲墓の中に藁で作ったムシロを敷き、暗闇のなかでお産を介助した。

その後、一般の人々の避難大移動が始まった。夜になると南部方面から大群が列をなしてやってきた。荷馬車に

※11　高等女学校卒業の甲種看護婦が殉職した場合には、公葬儀が行われ、日本赤十字社発行の冊子「大東亞戰爭救護員美談」に顔写真付きで紹介された。

※12　八路軍は日本の従軍看護婦だけでなく、医師や衛生兵など、戦争に欠かせない技術をもつ者は日本に帰国させず、長きにわたって徴用した。満州に派遣された従軍看護婦のうち八路軍の捕虜となった看護婦は三四五名といわれている（ニュース23、TBS、2015.7.29）。

老人や子どもを乗せて、持てるだけの荷物を頭や肩に乗せて、北部へと歩いて行く人の群。子どもとはぐれたのか、歩きながら子どもの名を呼び叫ぶ母の姿や、出産した女性の姿もあった。

出血した人がいると呼ばれて行ってみると、生まれたあとだったこともあった。

歩きながら出して（出産して）、だからもうそれポーンと頭打って（子どもが）死ぬの当たり前だよ。（産むときも）しゃがみこんだりしない。歩いてるの。みんな歩いてるからもう止まれない。横にも行けないです。戦争中、みんながもうヤンバルへヤンバルへと行列で止まれないの。早くなー、早くなーなんだから。兵隊じゃない、人民がよ。

避難途中に歩きながら子を産み落とした女性や、壕で産んで「捨ててきた」と言った母親がいた。逃げ惑いながら、誰もが死に直面した状況にあった。

みんな逃げることしか考えておらんから。……人間らしい精神は全然もっていないですね。自分の命があればそれでいいっていうぐらいにしか考えられないんですね、その当時は。……先祖を大事にする沖縄県の人でも、そうなんですよ。……子どもが道に迷って『お母さん』っておいおい泣いておって。それをほうってから、自分だけ逃げて行く親もいましたよ。そんな状態ですから、人間の精神というのがダメになっちゃうんですねえ。

日夜繰り広げられる空爆。大勢の人々が避難しているガマの中では、赤ん坊が泣くと敵に見つかるからと母子をガマから追い出したり、赤ん坊の口に手を当てる人もいたという。人々を「正気の沙汰」でなくしてしまうのが戦争である。日本兵に食料を奪われたり、殺された住民もいた。我謝はインタビューを行った助産婦三七人のうちで、昭和天皇の責任についてはっきりと発言した唯一の人だった。

5　戦争と女性の人生

戦時下に産婆（医療者）として活動していなかったとしても、戦争は産婆のライフコースに大きな影響を与えた。戦争中にまだ少女だった者のなかにも、従軍看護婦を志望して、あるいは「銃後を守るために」産婆を志望した者は少なくない。

小学校の頃から勤労奉仕女学生では学徒動員の時代に青春時代を過ごし、女学校時代も多くの先輩が日赤看護婦として送り出されました。私も必ず後に続くことを心に念じました。幸い厳しいなかにも希望がかない、世界に向って博愛精神で人助けをしたい一念でした。（昭和三年生まれ、白井二〇一一）

戦争は夫を奪うこともある。次のように、夫の戦死により、あるいは戦死に備えて産婆になった者もある。

二二歳で戦争未亡人となり、再婚を避けるため、助産婦（産婆）になるため、産婆養成所に入所し、現住所に開業したのが終戦の昭和二〇年でした。（大正七年生まれ、白井二〇一一）

女は手に職がないと連れ合いに死に別れて一人になったとき、子どもを抱えて困るときがくる、勉強をして資格を取りなさいと、亡くなった姉にいつも言われて看護婦となり、またさらに勉強をして助産婦の資格を取りました。（大正

一〇年生まれ、白井二〇一一）

女性の社会進出が難しかった時代に、産婆や看護婦になることは自立への道を大きく開くことだったのである。戦争中、産婆たちは自らの仕事に気概をもって日々産家にでかけ、前線では従軍看護婦として献身的にいのちと向き合っていた。それは一方で、個人の意図にかかわらず、「産めよ殖やせよ」という国の政策を下支えし、軍属として男性と同様に戦争にくみする立場でもあった。当時、二級市民として扱われていた女性にとって、お国の役に立つことが「国民」として認められる方策だったのである。

保健師の前田黎生は、自らの戦前・戦中の保健活動の意味を問い直し、「人の生命や健康の担い手であるという専門職の看護婦保健婦は、いつも良いことをしている自意識が知らないうちに戦争に加担させられる」ことになったのではないかと述べている（前田　二〇〇二：二八）。これまで女性たちは、女性であるがゆえに知らず知らずのうちに戦争に巻き込まれていった社会的被害者として語られることが多かったが、助産師という職業は、個人的にはいのちに向き合う思いの込もった仕事であっても、時としてその時代の政策に加担させられる危うさを秘めている。それはまた、出産そのものが個人的営みであると同時に、国家の子どもを産み出す公的な事象であることを示している。

戦時下に生きた産婆たちの時代を振り返り、一人ひとりの体験を確認することは、現代に生きるわれわれが今、自らのこととしてそれを置き換えてみるきっかけを与えてくれる。戦争に巻き込まれ、産むことを期待された当時の女性を守ってきた産婆たちの姿は、今後の助産師の立ち位置とそのまなざしの方向性にどのように生かされるだろうか。

参考文献

莇昭三（二〇〇〇）「十五年戦争と日本の医療」『15年戦争と日本の医学医療研究会会誌』15年戦争と日本の医学医療研究会、一（一）
舟越五百子（二〇〇五）「第二次世界大戦下における日本赤十字社の看護教育」『東北大学大学院教育学研究科研究年報』五四（一）
我謝光子（一九九〇）『オギャーの声に励まされて　助産婦六十年の記録』ぱる出版
平尾真智子（二〇〇〇）「日本における看護婦養成史上の観点からみた明治20年代の看護婦養成の意義」『山梨県立看護大学紀要』二（一）
本多洋（一九八六）『母子健康手帳の変遷とその時代的意義について』社団法人日本助産婦会
木村尚子（二〇一三）『出産と生殖をめぐる攻防　――産婆・助産婦団体と産科医の一〇〇年』大月書店
近衛忠煇（二〇〇六）「戦場の赤十字看護婦たち　巻頭言」『従軍看護婦たちの大東亜戦争』刊行委員会編『従軍看護婦たちの大東亜戦争　私たちは何を見たか』祥伝社
前田黎生（二〇〇二）「私の戦前・戦後の保健婦活動は何だったのか」『15年戦争と医学医療研究会会誌』15年戦争と日本の医学医療研究会、二（二）
日本赤十字社編（一九四三）『大東亞戰爭　救護員美談第六輯』日本赤十字社
沼沢和子（二〇〇四）「従軍看護婦と南方慰問作家　女たちの見た戦場と異郷」岡野幸江・北田幸恵・長谷川啓・渡邊澄子共編『女たちの戦争責任』東京堂出版
小田美代子（二〇〇六）「ミンダナオ島に散った同僚たちへ」『従軍看護婦たちの大東亜戦争』刊行委員会編『従軍看護婦たちの大東亜戦争　私たちは何を見たか』祥伝社
荻野美穂（二〇〇八）『「家族計画」への道』岩波書店
リボーン編、きくちさかえ・三好菜穂子監修（二〇〇八）『にっぽんの助産婦　昭和のしごと』リボーン
白井千晶（二〇一一）「戦争と産婆」「産婆・看護婦の見た戦争」『地域社会における助産師の活動に関する調査　報告書』
吉川豊子（二〇〇四）「産めよ殖やせよ／産児調節運動から国民優生法へ――母性の奨励と優生思想」岡野幸江・北田幸恵・長谷川啓・渡邊澄子共編『女たちの戦争責任』東京堂出版
若林悦子（二〇〇二）『牧田文子　命を響き合わせて助産婦として生きる』自費出版

第3部 戦後の産み育ての変遷

第二次世界大戦終戦後の制度変革で、現代日本社会の多くの制度の基礎ができた。ＧＨＱ（連合国軍最高司令官総司令部）のもとで医療法、医師法、保健婦助産婦看護婦法（保助看法）が公布されて医療者や医療施設の新しい法律ができ、また優生保護法が公布されて歴史上初めて合法的に人工妊娠中絶を行うことができるようになった（ただし後続の章にあるように優生学的背景をもつ法律であった）（表３−１）。

助産婦は保助看法により看護婦の資格をもつことが義務づけられ、これまでのいわゆるダイレクトエントリー方式（看護婦資格を要件とせず助産婦資格だけを取得する方式）からナースミッドワイフ（ＮＭＷ）になった。都道府県による検定試験は移行期間後に終了し、規定の学校教育を修了したのちに国家試験に合格して得られる資格になった。

表３−１　助産婦の制度化と出産領域の年表

昭和 20（1945）	GHQ 公衆衛生福祉局（PHW）看護課長オルト着任
昭和 21（1946）	日本産婆看護婦保健婦協会（現日本看護協会）設立準備会（昭和 22 年日本助産婦看護婦保健婦協会、社団法人認可、日本産婆看護婦保健婦協会改称）
昭和 22（1947）	保健婦助産婦看護婦令公布。保健婦、助産婦、看護婦の制度を統合。国家試験合格、厚生大臣免許に。看護婦を甲乙 2 種に分ける。保健婦助産婦看護婦養成所指定規則公布
昭和 23（1948）	7 月 15 日厚生省再編成、医務局に看護課創設。7 月 30 日医療法、医師法、歯科医師法、保健婦助産婦看護婦法。医療法では助産所開設に開設許可、管理、広告、嘱託医師が規定される
	優生保護法公布
昭和 24（1949）	優生保護法改正、経済的理由が加えられる（1996 年母体保護法に）
昭和 26（1951）	保助看法改正、県に登録される業務免許から、国家試験合格により付され生涯効力をもつ厚生大臣免許に
昭和 27（1952）	第一回助産婦国家試験実施（受験者 8 名）
	厚生省「受胎調節普及実施要領」発表（1951 年受胎調節指導実施を閣議了承）
昭和 28（1953）	都道府県の助産婦検定試験が終了する。助産婦資格の新規取得はすべて国家試験に。産婆有資格者の助産婦資格切り替えは継続
昭和 40（1965）	母子保健法公布。母子健康手帳の交付、妊産婦・乳幼児の訪問指導、3 歳児健診、養育医療の給付など

　また、図３－１に示したように、日本では昭和三〇年代に急激に出産場所の施設化が進んだ。昭和三〇（一九五五）年には八割が自宅で生まれていたのが、たった一〇年後の昭和四〇（一九六五）年には、七割が病院、診療所で生まれている。これに伴って出産の「立会者」も、助産婦から医師に移行した。

（白井千晶）

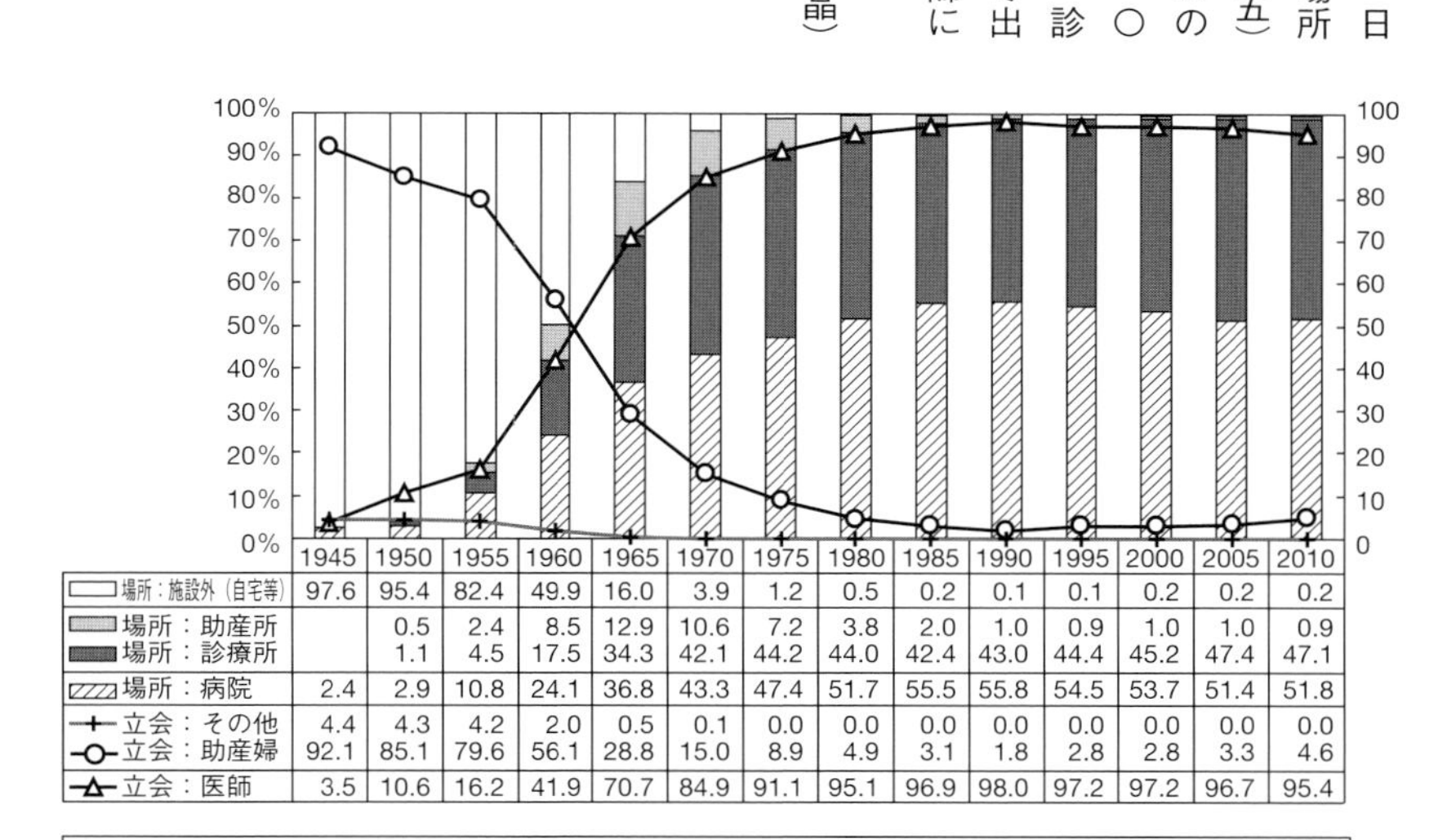

	1945	1950	1955	1960	1965	1970	1975	1980	1985	1990	1995	2000	2005	2010
場所：施設外（自宅等）	97.6	95.4	82.4	49.9	16.0	3.9	1.2	0.5	0.2	0.1	0.1	0.2	0.2	0.2
場所：助産所		0.5	2.4	8.5	12.9	10.6	7.2	3.8	2.0	1.0	0.9	1.0	1.0	0.9
場所：診療所		1.1	4.5	17.5	34.3	42.1	44.2	44.0	42.4	43.0	44.4	45.2	47.4	47.1
場所：病院	2.4	2.9	10.8	24.1	36.8	43.3	47.4	51.7	55.5	55.8	54.5	53.7	51.4	51.8
立会：その他	4.4	4.3	4.2	2.0	0.5	0.1	0.0	0.0	0.0	0.0	0.0	0.0	0.0	0.0
立会：助産婦	92.1	85.1	79.6	56.1	28.8	15.0	8.9	4.9	3.1	1.8	2.8	2.8	3.3	4.6
立会：医師	3.5	10.6	16.2	41.9	70.7	84.9	91.1	95.1	96.9	98.0	97.2	97.2	96.7	95.4

図３－１　立会者別・出生場所の年次推移

「母子衛生の主なる統計」「母子保健の主なる統計」より白井作成。1992年より「母子保健の主なる統計」に立会者別出生数・割合が非掲載のため人口動態統計より算出した。1945年出生場所別データはないため1947年の数値を代用している。1947年出生の場所別割合は、「施設」「施設外（自宅等）」の区分であり、病院、診療所、助産所を合算した数値が病院欄に入っている。1995年立会者別はデータ入手が困難なため1997年の数値で代用している。

第1章　受胎調節（バースコントロール）と母体保護法※1

田間泰子

1　受胎調節前史

子どもを産み育てることは、人々にとって大切な経験である。また、現に日本で少子化社会対策が行われていることからわかるように、産み育ては国家にとって存続の要でもある。日本は、過去にも出生を増やす政策をとったことがあった。まず明治維新の年、明治元年一二月（新暦一八六九年二月）に、政府は産婆に対し堕胎および堕胎薬の取り扱いを禁止する行政官布達第一一三八号を出した。憲法・刑法も制定されず、廃藩置県や戸籍制度、太陽暦の採用さえまだ行われていないときである。人口がいかに近代国家にとっての根幹であるか、その根幹に、人の命を取り扱う産婆がいかに深く関わっていたかを示唆する出来事である。その後、人工妊娠中絶（以下、中絶）は刑法によって堕胎罪として禁止された（一八八〇年刑法制定、一八八二年施行。一九〇七年改正の現行刑法にも継承）。

中絶が取り締まられ、学校での性教育などない戦前においては、女性がみな多産だったと思われがちであるが、実際にはそうではない。図３－２に示すように、現代と全く異なる様相として、完結出生児数（既婚女性が凡例の年齢までに産んだ子ども数）が無子から多子までまんべんなく分布する、多様な子産みがあった。多産な女性は現代よりももちろん多く、彼女たちにとっては、婦人雑誌や図書が性知識や受胎調節のための情報源、通信販売や物品などの広告媒体として貴重な役割を果たしていた（図3－3）。

大正から昭和初期には、知識人層と労働者層を中心に各地で受胎調節の普及運動が活発となり、米国で birth control（のちに planned parenthood, family planning に発展）に取り組んでいたサンガー（M. Sanger）を迎える人々や、コラム「堕胎罪で起訴された新産婆」（四六頁）にも書かれているように中絶を行った産婆や医師が存在した（荻野 二〇〇八）。しかし、受胎調節は、大阪府のように大都会で産児調節運動が展開されていた地域であっても、女性たちの出産数を大きく変えてしまうほどには普及していなかった。

その当時から現代までのおよそ九〇年間に、いったい何が起きて、女性たちの産み育ての人生にこれほどまでの変化が生じたのか。何が実現され、何が課題として残されているのか。それを「受胎調節」と「母体保護法」をキーワードに論じるのが、本章の目的である。

さて、第二次世界大戦前の人口増加政策に話を戻すと、大日本帝国政府は、特に昭和一三（一九三八）年の国家

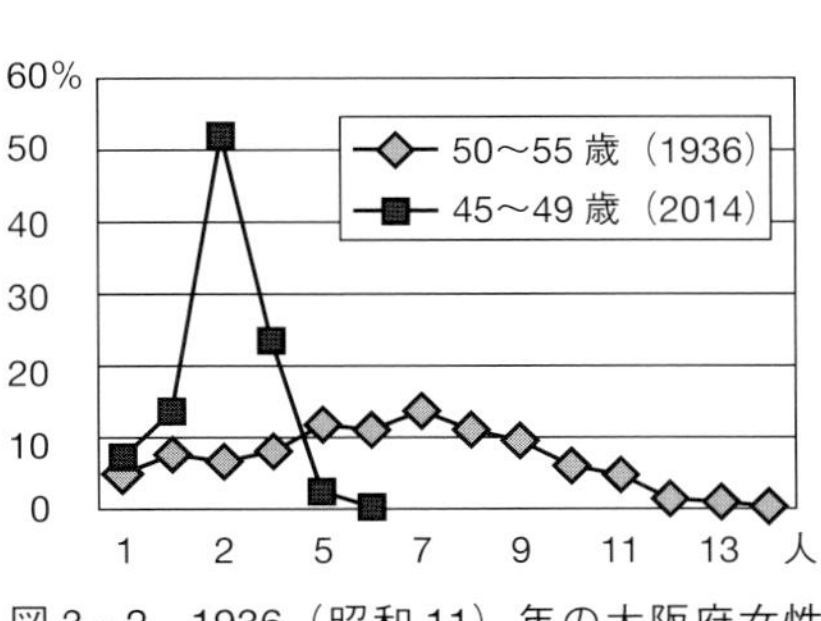

図3－2　1936（昭和11）年の大阪府女性の完結出生児数と、現代の全国の完結出生児数
大阪府学務課社会課（1936）、国立社会保障・人口問題研究所編（2015）から田間作成

※1　本章では原則として「受胎調節」という表現を用いるが、これは一九四九年改正の優生保護法（現母体保護法）に則った呼称である。第二次世界大戦後まもなくまで、子ども数を統制することは、人工妊娠中絶や不妊手術をも含めて広く「産児調節」「産児制限」「妊娠調節」などさまざまに表現されていた。特に戦前は、「産児調節」「産児制限」が主流であった。また、受胎調節は本来、妊娠を避けるだけでなく、産みたいときに子どもを産む行為を含んでいる。よって、近年非常に増加している不妊治療にも言及すべきである。性的多様性の権利保障も受胎調節指導の前提として不可欠である。

総動員法公布・施行以後、受胎調節に関する活動や情報を厳しく統制し弾圧した（藤目 一九九七、荻野 二〇〇八、岩田 二〇〇九）。昭和一四（一九三九）年には厚生省予防局が「結婚十訓」を発表し、その第十訓で「産めよ殖やせよ国のため」という積極的人口増加政策を唱えた（厚生省優生結婚相談所編 一九四一）。昭和一五（一九四〇）年には国民優生法を公布し（翌年施行）、「悪質ナル遺伝性疾患ノ素質ヲ有スル者ノ増加ヲ防遏」し、「健全ナル素質ヲ有スル者ノ増加ヲ図」ることを目的とした。生殖を不能にする手術を「優生手術」と称し、第一六条に「生殖ヲ不能ナラシムル手術若ハ放射線照射」に続けて「又ハ妊娠中絶」を記載した。明治時代から堕胎罪とされてきた中絶を、国家の人口政策の一環として優生思想の観点から合法としたものである。

昭和一六（一九四一）年には、政府は人口政策確立要綱（閣議了解）により産児制限を危険思想と位置づけ、女性を二〇歳で退職させ結婚させることや多産の奨励など、より具体的な計画を示した（厚生省人口局 一九四三）。子どもたちは「国の宝」とされ、保健婦規則（昭和一六年年厚生省令第三六号）や妊産婦手帳規程（昭和一七年厚生省令第三五号）のもとでの妊産婦登録制度など、妊産婦の保護政策が取り組まれた。他方、政府による情報統制により、人々に与えられる妊娠・出産の知識は、子どもを産

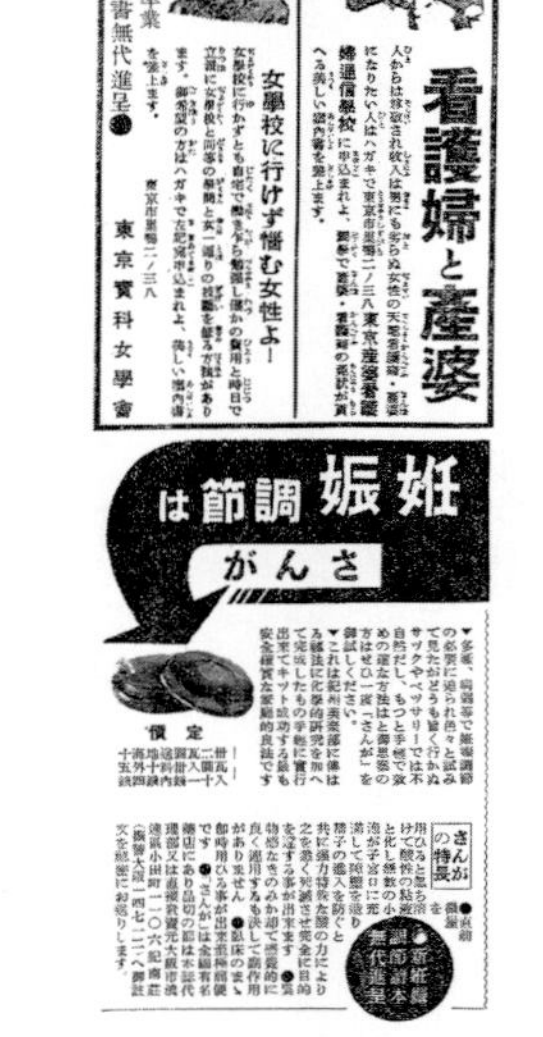

図３－３　看護婦・産婆の通信制学校と「妊娠調節」薬の広告が並ぶ女性雑誌（『主婦之友』昭和 12 年 8 月号：559）

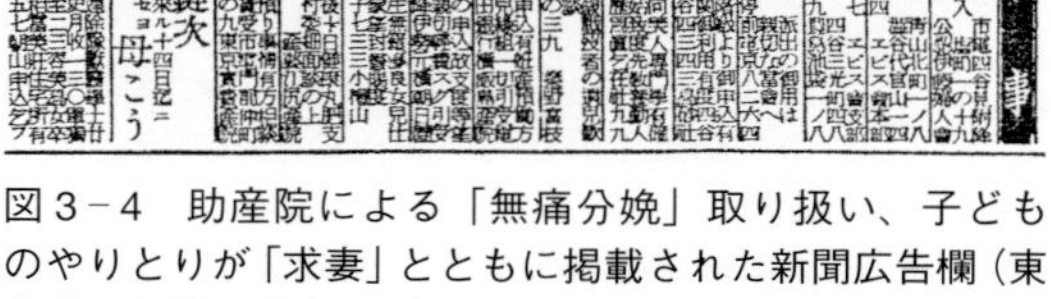

図３－４　助産院による「無痛分娩」取り扱い、子どものやりとりが「求妻」とともに掲載された新聞広告欄（東京朝日新聞、昭和 15 年 12 月 12 日朝刊 8 面）

むこと、不妊の克服が中心となった。

当時、受胎調節の経験率は三〜八％であった（本多 一九五三、毎日新聞社人口問題調査会編 二〇〇〇）。一部の人々のみが、ひそかに卵管結紮を行ったり、性感染症（花柳病）予防として喧伝されていたコンドームを使用したりすることで、受胎調節を行うことができた（田間 二〇一四）。多子のため、養育が困難な家庭は、子どもを他家に育ててもらうこともあり、産婆がその手伝いをした場合もあった（図3－4）。

2 戦後の受胎調節と家族計画

2・1 受胎調節を求める人々

敗戦後、旧植民地からの引揚げと平和の到来によって生じたのは、戦争で荒廃した国土での人口の急増であった。「産めよ殖やせよ」という戦前の人口増加政策から、国会での激しい議論を経て、新政府は人口を抑制するよう政策を転換した。これが優生保護法制定・施行による中絶の一部合法化である（昭和二三年法律第一五六号）。優生保護法は、その後に実施された不妊手術・中絶・受胎調節すべての法的基盤であり、現行の母体保護法の前身でもあるが、その名の通り優生思想の実現を趣旨とし、戦前の国民優生法を継承・発展させた法律であった。その第三章に定められた「母性保護」のための中絶も、妊娠が母体の健康を「著しく害する虞れ」に加えて一年以内の妊娠あるいは数人の子がいることが要件とされ、各地の地区優生保護委員会への申請が必要で、審査に何か月もかかる場合があった（谷口 一九四九）。昭和二三（一九四八）年の中絶件数は明らかになっていない。

同じ一九四八年、政府は、中絶だけでなく、受胎調節に必要な避妊薬についても薬事法を改正し、「避妊薬」としての販売を可能とした。そもそも、避妊薬は堕胎薬とともに、明治四四（一九一一）年の売薬規則から広告を禁止されてきた。避妊用器具も、避妊ピン・子宮注入器・電気通経器具などが有害避妊器具取締規則（昭和五（一九三〇）年）によって禁止され、太田典礼（おおたてんれい）（武男）が開発した太田リングも昭和一一（一九三六）年に禁止されていた（太田 一九七六、荻野 二〇〇八）。戦後にはまず、避妊薬のみ公認される道が開けたのである。

昭和二四（一九四九）年五月に七種一三品目の避妊薬が認可された。図3－5はそれを朗報とする雑誌記事である。これは巻頭記事であることから、いかに避妊が当時の社会で切実な問題とされていたかがうかがわれる。記事は、冒頭で「私たちは昭和二四年五月二日及び五月一〇日の両日をある意味での戦後の女性にとって記念すべき日と考えます。お忘れになってはいけません。この日を期してわが尊敬すべき男性国家日本は、女性に対し、その苦痛と負担とを軽減すべく譲歩した日なのです。」と謳い、避妊薬の公認を祝して、さまざまな避妊方法を紹介した。敗戦後から一九五〇年代にかけて、総合雑誌や女性雑誌にはこのように受胎調節に関する記事が多く掲載され、受胎調節の知識を求める人々の要望に応じた。

同時期四月から五月にかけて、国会では優生保護法改正の審議も進められていた。優生手術の適用範囲の拡大、中絶理由として「経済的理由」への簡素化、中絶のための審査制度の簡素化、優生結婚相談所における受胎調節指導の普及などを改正趣旨としたものである。一部に反論があったものの過半数の賛成によって成立し、六月

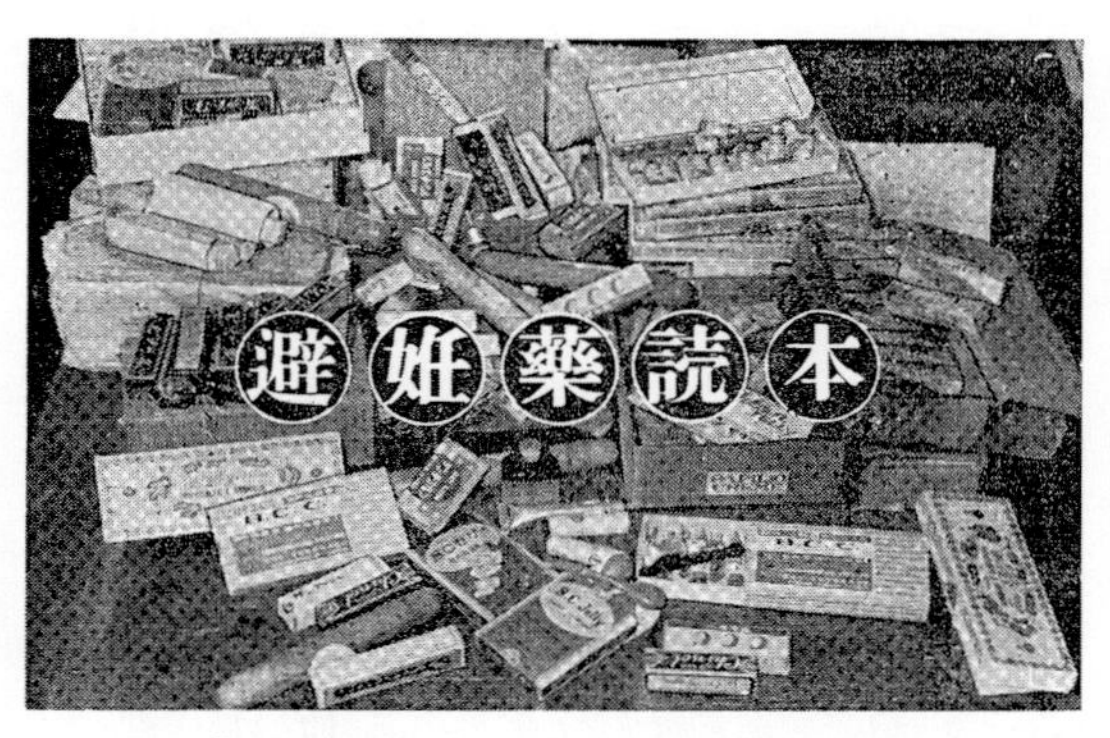

図3－5 「避妊薬読本」記事の冒頭写真　厚生省薬務局に持ち込まれた避妊薬試製品（『週刊朝日』昭和24年5月29日号：3）

公布・施行となった（昭和二四年法律第二一六号）。この改正では、中絶は「他の医師の意見書および民生委員の意見書」を添えて申請し、「生活の窮迫」（経済的理由）とは生活保護法の「適用線上」を意味するものとされていた（谷口 一九四九）。

一九四九年の優生保護法改正後、指導員は養成もされず避妊薬を取り扱う権限もなかったため、受胎調節の指導普及は各地の自主的な取り組みに委ねられていた。他方、委員会による審査制度があるとはいえ「経済的理由」による中絶が合法化されたため、女性たちは受胎調節よりも安易な中絶に流れた。中絶件数は、この年に一〇一、六〇一件と戦後初めて公的報告がなされている。

2・2 受胎調節実地指導員制度の始まりとその担い手

中絶の普及は、優生保護法制定の先頭に立った谷口弥三郎たち産科医によって推進されたが、中絶より受胎調節を普及させるべきだという考えの人々も多く存在した。昭和二一（一九四六）年には、財団法人人口問題研究会人口政策委員会が「新人口政策基本方針に関する建議」において、「出生調節」を提唱していた（財団法人人口問題研究会 一九八三）。厚生省人口問題研究所でも、所員の篠崎信男が中心となって昭和二一年から受胎調節を含む産児調節行動に関する調査を実施していた。昭和二四（一九四九）年には、厚生省から転出して国立公衆衛生院院長になった古屋芳雄（こやよしお）のもと、同院研究班が「公衆衛生より実たる人口問題解決への一試案」として受胎調節を提唱し、厚生省公衆衛生局も受胎調節による「家族設計」を推奨した。内閣に設けられた人口問題審議会も「人口問題審議会建議」として受胎調節を提案した（久保秀史 一九四九、厚生省監修 一九四九、人口問題審議会 一九四九）。

また、昭和二四年の世論調査によれば、「現在日本の人口が多すぎる」と考える者が八七％、その解決策として「産児制限」を選択する者が五四％あった（二位。一位は「移民」。国立世論調査所 一九五〇）。また、避妊薬と中絶の合法化を知っているかどうかという政府による問いに対し、どちらの合法化も知らない者が六二%となっている。この調査が、調査対象者にこれらの合法化を周知する役割を果たした。厚生省人口問題研究所は先に述べたように昭和二一年から調査を開始していたが、昭和二四年には約一万一千人、同年から昭和二五（一九五〇）年にかけて約三万人の大規模調査を行うようになった。また厚生省も昭和二九（一九五四）年に九万人以上、同年から昭和三〇（一九五五）年にかけて五万人弱の調査を行うなど、政府は大小多くの調査を重ねて実態を明らかにするとともに、受胎調節を含む産児調節が重要な政策課題であることを国民に啓蒙したのであった（田間 二〇〇六）。

民間でも、戦前に弾圧を受けていた人々が活動を再開し、昭和二〇（一九四五）年から昭和二九（一九五四）年までの一〇年間に、全国で二五以上の団体が活動する状況となった（田間 二〇〇六）。

これら多くの意見や取り組みがあったにもかかわらず中絶が急速に普及し、受胎調節が実際に政策として取り組まれ始めたのは、遅れて一九五〇年代に入ってからである。その理由として、中絶の合法化には日本医師会という政治的利害団体の存在があったと指摘されている（ノーグレン 二〇〇八）。これに加えて、中絶には優生保護委員会というゲイトキーパーが存在するが、受胎調節は国民の自由意思に任されるものであることから、優生思想を基盤とする人口政策として中絶が選好されたのではないかとの推測も可能である。

いずれにせよ、古屋は中絶が母体に有害であることについてのデータを収集し、中絶件数の急増、妊婦死亡例・障害の事例の紹介とともに、橋本龍伍厚生大臣に働きかけ、「母体保護」を目的として受胎調節を普及させるよう優生保護法を改正すべきという閣議了解（昭和二六（一九五一）年）を得た（「受胎調節普及に関する方策について」厚生省公衆衛生局・児童局連名通知衛発第八三三号）。翌昭和二七（一九五二）年の同法改正はさまざまな問題をはらんでいたものの、ようやく「受胎調節普及実施要領」「受胎調節実施要領細目」が定められ、指導員認定講習が予算化されて養成が始まった。また、受胎調節実地指導（女子の身体に対して直接に行う指導）を行うべく、全国保健所には優生結婚相談所（のち優生保護相談所）が整備されていった。

受胎調節実地指導員となる者については、一九五〇年の段階では、古屋は、米国で見学した際のケースワーカーが保健婦であったことから、日本でも保健婦を想定していたようである。しかし、厚生省公衆衛生局や日本助産婦会会長、その他関係者との話し合いによって、保健婦・助産婦・看護婦で、医師の指導のもとに所定の認定講習を受けた人々と定められ、戦前から地域の女性たちの身近にいて出産を取り扱ってきた助産婦を優先した制度（認定講習時間の軽減）となった（古屋 一九七〇、大林 一九八九）。

2・3 家族計画としての受胎調節実地指導

女性の身体に対して直接行う受胎調節の実地指導は、優生保護法によって定められた法的行為である。昭和二七（一九五二）年の優生保護法改正は、これまでの受胎調節の指導普及によって、一般の「十分な知識及び技能を有しない者が、受胎調節の実地指導を行うおそれ」を危惧したことから、「特定の受胎調節の指導を一般的に禁止」するものでもあった（厚生事務次官通達発衛第一三二号）。この時点で、受胎調節実地指導が「母体保護」のための政策として開始されたといえるが、昭和二九（一九五四）年には人口政策として「家族計画」が予算化された結果、受胎調節実地指導は「家族計画」という人口政策を実施するものとなった。

「家族計画」および受胎調節指導は、人口政策となる以前に、さまざまな立場の人々によってすでに取り組まれていた。民間では前述の産児調節の活動家によるほか、農民（長野県）、知事（茨城県、鹿児島県）、保健婦（愛媛県）、主婦（主婦連合会）（東京都）などの例がある（田間 二〇〇六、荻野 二〇〇八）。昭和二五（一九五〇）年からは、古屋が米国での家族計画の視察を終え、二農村と一漁村を「モデル村」として指導を始めた。戦前に県民政策の一翼を担った恩賜財団母子愛育会による愛育村運動が、戦後の家族計画運動の下地となった地域もある（岡山県、古屋のモデル村の一つである山梨県源村）（Homei 二〇一六）。昭和二八（一九五三）年には、人口問題研究会が大企業を中心とする新生活運動を開始し、必須事項として家族計画と受胎調節実地指導を組み込んだ（人口問題研究会 一九八三、田間 二〇〇六）。一九五四年に家族計画が人口政策と位置づけられてからは、貧困層（生活保護対象世帯および非課税世帯）に対して保健所（および附設優生保護相談所）を通じて受胎調節実地指導が進められた。

貧困層が家族計画における受胎調節指導の主たる対象となったことは、家族計画が人口政策であり、優生保護法が法的基盤であったがゆえの帰結であると考えることができる。すなわち、第一に日本の人口政策は戦前から戦後まで一貫して優生思想に裏づけられており、そこには貧困層に対する優生学的差別観が存在していたのである。ただし、貧困層のなかにも「素質のいい者」が存在するとの認識もあり、それらの人々には子産み・子育てのための支援が必要だとも考えられていた（谷口 一九四九）。第二に、優生保護法のもう一つの成立理由は敗戦後の日本全土を覆った生活窮迫であり、人口と経済的扶養力との均衡を求めて貧困層を減らすことが重要な方途の一つだったからである（田間 二〇一五）。

実地指導員の認定講習を修了した人数や、指導員数は残念ながら明らかではない。厚生省が把握していた一九五三年の講習修了者は二六、五七三人、昭和三〇（一九五五）年には四〇、五八八人である（厚生省編 一九五三、日本家族計画協会 一九五六）。貧困層に対する家族計画特別普及事業指導員数は、昭和三四（一九五九）年に一〇、〇二二人、昭和三六（一九六一）年に九、六二〇人、昭和四一（一九六六）年には二二、六四七人であった。生活保護世帯で指導対象となった者は、一九五九年に四二、八七九人、一九六一年に四〇、六九三人、低所得者層では二一八、七二五人と二九九、七四七人、実地指導延件数は一、八八九、八六九件と一、七五二、七三一件、対象一人当たりへの年間指導回数は平均七・二回と五・二回、指導員一人の平均受け持ち人数は二六・一人と三五・二人と報告されている（厚生省児童局母子衛生課・日本家族計画連盟 一九六二、山下 一九六四、青木編 一九六八）。これらに加えて、各企業が採用していた指導員が存在する。日本国有鉄道では、自社採用によって一九六〇年代初めに全国でおよそ二〇〇人いたとの証言があるが（田間 二〇一五）、東京の社団法人家庭生活研究会のように一人の助産婦が複数の企業から委託されていたケースもある（荻野 二〇〇八）。

また、先に完結出生児数のデータ（図3－2）をあげた大阪府では、一九五〇年ごろに六つの保健所管内で「母子の会」が誕生し、一九五四年には大阪府衛生婦人奉仕会発足につながって、家族計画の普及に取り組んだ（衛婦20年史編集委員会編 一九七五）。昭和三二（一九五七）年に府から委託されていた指導員は四三〇人だったことが資料からわかっており、加えて、保健師、および福利厚生に家族計画を採用した企業など（日本国有鉄道の二つの管理局、関西電力、大阪瓦斯、京阪神急行電鉄、日立製作所、日立造船ほか）の指導員が存在した（田間 二〇〇八）。

指導員たちは、中絶や頻繁な妊娠・出産の負担から母体を守ろうと尽力した人々であるが、助産婦のなかにはこれを「国策」として引き受けながらも、「天職を奪うもの」「自分で自分の首を絞める運動に参加させられて」いるなど、批判する者も多かった（荻野 二〇〇八）。例えば大阪府助産婦会でも、認定講習の受講を会員に強力に勧めたが、一九五七年の会員への調査では、「貴方は助産婦が受胎調節を指導するのをどう思いますか」という問いに対し、「どしどしやるべきだ」一二・四％、「よいと思う」三四・六％、「どちらでもよい、関心をもたぬ」二二・三％、「気がすゝまぬが仕方ない」一八・〇％、「強く反対する」一一・七％であった。過半数が無関心か反対であり、積極的な者は一割強という状態であった（大阪府助産婦会 一九八六）。戦前に、避妊について学ばず、国策に従う形で助産に献身し、そのことが同時に自らの生活の手立てとなっていた開業助産婦にとって、人口政策としての受胎調節実地指導の意義は納得しかねることも多かったようである。

図3－6には、昭和二五（一九五〇）年から古屋によって取り組まれた受胎調節実地指導の成果をまとめた。三

つのモデル村、企業例として常磐炭鉱、貧困層例として東京都葛飾区があり、いずれにおいても指導後に出生数（図中の実線）が激減している。新生活運動を実施した企業においても、出生数は明確に減少した（アジア家族計画普及協会編　一九五九）。これらのデータを論拠とし、昭和二九（一九五四）年には日本家族計画普及会（のち社団法人日本家族計画協会。日本の家族計画運動の中心となる）と日本家族計画連盟が設立、翌年には国際家族計画会議の東京での開催を実現した。同年には優生保護法を改正し、受胎調節を「急速かつ確実に進展させる」ため、実地指導員に避妊薬の販売を特例として認可している（厚生事務次官通達発衛第三〇一号）。昭和三一（一九五六）年には、日本助産婦会の流れでの全国組織「日本受胎調節実地指導員協議会連合会」、日本看護協会助産婦会による「全国受胎調節実地指導員協議会連合会」が結成され、一九五〇年代後半から六〇年代前半にかけて、全国で「家族計画」としての受胎調節実地指導が展開されたのであった。

　昭和三三（一九五八）年の国立公衆衛生院による調査では、全国七県六五地区二、九五八世帯のうち農村地域で、受胎調節の知識源の四七・七％は保健所であり、受胎調節実地指導員の存在を約六割の人々が知っていた（日本家族計画協会　一九五九）。政策として受胎調節実地

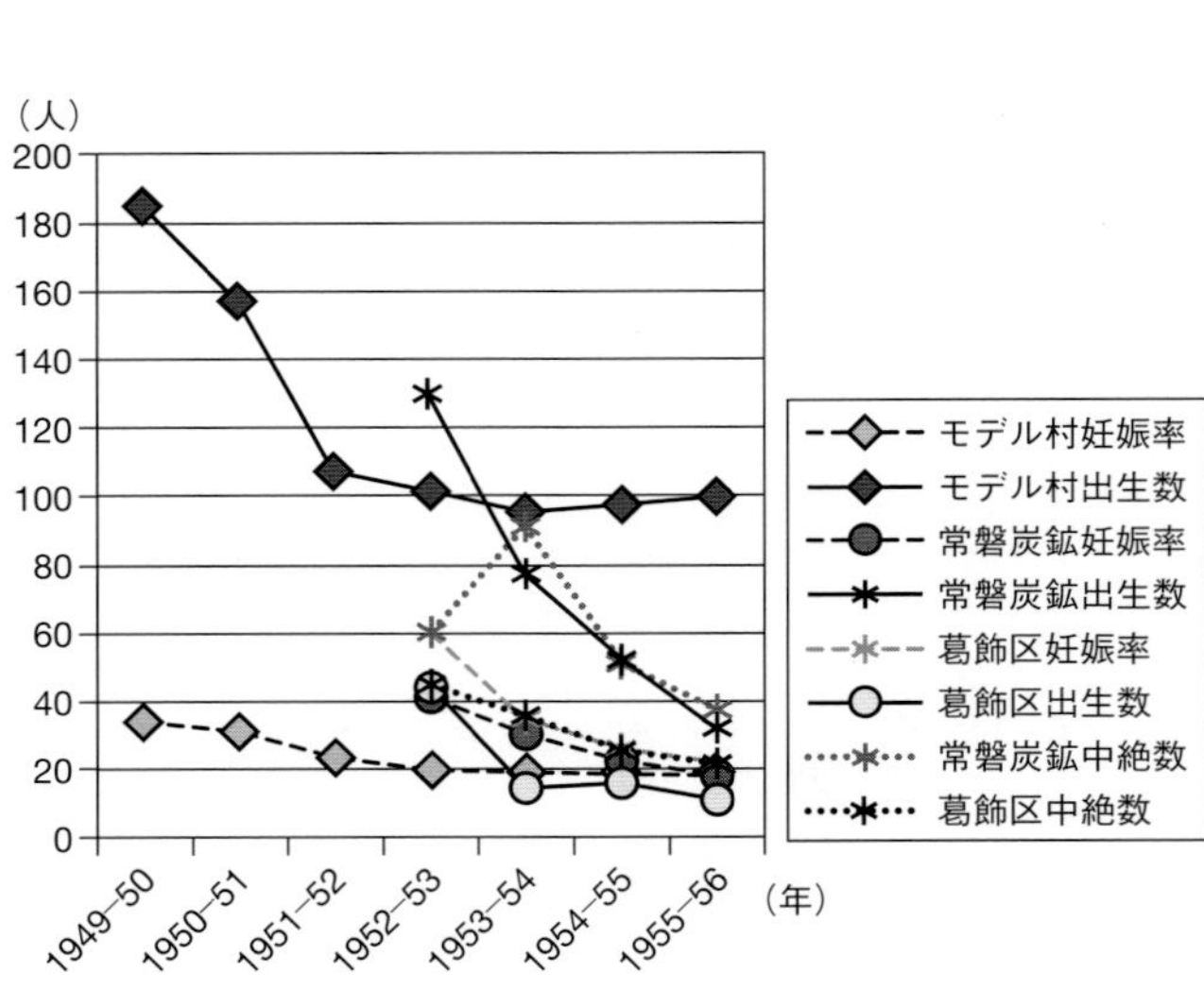

図３－６　モデル的取り組みの成果
国立公衆衛生院人口衛生学部（ガリ刷り資料、作成年不明）『家族計画モデル地域の業績』から田間作成

指導が推進されたことの効果は大きく、敗戦後に存在したさまざまな社会的格差が解消されていった。例えば一九四九～五〇年の厚生省人口問題研究所調査によれば、避妊の経験率（現在避妊している者とかつて避妊していた者の合計）は全国一七県の平均で約一三％であった。そして、市部在住の専門学校卒以上の者は四割以上が避妊経験者であるのに対して、郡部在住の小学校卒者は一割未満という大きな格差があった（図3－7）。一九七〇年代以降、それらの格差がどれほど縮小したか、既存データからは明らかではないが、一九七〇年代には政府による調査でも避妊経験率の平均は七割に達し、既婚者において受胎調節はほぼ定着したと考えてよい（青木編 一九六八、毎日新聞社人口問題調査会編 二〇〇〇[※2]）。

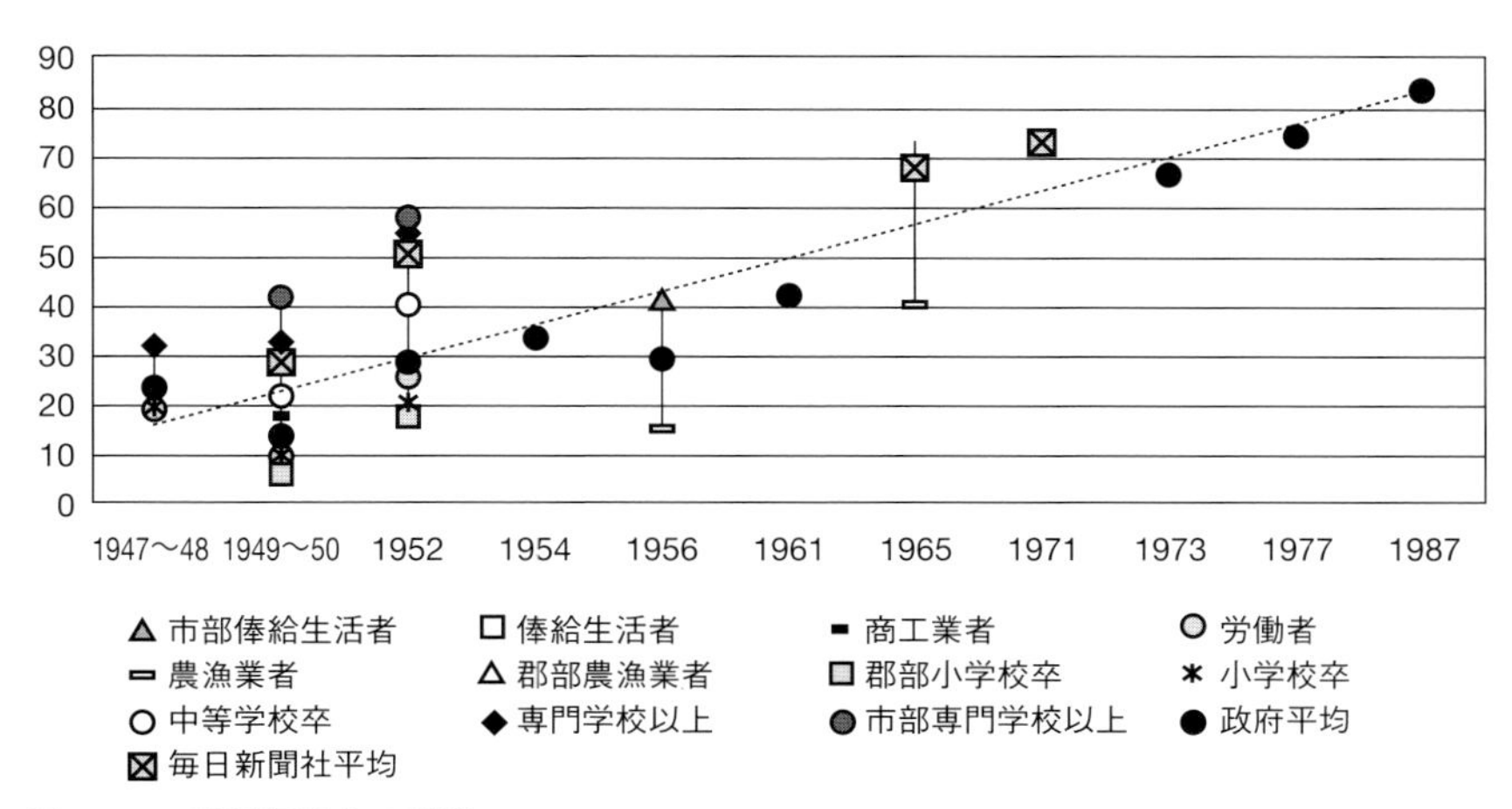

図3－7 避妊経験率の推移

青木尚雄（1967）、厚生省人口問題研究所（1950）、厚生省人口問題研究所（1953）、厚生省人口問題研究所（1973）、厚生省人口問題研究所（1978）、厚生省人口問題研究所監修・財団法人人口問題研究会編（1988）、篠崎信男（1956）、篠崎信男（1963）、篠崎信男他（1949）、日本家族計画協会（1967）、毎日新聞社人口問題調査会[※1]（2000）から田間作成

※1 毎日新聞社人口問題調査会の調査対象は、1950年・1952年は妻が50歳未満の夫婦、1965年・1971年は50歳未満の有配偶女性。

3　受胎調節の諸問題

3・1　産み育ての「家族」への囲い込み

昭和三四（一九五九）年、受胎調節実地指導を含む家族計画指導は、厚生省公衆衛生局から児童局母子衛生課に移管された。これによって、昭和一三（一九三八）年の厚生省設立時に内務省から引き継いだ公衆衛生行政と離れたのではないかという見方は、受胎調節指導の法的に依拠するところが変わらず優生保護法であったことから、とることができない。逆に、優生保護法の基礎をなす優生思想が、児童局（のち児童家庭局）による児童の健全育成、人づくり政策の一環となったと考えるべきであろう。当時、児童局長として母子保健を所管し三歳児健診制度を創設した黒木利克は、「計画出産」の普及に言及し、「少ない子どもを健全に育て、立派な人間に仕上げるという、特に技術革新時代に諸外国の競争にたえられるような人材」づくりが重要な政策課題であると述べている（黒木一九六四）。黒木は、ボウルビイ（John Bowlby）の研究を論拠に、三歳までの子どもを母親が家庭で育てること（いわゆる三歳児神話）を推奨するとともに、障害児の早期発見と施設での養育を推進した（小沢 一九八九）。

受胎調節の失敗の結果として、望まない妊娠を中絶で終わらせる場合を対出生比の推移でみると、人口政策として家族計画運動が開始された一九五〇年代には、出生一〇〇に対して公的統計上での中絶が七〇に達する時期があったが、その後は受胎調節の定着によって低下し、現在は一〇台後半という先進国としては低い数値を達成している（UN 二〇一三）。一九五〇年代から七〇年代にかけて、日本は受胎調節の普及に成功したといってよい。※3

ただし、この成功はリプロダクションの「家族」への囲い込みでもあった。昭和四〇（一九六五）年の合計特殊出生率は二・一四、人口置換水準にほぼ近い理想的数値であり、女性は二九歳までに九割が結婚し、生涯未婚率は二・

五三%、出生児における嫡出子率は九九・〇四%であった（国立社会保障・人口問題研究所編 二〇一五）。つまり、受胎調節も母子保健も、既婚女性を対象にすればほぼ全員をカバーできる状況があった。そして、この状況は、家族計画を人口政策として普及した際の思想的基盤—家族を新日本建設の礎とするという考え（永井 一九五六）—をまさに実現したかにみえる。また、優生保護法を成立させた谷口弥三郎も、受胎調節を優生保護法に加筆する際、国会の審議において「道徳的方面」に留意すること、「処女でありますとか、未亡人その他のような結婚関係に立至っておりません者については、性道徳の頽廃などが起こらないように特に注意いたしまして指導」することを約束していた（谷口 一九四九）。女性たちの産み育てはこれらの政策下で激変し、受胎調節は法的婚姻によって形成される家族のためのもの、既婚女性のためのものとして、「家族」にいわば囲い込まれたのである。当時の日本は、現代と大きく異なり、皆婚社会であった。

これを現代の社会状況から裏返してみれば、受胎調節の指導が、法的な配偶者をもたない女性の性関係を前提にして行われたことはなかった、ということができる。性の道徳的秩序は、女性が法的婚姻内においてその配偶者とのみ性関係をもつこと、その関係においてのみ子どもを産み育てることとして想定された。したがって、優生保護法は優生思想の実現を趣旨としたが、同時に、特に法の第三章「母性保護」とそれに関連する第五章優生結婚相談所第二〇条後半の「受胎調節に関する適正な方法の普及指導」は、戦後日本社会の性道徳秩序（性と子どもの産み

※2 政府による調査結果を毎日新聞社人口問題調査会の調査結果と比較すると、とりわけ昭和二五（一九五〇）年前後において後者の平均避妊経験率が高いことから、毎日新聞社人口問題調査会のデータは、関心の高い人々に偏っていたことが推測される。

※3 この「成功」後の一九七二年に日本に返還された沖縄は、米国統治下で優生保護法が認められないなど異なる状況におかれたため、国内で合計特殊出生率一位の県として復帰することになった（詳しくは澤田 二〇一四を参照）。

育てを法的に婚姻した家族に囲い込むこと）の維持をめざすものだったのである。

さらに問題は、一九六〇年代には人口政策としての家族計画の成功によって短期間で少子化が実現した一方で、高度経済成長期を迎えて労働力不足が唱えられ始めたことである。受胎調節は、あくまで人口政策として子ども数を二人程度に抑制することを目的としていたため、それが達成された一九六〇年代から七〇年代にはもはや指導不要と位置づけられ、企業や地域の婦人会での取り組みはほとんど行われなくなった。

その状況下で、女性たちが自分たちの身体や性、子産み子育てについて考え、発言し行動していく動きが現れた。ウーマン・リブ（女性解放運動）である。欧米で一九六〇年代から盛んになった女性解放運動では、女性たちが特に性や生殖をテーマとして多様な運動を展開した。異性愛の捉え直し、避妊の自由、また世界のほとんどの国では中絶が合法化されていなかったため、中絶の権利を求める運動も含まれていた。

日本は、すでに述べたように中絶が一定の条件下ではあるものの優生保護法により合法化され多数実施されている、世界で数少ない国の一つであったが、逆に中絶を「経済的理由」の削除などにより規制しようとする政治的動きが一九六〇年代後半から起こっていた。昭和四七（一九七二）年には国会に優生保護法改正案が上程された。昭和四八（一九七三）年一部修正の上再提出となり、昭和四九（一九七四）年には「経済的理由」の削除案が衆議院で通過し、参議院で審議未了となって改正案は潰えた。なお、「経済的理由」を削除する改正案は、昭和五七（一九八二）年にも議員提出されようとし、医療関係者や女性たちの運動によって阻止されている（優生保護法改悪＝憲法改悪と闘う女の会　一九八二）。ウーマン・リブは、中絶の権利を求めるとともに、女性たちが自分の身体を知り、合意の上で性行為や避妊を行うこと、そして婚姻関係にかかわらず子どもを産み育てられる社会を求めた（溝口・佐伯・三木編　一九九四、上野　二〇一三）。この運動過程での「青い芝の会」との対立については、江原　一九九二を参照）。その後、ウーマン・リブのなかからは、「中絶禁止法に反対しピル解禁を要求する女性解放連合」（略称は中ピ連）といった過激な運動グループが生まれたが、性と生殖、産み育てに関わるグループ活動、研究や出版物も数多く生まれることになった（ボストン健康の本集団 一九八八、天野他編 二〇〇九）。

受胎調節の普及や家族計画運動が下火となり、他方、優生保護法改正（改悪）によって「経済的理由」による中絶が禁止されようとした一九七〇年代、子どもの産み育てはどのような状況にあったのか。象徴的な出来事を三点あげておきたい。

一つは、日産自動車女子若年定年制事件である。この事件は昭和四四（一九六九）年に、男性五五歳女性五〇歳とする定年退職制度を性差別であるとして、一女性社員が仮処分申請を求めたものである。昭和五六（一九八一）年に、最高裁判所で民法九〇条（公序良俗）違反として日産自動車が敗訴して決着がつけられるまで、一九七〇年代の前後、計一二年を要した。当時、男性五〇歳女性三〇歳定年といった女性若年定年退職制や、結婚退職制や出産退職制が多くの企業で行われていた。子どもを産み育てるときには女性が退職する慣行が根付いていたのである。この慣行の背景として、退職しても母子が生きていけるだけの生活費を稼ぐ夫の存在が自明視されていた。

二つめは、一九七三〜一九七四年に起こったベビーカー禁止事件で、発端は東京都消防庁が火災などのケースを危惧して電車やデパート、スーパーなどでのベビーカーの使用禁止を指示したことにある。この指示により、東京都内の国鉄・地下鉄・私鉄、およびいくつかのデパートとスーパーがベビーカー使用禁止のポスターを掲示した。ウーマン・リブのグループ「東京こむうぬ」は、東京都消防庁との団体交渉や都内でのデモンストレーションを行った（溝口・佐伯・三木編 一九九四）。安全重視の観点からとはいえ、母親たちが小さな子どもを連れて街に出かけることを平然と制限しようとした東京都消防庁などの動きは、女性たちがたとえ法的婚姻によって子どもを産んだ場合であっても、公共の場に「迷惑」をかけることを許さないという、当時の日本は子どもを産み育てにくい社会であったことを示唆するものである。

そして三つめには、子殺しや子ども遺棄事件である。警察統計としてこれらの事件数が多かったのは敗戦直後から一九五〇年代までであるが、一九七〇年代前半には新聞や雑誌の報道が非常に増加し、その原因は安易に行われている中絶や、母親たちが母性愛を喪失したことであるという母親非難の言説が広まった（田間 二〇〇一）。これに対してウーマン・リブの女性たちが行った主張は、「子殺し女は私だ」という言葉に代表されるように、母親たちに共感する立場から子どもを産み育てにくい日本社会を批判するものであった（溝口・佐伯・三木編 一九九四）。

現代は、一九七〇年代と大きく異なり、三〇～三四歳の女性で配偶者のいない者（未婚・離別・死別）は約三割を占め、生涯未婚率は約一四％となっている（二〇一五年現在）。厚生労働省（旧厚生省）によると、三〇～三四歳の未婚者の性経験率は、調査項目が立てられた昭和六二（一九八七）年で三九・八％であったが、平成二七（二〇一五）年には六〇・四％となっており、これを当該年齢の未婚人口に乗ずると一九八七年（一九八五年人口で概算）は約二五万人、二〇一五年は約二一八万人となる（国立社会保障・人口問題研究所 二〇一五、同二〇一二、総務省一九八七から田間算出）。彼女たちの多くは就労して大人としての生活を過ごしており、その性生活を無視することはできない。日本では、未婚化や、未婚女性の性経験率の増加・低年齢化が進むことで、女性たちの性と生殖を「家族」に囲い込むことが困難な状況が進行している。

毎日新聞社人口問題調査会は、この社会変化を正しく認識し、平成二（一九九〇）年（第二〇回）から未婚女性を調査対象に含めている（一九九二年第二一回を除く）。それによると、一九六〇年代前半生まれの未婚女性は、その半数から八割以上が、二〇歳を超えてから初めて性行為を経験した（我妻 二〇〇〇）。しかし、六〇年代後半以降に生まれた女性は、その過半数が二〇歳までに経験しており、その後も低年齢化がみられる。この変化から、一九八〇年代前半に未成年に性経験が広まったことが推測される。ただ近年は、本調査および他調査で未婚者の性経験率の伸びどまりが指摘されている（国立社会保障・人口問題研究所 二〇一五）。

３・２　受胎調節の方法の変遷

では、どのような受胎調節の方法が女性たちに可能なのか。表３－２に、方法の変化をまとめた。戦後、急速に男性用コンドームが普及したこと、またオギノ式や膣内避妊薬などさまざまな方法が用いられたことがわかる。ただし、昭和六二（一九八七）年までの調査は、既婚女性を対象としたものである。近年は、男性用コンドームの使用が圧倒的に支持されていることに加えて、失敗率の高い性交中絶もよく用いられている。また、未婚女性は既婚女性よりも男性用コンドームに頼り、女性自身でできる方法をあまり選択していないことがわかる。

受胎調節の方法の認可や医師の介入の有無などを、表３－３にまとめた。参考に、不妊手術と、日本では認可されていない諸方法も書き加えている。日本では、女性用コンドームを除き、昭和三二（一九五七）年に高用量の経口避妊薬が認可されて以降、認可された方法すべてに医師の処方が必要である。女性用コンドームは、表３－２で見たように日本ではほとんど使用されておらず、受胎調節は男性用コンドームに大きく依存している。男性用コンドームへの大きな依存は世界的にみて日本の大きな特徴で、その理由は戦前からコンドームが性行為感染症予防として男性によく知られていて戦後に定着しやすかった、性行為を男性主導のものと考えている、日本では女性は自分の身体の内部を触りたがらない傾向がある、女性がホルモンによる副作用を恐れているなど、諸説ある。

確かに、男性用コンドームは基礎体温法とともに女性の身体への負担はない。しかし、確実な避妊効果をもたらすには、女性が自らの身体を管理することや、男性との間で避妊についてのコミュニケーションをしっかり行うことが必要となる。表３－３を表３－２と考え合わせて明らかなのは、女性が使用する主体になる方法が数多くあるにもかかわらず、圧倒的多数の女性は男性のみが使用主体となるただ一つの方法、男性用コンドームを選択し続けているということである。その一つの結果は避妊の失敗の帰結としての中絶である。中絶はその九八～九九％以上が「経済的理由」によるものであり、対出生一〇〇比は、さきほども少し言及したが、一九五七年に最多の七一・六を記録し、昭和四五（一九七〇）年まで三七・八と低下したのち、平成二（一九九〇）年まで三〇台後半の値が続いた。つまりは、受胎調節が社会に一定の普及をみたのちも、中絶は女性たちによって出生数調節の不可欠な手段として選ばれていたということができる。また、不妊手術もその九五％前後が非優生学的理由である「母体の生命の危険」もしくは「母体の健康の低下」によっており、対出生一〇〇比は中絶に比較して非常に少ないものの、受胎調節の手段の代替として用いられてきたことが推測される（最多は同じく一九五七年で二・八、一九七〇年には〇・八で、その

表3－2　利用される受胎調節の方法の変化

	1947	1952	1969	1987	1990	2000 既婚	2000 未婚
男性用コンドーム	35.1	63.7	68.1	74.7	73.9	75.3	93.4
オギノ式	12.8	41.0	33.9	14.1	7.3	6.5	6.3
基礎体温法					8.0	10.0	13.7
ペッサリー	0.9	11.5	4.3	0.4	0.3	9.8	0
スポンジ	2.7	3.5	0.3				
性交中絶	11.2	13.4	6.9	15.6	6.5	26.6	25.0
膣内避妊薬	0.6	25.3	14.2		1.0	0.5	0.8
洗浄	1.3	2.4	1.0		1.2	0.4	1.6
子宮内避妊器具			7.2	4.6	4.7	2.7	0
経口避妊薬			1.7	1.4	1.0	1.5	2.7
その他	19.2	4.6		1.0			
不明（無回答）		6.2	3.8		2.5	2.4	0.4
不妊手術	1.9	2.0	5.4	7.1	9.8	6.4	0
複数併用	14.3	36.6	不明	不明	不明	32.9	不明

1947：篠崎信男（1956）、1952：現在実行者のみ。厚生省人口問題研究所（1953）、1987：厚生省人口問題研究所監修、財団法人人口問題研究会編（1988）、1969・1990：毎日新聞社人口問題調査会編（2000）、2000既婚・2000未婚：我妻（2000）から田間作成。
注：▭は質問項目なし。1987の「ペッサリー」には「タンポンその他」を含む。2000既婚の「複数併用」は無回答を除いた場合の％〔林謙治（2000）、毎日新聞社人口問題調査会編（2000）〕。基礎体温法は調査項目に明記されていない場合、「その他」に「その他の定期禁欲法」として含まれている場合がある。「未婚」と明記しない場合、1990には未婚者を含む。他年は既婚者の回答である。1969・1990・2000既婚・2000未婚の「不明」には「その他」も含む。1969は現在実行者とかつて実行者の計、1990は現在実行者のみ。

表３－３　受胎調節の方法の認可の年と医師の介入の有無（2019年９月現在）

手段	使用する主体	日本での認可／普及	医師の介入	
男性用コンドーム	男性		なし	江戸時代に輸入。1909年から販売されているが、戦時体制下では「花柳病」予防用とされ、軍隊では支給された。戦後、家族計画運動により普及
ペッサリー・子宮キャップ	女性		なし	戦前から販売されているが、戦後、家族計画運動でペッサリーを推奨
オギノ式	女性	1924発表	なし	荻野久作が学会発表。雑誌その他により普及
殺精子剤	女性	1949認可	なし	1948年薬事法改正により許可基準設定。ゼリーは1999年に禁止、フィルムは2001年に禁止
スポンジ・タンポン	女性	1952認可	なし	物理的な挿入物で避妊する方法は昔からあり
洗浄	女性	1952認可	なし	戦前から器具が販売されているが、戦時体制下で衛生や「花柳病」予防用とされた
基礎体温法	女性	戦後	なし	ルビンシュタインが1937年に確立。戦後、家族計画運動により普及
経口避妊薬（ピル、OC）	女性	1957	医師	ピンカスが1955年に国際家族計画会議で発表。1957年、高用量ピルを経口避妊薬として認可
子宮内避妊器具（IUD）	女性	1974	医師	太田典礼が1932年に開発したプレセアリングは1936年使用禁止。1974年認可後多種あり
女性用コンドーム	女性	1999	なし	厚労省が認可
低用量ピル	女性	1999	医師	厚労省が認可
子宮内避妊システム（IUS）	女性	2007	医師	厚労省が認可。IUDに黄体ホルモンを組み合わせた器具
モーニング・アフター・ピル（EC）	女性	2011	医師	厚労省が認可。それ以前は医師の判断によりホルモン剤が複合して処方されていた
不妊手術	女性・男性	1940	医師	国民優生法により優生学的理由で認可。1948年優生保護法に継承され、1996年母体保護法では母体保護を理由とする場合に限定
黄体ホルモン注射・カプセル移植、経口中絶薬、男性用ピル	男性・女性	日本では無認可		

その他にリズム法（排卵自覚法）、授乳延長、民間伝承などの諸方法がある。

後も低下し続け一九九〇年代初頭から〇・三もしくは〇・四である）。

他方、もし女性が主体となりうる受胎調節の方法を用いようとしても、優生手術ではなく母体保護のための受胎調節のほとんどの手段に、医師というゲイトキーパーが（受胎調節実地指導員ではなく）介在している。

未婚者は既婚者よりも男性用コンドームに頼っている状況がある。また、低用量ピルの使用についても、未婚者は既婚者よりも消極的である。その主たる理由は入手のために医師の診療を必要とすることであり、副作用の心配をあげる者も四割近く存在する（我妻 二〇〇〇）。近年は、上述したように未婚化と性経験率の上昇の影響から、二〇歳代の中絶比率が既婚者の多い上位年齢層よりも高いことが問題である（『母体保護統計報告』）。日本において、今後も女性たちが男性用コンドームを選択し続けるのであれば、未婚であろうとも基礎体温法などによる身体の主体的管理、男性との対等で率直な話し合い、そしてもし妊娠した場合には胎児の生命を引き受ける覚悟、もしくは中絶を望むなら、経口中絶薬の認可や堕胎罪の廃止など、それが合法とされる制度が必須である。あるいは、低用量ピルを女性がより安全かつ利用しやすくする、女性用コンドームを普及させるなどの選択肢もある。現代日本において、どのようにすれば、それらがすべて実現されるだろうか。

4　受胎調節と母体保護法とリプロダクティブ・ライツ

一九九〇年代に、受胎調節に関わる画期的な出来事が起こった。平成六（一九九四）年のカイロ国際人口開発会議と翌年の北京第四回世界女性会議において採択された、リプロダクティブ・ヘルス／ライツである（前者は「ＩＣＰＤ行動計画」、後者は「北京宣言」および「北京行動綱領」に明記）。女性も男性も、個人としてリプロダクティブ・ライツをもつということ、そしてそれは大切な人権の一部であるということが国際的に承認された。これによって、受胎調節はリプロダクティブ・ライツを保障するために必要な行為と位置づけ直される。本章の冒頭で、産み育ては個人にとって大切であるのみならず国家にとっても存続の要であると述べたが、リプロダクティブ・ライツの観点から捉え直せば、産み育ては、何よりも女性個人のリプロダクティブ・ライツを尊重したうえで行われるものでなければならない。

日本政府は、上記文書の採択に署名したことから、これを保障する責務がある。平成八（一九九六）年に、優生保護法が大きく改正されて母体保護法となったことは、一つの前進であった。リプロダクティブ・ライツに大きく関わる受胎調節実地指導と中絶・不妊手術の法的基盤は同法だけであり、それが優生思想と切り離されて母体のみに関わる法律になったからである。[※4] 本章の最後に、このことを助産師の役割の問題にひきつけて考えてみたい。

日本では、大日本帝国の時代に医療制度が確立された。女性たちに多くの子どもを無事に産ませることが利益につながる産婆の開業制は、戦前の人口増加政策と利害が一致し、専門的な技＝経済的利益＝公益という強いつながりをもたらした。しかし、戦後に人口政策が大きく転換した。正常産だけを取り扱ってきた助産婦は、女性たちの出産回数が減るとその影響を直接に受け、彼女たちに関わる機会が減ってしまった（田間 二〇〇九）。

加えて、出産場所の施設化と医療化が進むに伴い、助産婦が女性たちに関わる機会は女性たちが医療施設を訪れるときだけとなった。妊娠・出産の取り扱いが医師中心となっていく過程は、女性の立場からみれば、女性のふだ

※4　この法改正はほとんど全く国会での審議がなされず、わずか一週間で行われた。その理由は不明である。一九九四年の国際人口開発会議や一九九五年の第四回国際女性会議でのリプロダクティブ・ライツの国際的承認が政府内で影響したのかもしれない。筆者は憶測として、国際障害者の一〇年が一九九二年まで行われていたことや、日本財団による長年のハンセン病への国際的な取り組みなどから、優生保護法に対する批判的なまなざしが育っていたのではないかと考える。

んの生活や生涯に無関心な（より添わない）医師が中心となっていくことでもあった。

そのはざまで見失われたのは、女性の、まるごととしての存在である。妊娠や産み育ては、女性たちの日々の生活と人生に埋め込まれて行われるのだから、女性が生涯をよりよく生活することができ、リプロダクティブ・ライツを含む人権が守られてこそ、よい産み育てが可能である。リプロダクティブ・ライツの視点からの受胎調節の捉え直しは、受胎調節の位置づけについてそのような大転換―国の人口政策から女性たち個人の人権保障へ―を意味した。したがって、女性が既婚かどうかにかかわらず、女性の基本的人権の一つとして生涯にわたる性と生殖の健康（よい社会的・身体的・精神的状態）のために、受胎調節は女性たちによって学ばれ、選択されねばならない。女性たちのリプロダクティブ・ヘルスが実現されてこそ、子どもの産み育ても責任をもって行われうる。

受胎調節を指導し母体を保護する者は、この視点から、すべての女性のリプロダクティブ・ライツを、そしてその基盤としてのセクシュアル・ライツをも保障する支援者である。女性たちも、日本社会も、そのような支援者を必要としている。現代の日本で、誰がその役割を果たすことができるだろうか。助産師を含む受胎調節実地指導員は、その担い手となり得ているだろうか。もし、なり得ていないならば、その方策を立てることは喫緊の課題である。

参考文献
アジア家族計画普及協会編（一九五九）『企業体における新生活運動のすすめ方――家族計画および生活設計』アジア家族計画普及協会
天野正子他編、斎藤美奈子編集協力、江原由美子解説（二〇〇九）『新編　日本のフェミニズム5　母性』岩波書店
青木尚雄（一九六七）「家族計画の出生抑制効果」『人口問題研究』一〇〇、七六‐八一
青木尚雄編（一九六八）『別冊家族計画便覧　家族計画に関する統計資料』厚生省人口問題研究所

ボストン女の健康の本集団（一九八八）「からだ・私たち自身」藤枝澪子監修、河野美代子・荻野美穂校閲、日本語版翻訳グループ訳、日本語版編集グループ編『からだ・私たち自身』松香堂書店

江原由美子（一九九二）「フェミニズム問題への招待」江原由美子編『フェミニズムの主張』勁草書房

衛婦20年史編集委員会編（一九七五）『衛婦20年史――衛婦活動発展の道標として』大阪府衛生婦人奉仕会

藤目ゆき（一九九七）『性の歴史学――公証制度・堕胎罪体制から売春防止法・優生保護法体制へ』不二出版

古屋芳雄（一九七〇）『老学究の手帖から（限定版）』社団法人日本家族計画協会

林謙治（二〇〇〇）「家族計画の動向とバブル崩壊の影響について」人口問題調査会編『日本の人口――戦後20年の軌跡』毎日新聞社、二二一－二三二

Homei, Aya (2016) Midwife and Public Health Nurse Tatsuyo Amari and a State-Endorsed Birth Control Campaign in 1950s Japan, *Nursing History Review* 24, 41－64

本多龍雄（一九五三）『産児調節の普及状況に関する調査』厚生省・人口問題研究所

岩田重則（二〇〇九）『〈いのち〉をめぐる近代史』吉川弘文館

人口問題審議会（一九四九）「人口問題審議会の設置とその建議」『人口問題研究』六（二）、七－一六

国立社会保障・人口問題研究所（二〇一五）「第15回出生動向基本調査　結婚と出産に関する全国調査　独身者調査の結果概要」（二〇二一年九月二九日取得、http://www.ipss.go.jp/ps-doukou/j/doukou15/report15html/）

国立社会保障・人口問題研究所編（二〇二一）『人口の動向―日本と世界　人口統計資料集２０２１』厚生労働統計協会

厚生省編（一九五三）『厚生行政資料』

厚生省監修（一九四九）『図解避妊読本』婦人画報社→荻野美穂編（二〇〇二）『編集復刻版　性と生殖の人権問題資料集成第10巻 産児調節運動編10』不二出版

厚生省児童局母子衛生課・日本家族計画連盟（一九六二）『家族計画の現状』

厚生省人口局（一九四三）「国民優生法ニ関スル法規及通牒集」→松原洋子編（二〇〇二）『編集復刻版　性と生殖の人権問題資料集成第23巻 優性問題・人口政策編9』不二出版

厚生省人口問題研究所（一九五〇）「県別及び都市町村別産児調節実態調査集計結果表――昭和24・25年度全国一七県に於る調査」『人口問題研究所研究資料』七六

厚生省人口問題研究所（一九五三）「産児調節の普及状況に関する調査――昭和二七年第二次出産力調査附帯調査」『人口問題研究所研究資料』八五

厚生省人口問題研究所（一九七三）「昭和47年　第6次出産力調査結果の要点」『人口問題研究所研究資料』二〇〇
厚生省人口問題研究所（一九七八）「昭和52年　第7次出産力調査結果の要点」『人口問題研究所研究資料』二一九
厚生省人口問題研究所監修・人口問題研究会編（一九八八）『日本人の結婚と出産――昭和62年　第9次出産力調査』厚生統計協会、六七
厚生省優生結婚相談所編（一九四一）『結婚のすすめ』国民優生連盟→松原洋子編（二〇〇二）『編集復刻版　性と生殖の人権問題資料集成第21巻 優性問題・人口政策編7』不二出版
久保秀史（一九四九）「公衆衛生より見たる人口問題解決への一試案」古屋芳雄他『人口問題の医学的研究』（昭和23年度文部省学術研究会議第九部医学　第21班報告書）、九－二三
黒木利克（一九六四）『日本の社会福祉』良書普及会
毎日新聞社人口問題調査会編（二〇〇〇）『日本の人口――戦後50年の軌跡（全国家族計画世論調査報告書）』毎日新聞社
溝口明代・佐伯洋子・三木草子編（一九九四）『資料　日本ウーマン・リブ史　Ⅱ』松香堂書店
永井亨（一九五六）「新生活運動の趣旨」『新生活運動の指針』財団法人人口問題研究会、一－一〇
日本家族計画協会（一九五六）『家族計画』二八
日本家族計画協会（一九五九）『家族計画』五八
日本家族計画協会（一九六七）『昭和42年度版家族計画便覧』日本家族計画協会、二二八（毎日新聞社人口問題研究会１９６５年調査結果）
ノーグレン、ティアナ（二〇〇八）『中絶と避妊の政治学―戦後日本のリプロダクション政策』岩本美砂子監訳、塚原久美他訳、青木書店
荻野美穂（二〇〇八）『「家族計画」への道――近代日本の生殖をめぐる政治』岩波書店
大林道子（一九八九）『助産婦の戦後』勁草書房
大阪府学務部社会課（一九三六）『実地調査の結果から見た農村の生活』
大阪府助産婦会（一九八六）『大阪府助産婦会60年のあゆみ』
太田典礼（一九七六）『日本産児調節百年史』人間の科学社
小沢牧子（一九八九）「乳幼児政策と母子関係心理学――つくられる母性意識の点検を軸に」『臨床心理学研究』二六（三）、二二－三六
坂元福子・金野和子解題（二〇〇九）『結婚・出産退職制、若年定年制、差別定年制等事件資料』すいれん舎

澤田佳世（二〇一四）『戦後沖縄の生殖をめぐるポリティクス——米軍統治下の出生力転換と女たちの交渉』大月書店

篠崎信男（一九五六）「家族計画10年の実態推移とその分析」『人口問題研究所年報』一、五六-六二

篠崎信男（一九六三）「家族計画未指導地域における受胎調節、人工妊娠中絶、不妊手術の連関普及状況」『日本人口学会記要』四、四七-五七

篠崎信男他（一九四九）「産児制限実態調査結果の概要（第一次報告）」『人口問題研究』五（一〇）、一六-三二

総務省（一九八七）「昭和60年国勢調査報告」（二〇一五年九月二〇日取得、http://www.e-stat.go.jp/SG1/toukeidb/GH07010102Forward.do）

田間泰子（二〇〇一）『母性愛という制度——子殺しと中絶のポリティクス』勁草書房

田間泰子（二〇〇六）『「近代家族」とボディ・ポリティクス』世界思想社

田間泰子（二〇〇八）『戦後日本における少子化と家族計画運動』〔平成17年度〜平成19年度科学研究費補助金基盤研究（C）研究成果報告書〕

田間泰子（二〇〇九）「出産のノーマライゼーションと助産師」『女性学研究』一六、七四-一〇六

田間泰子（二〇一四）「「産む・産めない・産まない」と日本の戦後」小浜正子・松岡悦子編『アジアの出産と家族計画——「産む・産めない・産まない」身体をめぐる政治』勉誠出版、二七-六二

田間泰子（二〇一五）「戦後史のなかの家族——その形成と変容」吉田裕他編『岩波講座日本歴史』一九、二二五-二四八

谷口弥三郎（一九四九）『官報号外　昭和24年5月14日　参議院会議録第26号　優生保護法の一部を改正する法律案外1件』における発言、四五三

上野千鶴子（二〇一三）『〈おんな〉の思想　私たちは、あなたを忘れない』集英社インターナショナル

UN（2013）*Demographic Year Book*,（二〇一五年九月二〇日取得、http://unstats.un.org/unsd/demographic/products/dyb/dyb2013.htm.）

我妻堯（二〇〇〇）「未婚女性の性行動、低用量ピルに対する世論の動向」毎日新聞社人口問題調査会編『日本の人口——戦後50年の軌跡（全国家族計画世論調査報告書）』毎日新聞社、二三三-二五六

山下章（一九六四）「家族計画特別普及事業の問題点」『厚生』一九（三）、一六-一七

優生保護法会案＝憲法改悪と闘う女の会（一九八二）『優生保護法改悪とたたかうために』'82優生保護法改悪阻止連絡会

財団法人人口問題研究会（一九八三）『人口問題研究会50年略史』

第2章　自宅で産んでいた人々〜農山漁村の体験者の語りから

菊地　栄

1　昭和前期の農山漁村における出産

戦後のベビーブームを経て一九五〇年代まで、日本人のほとんどは自宅で生まれていた。出産が施設に移行する直前のこの時代に、町から遠い村落で人々はどのように産んでいたのだろうか。本章では農山漁村で出産した体験者への聞き書き調査をもとに昭和前期の出産の模様をたどってみたい。

筆者は平成一〇（一九九八）年から平成一九（二〇〇七）年にかけて出産体験者への聞き取り調査を実施した。調査地域は、北海道斜里郡斜里町ウトロから沖縄県八重山郡竹富島まで一道九県で、医療にアクセスしにくい山間部・漁村・離島である。出産体験者のデータを表３－４に示す。[※1]

調査地域は全国北から南まで広範囲にわたるが、語られた出産体験には共通する点が多くみられた。例えば、子どもの誕生は共同体のなかで営まれており、助産婦が村に登場するまで取り上げ婆や母親・親戚筋の女性が介助し、ときには介助者なしで、納戸や板間などを含む部屋で行われていたことなどである。

過去を語る事例のインタビュー調査については、忘却や記憶違い、非一貫性、記憶の選択性などがあることが指摘されている。同一人物であっても、語られ選ばれる言葉は時代を経るなかで変化し、さらにその言葉は現在から

表3－4　昭和前期に出産をした体験者への聞き取り調査一覧

記号	出産した地	生年	出産年	場所	部屋	介助者	敷物	出産姿勢
S1	北海道 樺太 ウトロ	明治 44年	昭和7年から 11子	婚家 自宅	座敷	産婆 取り上げ 自力	布団	立膝
S2	山梨県 足和田村	明治 44年	昭和13年から 3子	実家	座敷	取り上げ 産婆	布団	よつんばい 仰向け
S3	鹿児島県 奄美大島	大正 3年	昭和19年から 10子	実家	座敷	産婆	布団 ゴザ	仰向け
S4	高知県 土佐清水市	大正 4年	出産年不明 10子	婚家	納戸	取り上げ 自力	畳上げ ボロ敷く	坐産
T*5	岩手県 小国村	大正 5年	昭和15年から 6子	自宅	座敷 板の間	産婆 自力	布団 藁布団	仰向け 坐産（正座）
S6	沖縄県 竹富島	大正 6年	昭和12年から 7子	婚家 自宅	囲炉裏端 （台所）	取り上げ	ゴザ	寝た姿勢
S7	北海道 阿寒町	大正 7年	昭和14年から 6子	婚家	納戸	取り上げ （実母） 自力・夫	むしろ	
S8	新潟県 柏崎市	大正 8年	昭和16年から 5子	実家 社宅 自宅	納戸 座敷	産婆	布団	仰向け
S9	岩手県 遠野市	大正 12年	昭和19年から 3子	診療所 自宅	分娩室 座敷	医師 助産婦	分娩台 布団	仰向け
S10	福井県 小浜市	大正 15年	昭和30年から 2子	産屋	板間	取り上げ	布団	
S11	鹿児島県 奄美大島	大正 15年	昭和25年から 4子	自宅	座敷	助産婦 自力・姑	布団	仰向け 坐産（正座）
S12	山梨県 忍野村	昭和 4年	昭和25年から 4子	実家 婚家	座敷 奥の間	取り上げ （姑）	麻袋 布団	仰向け
S13	沖縄県 竹富島	昭和 16年	昭和35年から 3子	婚家	座敷	取り上げ 自力	布団	寝た姿勢

調査対象者／13名
対象者生年／明治44（1911）年～昭和16（1941）年
出産時期／昭和7（1932）年～昭和40（1965）年
出産総数／74件
出産場所／自宅（実家・婚家・核家族自宅）71件、産屋2件、診療所1件
＊ T5は取り上げ婆として出産を介助していた。看護婦として働いた経験があり、産婆について学んでもいた。記録は残されていないが、20～30人取り上げたのではないかと述べている（リボーン 2008：30）。

みた過去の意味づけである（上野 一九九八：一六六）ことも確かである。しかし本調査は、出産体験者の声に耳を傾けることを第一の目的として行った。それは一九五〇年代まで出産についての公の語りが、男性産科医や一部の助産婦のものであり、一般の女性たちは自らの出産体験を語ることはなく、記され、共有されることがほとんどなかったことへの問いからである。本調査対象者のなかには小学校を中退して、文字を書くことができないと話してくれた人がいた（S７）。また出産や性について親や友人たちと一度も話したことがないと語った人は複数おり（S１、S４、S11）、現在のように当事者が自らの言葉で具体的に体験を語る場や機会を、当時は与えられていなかったのである。まずそのことを確認しておきたい。

2 女性たちがおかれていた背景

全国統一の産婆規則が制定され、名簿登録が開始されたのは明治三二（一八九九）年である。しかし、近代産婆が全国各地に広く行き渡るまでには大きな地域格差がみられ、農山漁村などでは取り上げ婆あるいは家族や自力での出産が戦後になっても続いていた地域があったことが本調査で明らかになった。[※2]

昭和前期まで女性たちの多くは、子どもを産むこと、すなわち再生産を期待される「嫁の身体」という宿命を背負っていた。農山漁村では、「嫁の身体」は同時に労働力でもあり、その身体に関わる意思決定権はおおむね家長が握っていた。例えば誰を介助者にするのか、産室は納戸なのか座敷なのか、産後の養生の期間はどれくらいかなど、時代や各地域の習わしにもよるが、家長の意思が強く反映されていたのである。[※3]

町から遠い地域は医療者が存在しない村も多く、危険な状況に至ることもあった。遠野市のS９は第一子の出産が難産となり、陣痛で三日間苦しんだのち、実家からリヤカーで一時間半ほどかけて診療所に運ばれたという。

（診療所に運ばれて）私は意識不明になり、先生は「だいじょうぶなんだから、とにかく寝るなよ」って。何回もぴたぴたと私の顔を叩いた。寝るとそのままいってしまうことがあるから、……先生がすぐ鉗子をもってきて、ひっぱり出したって、なかなか泣かない。両足をもってお尻をぴたぴた何回か叩いて、うわーんと泣いたよ。（S9）

この産婦が出産した昭和一九（一九四四）年当時、遠野地方には産婦人科医のいる診療所はあったが、出産は基本的に自宅で行われており、何か問題があった場合に医師が患者を診るのが一般的だった。人口統計が始まった明治三二（一八九九）年以降、新生児死亡率が最も高かったのは大正七（一九一八）年で一、〇〇〇人中八一・三人、現在のおよそ七四倍にあたる。妊産婦死亡率が過去最も高かったのは明治三二（一八九九）年で出産一〇万人あたり四〇九・八人、現在のおよそ百倍にも上る。昭和二五（一九五〇）年にはその数は半数以下になっていたが、女性にとって出産は命がけの作業であったことには変わりない。出産をめぐる死亡率が格段に低下したのは、出産が施設へ移行し管理の主体が医師に移った高度成長期より、むしろ近代産婆が全国各地の家庭に入るようになった昭

※1　対象者が高齢であり、はじめて会う方がほとんどだったこと、また彼女たちが生きてきた環境を理解するために、インタビューは対象者の自宅で行った。調査方法は非構造化インタビュー方式を用いた。

※2　本調査と同時期に行った助産婦への聞き書き調査では（リボーン編　二〇〇八）、戦後まで取り上げ婆による出産や自力出産が残っていたことが語られている。

※3　「舅がいばっていて、嫁を大事に思っていない家は、なかなか大変だったでしょうよ。お産なんて、汚くていいって考え方もあったんでないの」（S2）。

和前期であり、産婆が出産の安全性にもたらした功績は大きい。

3　産みの場

こうした背景のなかで、当時の女性たちはどのような環境で出産していたのだろうか。ここでは産みの場、介助者、出産姿勢について検討していきたい。「場」「介助者」「姿勢」に焦点を当てる理由は、その後に続く施設化により、それらが大きく変容する事柄であることと、そこに産む当事者の身体性が象徴的に表れているからである。

昭和前期まで出産はおおむね自宅や実家で行われていたが、共同体に産家が残されていた地域（S10）もあり、産みの「場」は一様ではなかった。農山漁村では妊娠中に医師や助産婦の健診を受けていなかった妊婦は多く、出産予定日が特定されていない人もいた。そのため出産が始まる時期はおおよその予測でしかなく、出産直前まで畑仕事などをしていて突然陣痛が始まり、とりわけ経産婦の場合には出産の経過が速く進むこともあった。そのために多様な産みの場が存在していたのである。

助産婦たちはさまざまな場に呼ばれていた。北海道旭川市の津村シミは「馬小屋でね、藁いっぱい積んであるんですよ。その藁の上に座ってるんです。九人目のお産なの。いつもここでこうやって産むって言う」（リボーン 二〇〇八：九）と、馬小屋で産んでいた産婦を目撃していた。岩手県盛岡市の佐藤ムツは「田んぼの中で産み落とされないから、産婦をリヤカーに乗せて途中まで来たら、生まれてしまったらしいの。モンペをはいていたんですが、モンペの中に赤ちゃんがいました」（リボーン 二〇〇八：二四）と昭和二八（一九五三）年ごろ、野良で出産直後の母子に遭遇したときのことを語っている。生まれた子どものへその緒はリヤカーの上で切ったという。

戦後、第一次ベビーブーム期（一九四七～一九四九年）には合計特殊出生率は四以上あり、女性たちは二〇一四年の約三倍もの子どもを産んでいた。S1のように、二一歳（昭和七年）から四一歳（昭和二七年）までの二一年間に一一児（双子一組）をもうけ、約一〇年間を妊婦として過ごし、一〇回の出産を体験した人もいる。当時の女性たちにとって、出産は生涯に何度も経験することであり、妊娠経過のなかで予定日が近いことを経験的に承知しており、おなかが痛くなってからどのようなことが起こるか予測はついていたのだろう。とはいえ、陣痛の急激な進行は想定外であることに変わりはない。しかし、産婦本人ばかりでなく周囲の人々もまた、そうした状況をとりわけ異常事態とは捉えていなかったように感じられる。出産は日常生活のなかの一コマで、家族的な、あるいは共同体のなかでの出来事だったのである。

4 医療者が介入しない出産

助産婦が村に登場する以前は、無資格の取り上げ婆が出産を介助していたと考えられることが多いが、本調査では取り上げ婆のいない出産はまれではなかったことが複数の人の語りから明らかになった。取り上げ婆は近代化前の出産の場で大きな役割を担ってはいたが、産む女性たちとその家族は出産経過すべてを取り上げ婆に委ねていたわけではなかった。共同体内の出産では、産婦が一人でいることはまれだったが、誰もそばにいない場合や、助産婦や取り上げ婆を呼んだものの、間に合わなかったケースもあったのである。

産まれるなあと思ったら、お父さん（夫）に産婆さん呼んでもらうの。たいていは生まれてから産婆さんが来たが（笑）。

ええ、一人で産むんですよ。（S1）※4

この事例を含めて助産婦や取り上げ婆を呼んだが間に合わず自力出産した人が二名（S1、S13）、助産婦や取り上げ婆を呼ばず、家族とともに、あるいは自力で出産した人が四名いる（S4、T5、S7、S11）。S4、T5、S7は一人目ないし二人目まで取り上げ婆あるいは助産婦に介助してもらったが、慣れるに従い介助者に頼らずに出産していた。

一人目は、どうしていいかわからんから、助産婦を呼んだけん、二人目からは母やお父さん（夫）が手伝どうてくれたときもあれば、自分ひとりで産んだときもある。（S4）

畑の仕事してさ、もうはら痛くて我慢しきれなくなったら、かせいでいたんだ（生まれないように時間を稼ぐ）。我慢しきれなくてやすみやすみいって家まで届いたらすぐ生まれた。それだけ我慢して働いた。（S7）

これらの事例は助産婦が村にいない隔離された立地にあり、夫婦が共同体との関わりがさほど強くなく、さらに経済的に余裕がないなど、いくつかの要素が他者の援助を求めなかった理由としてあげられる。※5 また産婦がより自律的で、健康であり、産むことに特段の不安がなかったことも理由にあげられるだろう。村の人々は難産にならないと助産婦を呼ばなかったという話は、複数の助産婦の語りからも聞かれた。※6

昭和一一（一九三六）年に行われた奈良県周辺の民俗学調査では、「下流貧困の者などは初産の時だけ産婆をやとひ、あとは産婦みづから取り上げて何もかも獨りで始末し、只夫に湯をわかさせる位が人手である。随って産褥にも三日間ぐらゐより居ず、四日目からは田畑に出て働くなども珍しくない」（奈良県西吉野村）（高田 一九九七：

四八）と記述されている。すでに主要な町には産婆が開業していた戦前には、産婆に介助を頼まなかったのは謝礼を出す余裕のない貧困層か、あるいは産婆が住んでいない相当の僻地であるという見方が一般的だったのだろう。

5 出産姿勢

介助者のいない出産の場で、体験者たちは実際にどのように身体を動かし、対処していたのだろうか。S11は昭和二五（一九五〇）年以降、四人子どもを産んでいるが、なかでも一番印象に残っていることとして、自力で産んだ二回目の出産について語った。

産まれる一時間前まで上の子おんぶして、畑仕事なんです。なんかお腹がしゅるーって痛いんですよ。あれっ、これはおかしいぞって。それから急いで、帰ってきて。どんどん痛みがくるもんですから、ああ、もう今日産まれんちょな〜って思うて、自分で産床を作って。座ってね。こうしてかかとでね、ちょうどおしりのここを、こうしたら、頭がぽこって出てきたもんだから。もう、姑さんを呼んでね、「なにかでてきたよ！」ってね。（S11）

※4　S1は戦争終了時まで樺太在住。昭和七〜二七年の間に樺太で九人、戦後引き揚げた北海道ウトロで二人出産している。ここでの語りは樺太での体験である。

※5　T5は夫が炭焼き職人で夫婦揃って盛岡から山村へ引っ越している。S7は開拓農家に遠方から嫁に入っており、T5、S7は夫婦ともに地元出身者ではない。

※6　「お産は自然に自分で産むもんだと思いこんでいるんです。……畑で産んでなあ、自分でしたら、助産婦にはもうかからんですわな、たいがいは。自分たちでなさる。産まれんから呼ぶわけ。産めないから」（リボーン 二〇〇八：一四二）

ここでは出産予定日が特定されていない状況のなかで、畑仕事をしているときに陣痛が始まったことが語られている。おなかが痛みだしたので、歩いて家に戻り、家の中に産む場所を見つくろい、敷物を敷いて自力で産む環境を整える。そしてかかとで肛門を押さえて、赤ん坊が飛び出してこないように自分でいきみを調整しながら産むのである。こうした一連の行動は事前に想定されていたものではなく、身体に表出される咄嗟の動きであることが注目される。自身が取り上げ婆であったT5は、自らの出産のときの行動について以下のように語っている。

寝てる角にタンスあったから、タンスに手かいてすがって、なんもりきめば、べろって出あっけも。やっぱり二〜三時間、痛かったけんども膝ついてたね。あす（足）なんかが、しっかがれる（引っかかる）から、ひっぱり出さねばねえ。あす（足）があとから出はるんだもん。頭が出ると自分でもってこう出す。（T5）

そのときは正座に近い姿勢であったのだろう、床と尻の距離が近いので、赤ん坊が出てくるときには腰を浮かせて、出やすいように尻の下にスペースをつくる。介助者が誰もいない場合には、受け止めてもらうことができないので、赤ん坊が床に落ちてしまわないように、自ら腰の高さを調整したはずである。赤ん坊は床にすべり出るように生まれるが、足がすべて出きらなかったので、自ら赤ん坊の頭ないし胴体部に手を添え、引き出したというのである。こうした行動は、産婦の不安や緊張が非常に強い場合や、朦朧とした精神状態では成し遂げることは不可能である。さらに産婦が上体を起こした姿勢であることが、こうした動作を可能にさせる。寝た姿勢では、自ら出産した赤ん坊を引き出すことは、まず不可能であり、また子どもが出た様子や足が出きらない状態を見渡すこともできない。これは排泄にも似た生理的な行動である。

しかし表3-4に示したように、体験者一三人中九名は寝た姿勢で出産している。身体を床に横たえる仰向け姿勢は、近代産婆がもたらした西洋産科学の助産方法であると考えられてきたが、取り上げ婆が関わった出産でもこの姿勢が取り入れられていた。[※7] 寝た姿勢で出産した九名中六名は助産婦が介助しているが、これに該当しないのが、S6、S13とS12である。竹富島の二事例は、ナビイという取り上げ婆が介助している。ナビイはユタとして島の中で力をもっていた人物であることから、出産に関しても呪い的な行為を含め、積極的に関与していたと想像できる。

S12は、姑である取り上げ婆が関与している。この姑も村の人々から慕われ、頼まれて出産を数多く介助しており、おなかを押すなどの積極的介助行動が見られた。またT5は助産婦のもとで介助法を学んだ取り上げ婆であり、介助するときは産婦を寝かせて介助したと語っている。これらの例から、経験豊富な取り上げ婆は、産婦の姿勢を近代産婆に準じる方法で規定することによって、プロに近い自らの立場を誇示していたと考えられる。

6 ニーズと身体性

こうした出産環境を、当時の体験者や家族はどのように受け止めていたのだろうか。奄美大島の南端に住んでいたS11は、戦後も村には電気、水道はなかったという。一人目を近くに住む助産婦に介助を依頼したが、二人目を

※7 体験者の語りは「横になって」「寝た姿勢」である。また、八重山では初期には土間の囲炉裏端で、後半は台所として使用される場所で出産が行われており、「横になる」という言葉が用いられてはいるものの、現在イメージできる産室で布団を敷いて横になる状況とは異なる。

妊娠したときにはその助産婦が引っ越しをしていなくなっていた。介助者を失い途方に暮れるところだが、S11は姑と二人で出産し、その後、自らが沖縄に引っ越して出産したときは、また助産婦に介助を頼んでいる。

産む不安は全くなかったんですよ。きついだろうとか苦しいだろうとか全然なかったんですよね。助産婦さんはどっか移動されて、いないもんですから。心配事も何にもないですよ。産めばいいやってまったく。予定日もわからないですよ。まったく無知なんです。（S11）

ここで語られる「全く無知なんです」は、印象的な言葉だ。彼女は三度目の妊娠で沖縄に行き、そこで助産婦に予定日を提示されるまで、出産に予定日があることを知らずにいたという。昭和三〇（一九五五）年のことである。医学的に「出産予定日」を規定される妊婦と、そうした概念があることも知らずに「いつかそのうち生まれる」と思っている妊婦では、身体イメージが異なるのは明らかである。前者は設定された時間概念に身体を合わせ、目標の日に向かって生きることになる。「無知」という言葉は、現代に生きる彼女が過去の自身を振り返ったときに語られたものだが、その当時は無知であるそのことを教えてくれる人は誰も存在しなかった。彼女は医療者がいないという出産環境ですら欠如とは捉えていなかったのである。

S12は、医療者のいない出産について以下のように語っている。

不安はなかったですねえ。みんなそうだったから。それが「自然」だったからじゃないですか。（S12）

ここで語られる「みんなそうだった」という言葉にも、共同体という狭い社会のなかで、選択肢を与えられていない当時の女性の世界観が表されており、他者と同じであることに安心感を見出す心性がにじみ出ている。当時の女性たちは出産のみならず、結婚をはじめとするライフコース全般において選択肢は極端に限定されていた。共同体のなかで一つの世界観が共有されていたために、そのあり方に疑問をもつことは少なく、当事者からのニーズも育たなかったといえる。

こうした状況は、助産婦の介助による自宅出産が新しい選択肢として普及するに従い、排除されるようになっていったが、助産婦が間に合わない場合も少なくなかったから、自力出産そのものは現在より受容されていたといえる。それは、女性雑誌に自力出産の注意点が掲載されていることからもうかがい知ることができる。昭和七（一九三二）年の「主婦之友」二月号の附録「妊娠から出産までの安産の心得」（図３－８）には、妊娠のしくみ・腹帯の巻き方・介助者の選び方・自宅出産の準備・出産の進み方など、現在のマタニティ情報とさほど変わらない実用的情報が七八ページにわたり記載されている。そのなかに「産婆の間に合はぬ時の注意」という項がある。産婆が間に合わずに赤ん坊が生まれてしまったときには、清潔な布にくるみ、産婦の出血に注意を払うこと。また胎盤の出し方、臍帯の切断の仕方なども具体的に記述されている。こうした緊急的応急処置が情報として伝えられなくなったのは、その後、医師または助産師がすべての出産に関与することが大前提とされたからである。言い換えれば、出産における処置が医療行為として規定され医療化されたことにより、出産は医療者が介助し

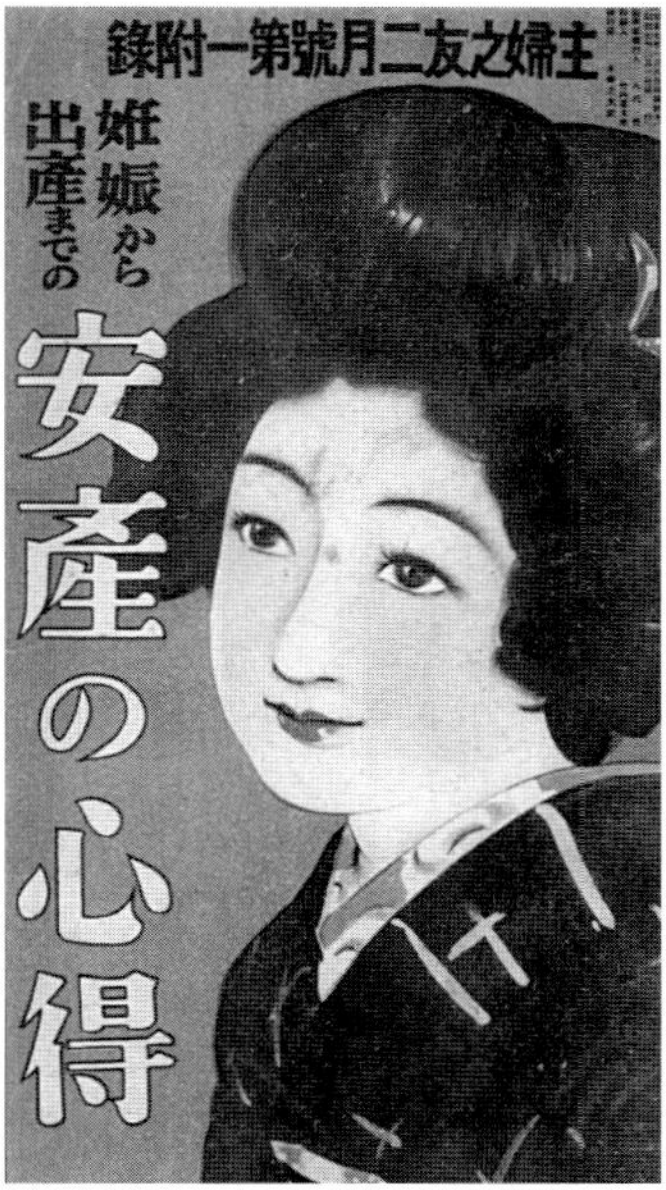

図３－８　主婦之友別冊（昭和７年）

なければならないものという規範が形成されたことになる。

木村は、「医療化は『しろうと』である人々の、人の誕生をはじめとする生死にかかわる営みへの関与を、縮小させたのではないだろうか」と問いを投げかけ、「ただ一人で子どもの誕生に向き合った人々は、その手に『産むこと』をめぐる手段をもち、その結果を引き受けてきた。それらがいかに不合理で拙劣であったとしても、医療に依存することは少なかったはずである」（木村 二〇一〇：九一）と述べている。

ここでいう「『産むこと』をめぐる手段」とは、共同体内での知恵の伝承や共助、精神性などであるが、自ら産むことのできる身体性も含まれる。しかし近代社会においてこうした手段は、昔ながらの非科学的な価値のないものと退けられてきた。これは近代社会が、出産における身体性を理解することを避けてきたことでもある。当時の農山漁村では、医療者に依存する必要性を感じていなかった人々が存在しており、その背景には医療者不在の地域格差や「下流貧困」という言葉だけではくくりきれない、産むことのできる身体性が存在し、それが自らに備わっていることを女性たちが暗黙のうちに了解していたからではないだろうか。

日本では今、東日本大震災の経験をふまえ、大きな災害が起きたときに、行政や医療が母子をいかに守るかという災害対策としての母子支援が課題の一つになっている。妊婦は救済を待つ災害弱者の対象となっているが、災害のような医療者のいない緊急時の状況で、当事者の女性はどのようなことに心がけていればいいのだろうか。日本の高い医療技術と防災の知見を生かしつつ、かつての女性たちが備えていた身体性について再考することは、災害時における母子支援を考える上で新たな視野を拓くのではないだろうか。

参考文献
木村尚子（二〇一〇）「産婆の主張にみる「異常」の提示と権威の志向―産科医による産婆教育と産婆による業務独立の試みをめぐっ

て」『女性学年報』日本女性学研究会、三二
「妊娠から出産までの安産の心得」（一九三二）「主婦之友」一月號附録
リボーン編（二〇〇八）『にっぽんの助産婦 昭和のしごと』きくちさかえ・三好菜穂子監修、リボーン
高田十郎（一九九七）復刻『妊娠・出産・育児に関する郷土大和に於ける民俗』日本〈子どもの歴史〉叢書一二、久山社
上野千鶴子（一九九八）『ナショナリズムとジェンダー』青土社

5

産屋、ケガレ、出産の施設化

伏見裕子

日本で最も古い出産習俗の一つに、産屋がある（図3－9）。産屋は、「産婦が産の忌の期間すなわち二十一日ないしは七十五日間、別火生活をする所」（民俗学研究所編、一九五一：六二）と定義されるものである。「産の忌」を守っている状態とは、出産に伴うとされるケガレ（赤不浄・白不浄）を理由に「ほかの人びとと絶縁した状態を保つこと」（大藤 一九六九：三九）であり、おおよそ二一～七五日間とされる忌の期間中は、ほかの人々と火（飲食、調理など）を別にせねばならなかった。漁や狩猟など危険を伴う仕事を生業とする集落や神社付近では、これを特に重んじる傾向があったとされる。つまり産屋は、出産のケガレを理由に、女性が出産時ないし産後の一定期間を家族と離れて過ごした場の総称である。

産屋には、個人で用いるものや近隣・親類の女性同士が共同で用いるものなどさまざまな種類があり、その呼称も地域によって異なる。造りも、一間四方程度の草葺き土間造りのものから瓦葺き六畳六間の畳敷きのものまで時代や地域によって多様で、また出産時や産後だけでなく月経の際に産屋を使ってい

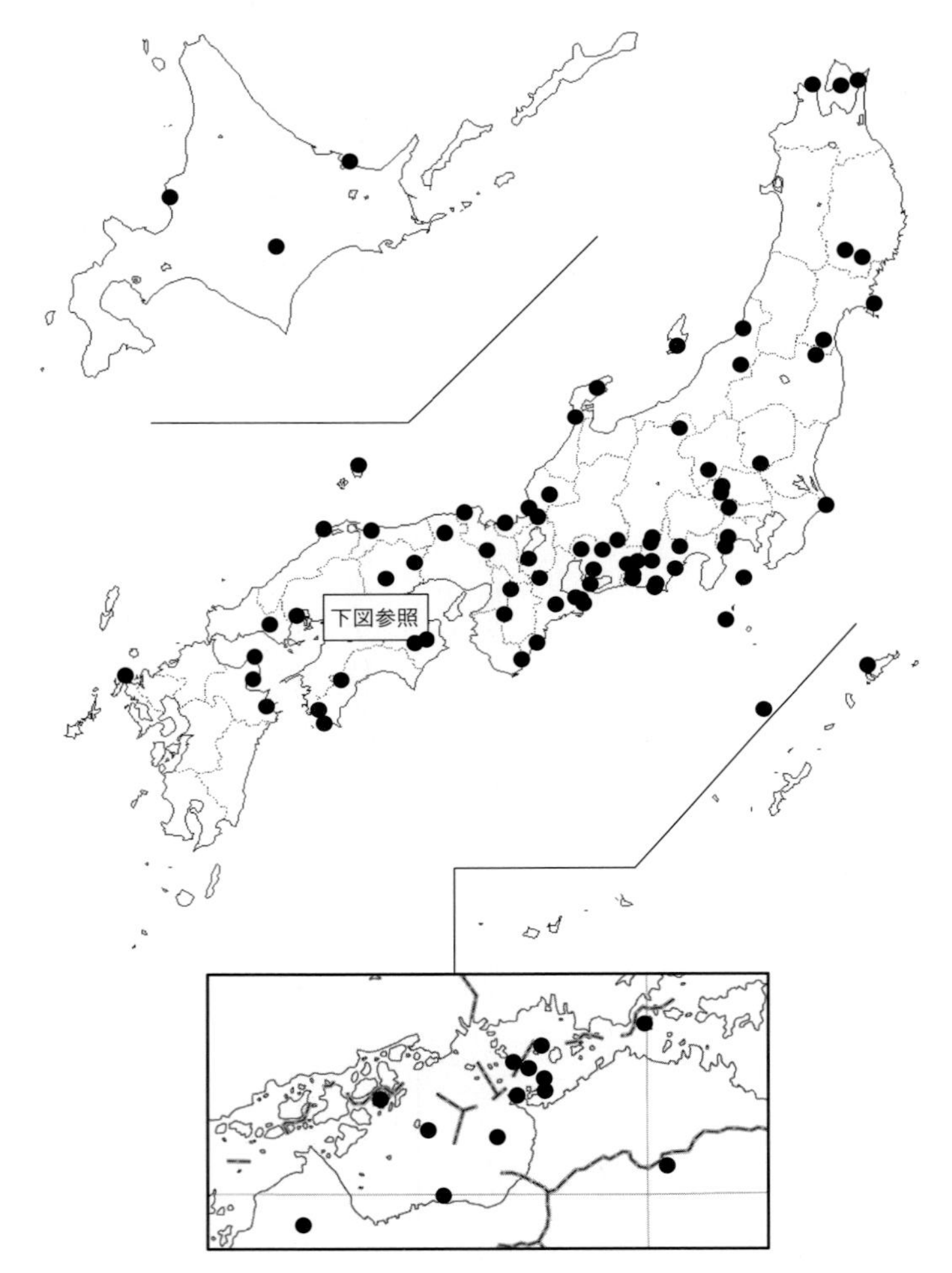

図3－9　産屋の分布図
文化庁編『日本民俗地図Ⅴ（出産・育児）』（1977年）の調査対象地のうち、女性が出産時ないし産後を母屋とは別棟の産屋や物置小屋、他家などで過ごしていたことが確認された地点に●印をつけた。全国的にみれば、産屋が存在しなかった地点のほうが圧倒的に多いが、瀬戸内および東海、若狭地方などには比較的多くの産屋が存在したことが確認されている。

た例もある。そして女性が産屋から自宅に戻る際には、海水や塩などで身をきよめる場合があり、帰宅後直ちに日常生活に戻れるとも限らなかった。

産屋は遠い昔になくなったと考えられやすく、また出産のケガレは、明治五（一八七二）年の太政官布告第五六号「自今産穢不及憚候事」によって、国家の制度上は憚る必要がないとされた。しかしながら、地域によっては、産屋が第二次世界大戦後まで利用されたケースもあり、なかには「近代的な産院」とされたものもあることが知られている。

その代表例として、二七三世帯五九〇人（二〇一〇年国勢調査）が暮らす漁村・香川県観音寺市伊吹島の出部屋（デービヤ）をあげることができる。出部屋は、産後の母子が約一か月間を過ごす島共有の産屋で、約四〇〇年前から存在したと伝えられている。大正期の出部屋は、内務省から「遅れた」もの、「異様」なものとみなされていたが、昭和初期には、出部屋が「妊産婦保護」を目的とした「伊吹産院」として皇族関係の組織によって認知され、改築費用などの助成を受けた。その背景には、妊産婦を社会的に保護すべきであるとする社会事業（妊産婦保護事業）の広まりと、「隣保共助（りんぽきょうじょ）」を重んじる農山漁村経済更生運動があった。当時の出部屋には、医療者の関与や特別な設備があったわけではなく、当初政府が想定した妊産婦保護の枠組みからは外れるものであったが、出部屋は地域の相互扶助による――低廉で現実的な――妊産婦保護施設として評価されたのである。やがて政府も、昭和一三（一九三八）年成立の社会事業法に基づいて「伊吹産院」に助成金を交付するようになり、日本の産院の歴史が古いことを示す際に「伊吹産院」の由緒を利用するようになる。戦後には、伊吹島で開業した助産婦が、出部屋を否定するのではなく、むしろ積極的に活用して西洋医学に基づく分娩介助を行い、女性たちの衛生知識の向上に努めた（図3-10）。このように出部屋は、妊産婦保護や出産の医療化といった日本社会の動向をうまく取り込む形で存続したのである。

一方、島内に目を向けると、漁業が島の暮らしの中心であるとともに、死と隣り合わせの営みでもあった。そのため、漁師の篤い船霊信仰とも関わる出産のケガレ観から、出部屋の存在が当然視されていた。普段姑と同居する女性の多くは、産後の出部屋生活を満喫していたが、出部屋に違和感をもつ女性などもおり、そうした女性をも利用者として取り込みながら出部屋が存続してきたのは、出産のケガレというものが島全体の規範として作用していたことの証左である。また、島外の産婦人科医院で出産した女性が退院後に出部屋を利用するということも珍しくなかった。

産屋はこれまで、西洋医学などに関わる近代的な制度と相容れないものとして描かれることが多かったが、伊吹島の出部屋のように、むしろそれらを島に導入する拠点となって存続した産屋もあった。しかしそのことが、島における出産のケガレ観を正当化し、温存させた一因にもなっていた。出部屋は、日本社会の変化と地域のありようとのズレや矛盾を引き受けながら存続してきたのである。なお、伊吹島では、昭和三〇年代以降の島の生業と家族構成との一体的な変化に伴い、女性たちが産後を実家で過

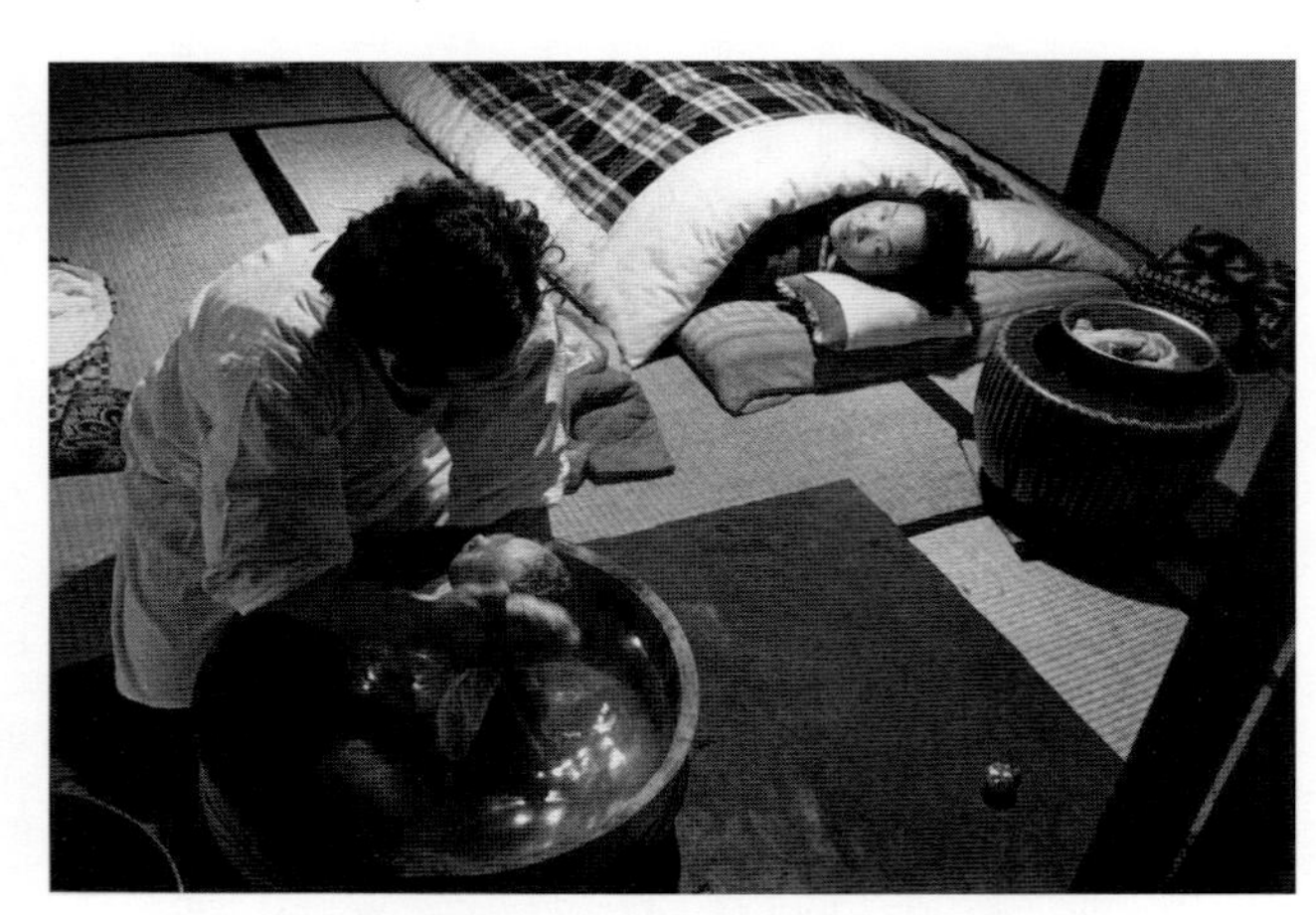

図3－10　出部屋で新生児の沐浴をする助産婦
（1956年、緑川洋一撮影）

ごすようになったため、出部屋は昭和四五（一九七〇）年に閉鎖に至った。

伊吹島において病院での出産と産屋の利用は相反することではなかったが、そうしたケースは福井県敦賀市白木などでもみられた。また、地域によっては出産の施設化と産屋習俗とがより連続的に捉えられている場合もある。例えば、二四世帯六六人（二〇一〇年国勢調査）の小さな農村である山形県西置賜郡小国町大宮の大宮子易両神社に付設された産屋（小屋場と呼ばれる）は、女性が出産時から産後一週間までを過ごす場であり、神社のある大宮の「神聖」な土地を出産でけがさないために隣の地区の飛び地とされる場所に設置されている。大宮の人々は、衛生行政の指導に抗いながら、小屋場で産めば神社の加護があり安産できるという信仰のもとで小屋場を堅持した。少なくとも大正期以来、小屋場での出産には助産婦が立ち会い、戦後には、難産になると医師が小屋場に駆けつけたため、女性たちは神への信仰と医療への信頼をもって出産に臨んでいた。しかし、昭和四〇年代前半に神社関係者の女性が難産になり、小屋場から病院へ搬送されたことなどがきっかけとなって、小屋場の利用はなくなっていき、自宅出産の段階を経ることなく地区外の病院で産むようになった。大宮の「神聖」な土地をけがさないという意味では、小屋場と地区外の病院は対等であり、女性たちは逆子などの医学上のトラブルを契機に、「病院で産んでも神社の加護があるだろう」と信仰を少し変化させることで病院での出産に臨んだ。忌明きの概念は残存したが、やがて病院での一か月健診と同一視されるようになった。

出産の施設化というのは、女性たちが病院で出産するようになったという結果だけをみれば、全国共通の現象であったと考えることができるが、それ以前の地域の出産のありようや女性を取り巻く生活環境がいかなるものであったかによって、施設化の意味するところは大きく異なる。産屋の歴史は、ケガレと出産の施設化という一見すると無関係の両者が実は非常に近いところにあるということを私たちに教えてくれるのである。

参考文献
文化庁編（一九七七）『日本民俗地図Ⅴ（出産・育児）』財団法人国土地理協会
伏見裕子（二〇一二）「山形県小国町大宮地区の産屋にみる安産信仰と穢れ観の変化」『女性学年報』三三、一－二七
伏見裕子（二〇一六）『近代日本における出産と産屋』勁草書房
民俗学研究所編、（一九五一）『民俗学辞典』柳田國男監修、東京堂出版
大藤ゆき（一九六九）『児やらい』岩崎美術社

第3章　戦後の助産婦教育

大出春江

戦後、助産師は一貫して減少し、二〇一二年現在の就業助産師総数は三万人前後を推移している。このうち九割近くが病院や診療所に勤務する。病院や診療所では助産師は看護師と区別がつきにくい。地域の開業助産師を探すのはもっと困難である。助産婦（師）の戦後はなぜこれほどに変化したのだろうか。ここでは戦後の助産婦教育を方向づけた政策と制度が保健婦助産婦看護婦法（保助看法）に始まるという視点に立ち、その後の助産婦教育がいかに分娩介助という実習から離れていったか、その変化をたどる。具体的には、戦前の産婆教育が昭和一七（一九四二）年国民医療法の成立を経て戦後の保助看法成立のなかで大きく変容していくプロセスを中心に、

一九九〇年代までの助産婦教育を概観する。

1　GHQ公衆衛生局の助産婦「民主化」政策

日本の教育制度は第二次世界大戦敗戦後のGHQ／SCAP（連合国軍最高司令官総司令部）占領下において、昭和二二（一九四七）年四月に公布された学校教育法により新制度に変わった。新学制のもとで、助産婦資格の制度的枠組みは、GHQ公衆衛生福祉局（PSW）の設置および医療福祉政策によって決定づけられた。GHQ公衆衛生福祉局長に就任したC・F・サムスは看護課長にG・オルト少佐を迎え「看護改革」に乗り出した。サムスの問題関心は、当時の日本の医療や看護をいかに改革するかにあり、それはいかにして米国の医療モデルを日本社会に根付かせるかという方法に直結していた。サムスのとった方法は、占領期以前の日本の医療や看護を徹底して前近代的と捉え、米国の医学教育や看護教育および病院組織を参照し、これをモデルとして日本の医療や看護を「民主化」するというものであった（サムス　一九八六）。この看護制度改革の象徴であり助産婦教育の根拠法となったのが保助看法であった（名称は二〇〇二年四月から保健師助産師看護師法に変わった）。

2　戦前の産婆教育との不連続性

戦後の「民主化」政策は看護婦の教育を基本に、その上で保健婦と助産婦の教育を行うという考え方に変わった。

しかし三つの職能はそれぞれに全く異なる歴史的過程を経て成立しており、そのなかで最も歴史が古く、日本の近代化過程で最初に資格規定されたのが産婆だった。

二部でみたとおり、明治三二（一八九八）年に公布された産婆規則により、産婆であるための資格要件が全国統一された。産婆規則第七条と第八条で医療行為や投薬をすることは禁じられていたが、昭和に入っても医師や産婆のいない町村は全国で三，〇〇〇を超えており、山間僻地と都市部では産婆の期待される役割の地域間格差が極めて大きかった。このため「臨時救急ノ手当」を目的にカンフル程度の注射を認めて欲しいという要望が群馬県、滋賀県、神奈川県などの産婆会から大日本産婆会大会に提出されていた。それらを現場の必要に合わせて限定的に認めようとする立場と、医師の業務範囲への越境であるとする議論が繰り返された（大出 二〇〇六）。

昭和一三（一九三八）年一月に厚生省が誕生し、戦時体制下における国民体力増強や人口増加（出生増加と死亡減少）を目的として、医療者は「人口資源」の増強に向けて協力を求められていった。昭和一七（一九四二）年二月国民医療法が戦時立法として成立する。この法律において、産婆は医師、歯科医師、保健婦、看護婦とともに「医療関係者」と位置づけられ、戦時体制に組み込まれ、名称も「助産婦」と改められた。ただし法律の施行は規定ごとに異なり、保健婦は昭和二〇（一九四五）年六月、助産婦と看護婦については昭和二二（一九四七）年五月からそれぞれ「助産婦規則」と「看護婦規則」として施行された。

ところが敗戦後の占領下において、これら三者の規則を一緒にして「保健婦助産婦看護婦令」が政令として昭和二二（一九四七）年七月に公布されることになった。その前年には三者の職能を一本化した「保健師法案」が昭和二一（一九四六）年に検討されたが、廃案となっている。この「保健婦助産婦看護婦令」が翌昭和二三（一九四八）年七月末に法律として引き上げられ、保助看法が国会で成立した。

三つの職能を広義の看護として一本化することには、当時の産婆会からの反対が特に強かった。それでも最終的には昭和二一（一九四六）年一一月日本産婆看護婦保健婦協会（一九五一年「日本看護協会」と改称）が半ば強引に設立された。この協会設立がいかにGHQ幹部の意向に沿って実現されたかについては大林道子が記している（大林 一九八九：六－一五）。

最終的にこの三者を看護職として一本化したことにより、助産婦教育は看護婦教育を受けるか看護婦の資格を取得したあとでないと受けられないしくみとなった。このことが戦前の助産婦教育との連続性を失わせたのである。廃案にはなったものの「保健師法案」に象徴されるように、PSWからすれば産婆の固有性への関心など全くなく、改革の対象であった。かろうじてGHQ助産婦係のE・マチソンが当時の助産婦の働きかけにより日本の家庭分娩や出産の現状について理解を深めたことにより、助産婦の再教育を条件に助産婦制度が残された（大林 一九八九：一六一－一六二）。この時期は助産婦や保健婦を対象とする再教育のための講習会が全国で行われていた（日本看護協会 一九六七＝一九八五：二六五－二七一）。

3 戦後助産婦教育カリキュラムの変遷

では助産婦の養成は具体的にどのように変化したのか。保助看法の制定により看護婦養成所への入学資格は高等学校卒業が条件になった。養成所で三年以上の教育を受け国家試験合格により看護婦の資格が与えられる。助産婦と保健婦になるには、看護婦資格をもつか、三年間の看護婦教育課程を経たのち、それぞれ六か月以上の教育を受け、はじめて国家試験受験資格が与えられることになった。前原澄子によると、新制度の教育が始まった年の指定規則を満たした助産婦養成所は八校、第一回の助産婦国家試験合格者は八名だった（前原 二〇〇〇）。

（表3－5のつづき）

平成元（1989）年		平成8（1996）年	
学科	時間数	学科	単位数
助産学概論	15	基礎助産学	6（5）
生殖の形態・機能	45	助産診断・助産技術学	6
母性の心理・社会学	45	地域母子保健	1
乳幼児の成長発達	15	助産管理	1
助産診断論[5]	105 ┐（270）	臨地実習	（計8）
助産技術学[6]	105 ┘	助産学実習[9]	8
地域母子保健[7]	15（45）		
助産業務管理[8]	15（45）		
計	720（うち360）時間	計	22（21）単位

実習	時間数（再掲）		
計	360時間		

（　）は実習時間数　　　　（　）は実習単位数

備考6）助産診断学、助産技術学として、実習は270時間

備考7）保健所実習を含む

備考8）助産所実習を含む

備考9）実習中分娩の取り扱いを、助産婦または医師のもとに学生1人につき10回程度行わせること

『保助看法60年史編纂委員会』（2009）：98～99（掲載の都合上、筆者が一部改変）

表3－5　助産婦（師）学校養成所カリキュラムの推移

昭和26（1951）年		昭和46（1971）年	
学科	時間数	学科	時間数
産科学	90	母子保健概論	15
新生児学	40	母子保健医学	40
助産原理及び実際	（計130）	助産論[1]	240（うち135）
助産倫理及び助産史	15	助産業務管理[2]	60（うち45）
助産法	80	母子保健管理[3]	225（うち120）
母性保健指導	20	地域母子保健[4]	105（うち60）
乳児保健指導	15	家族社会学	15
母子衛生行政	20		
衛生教育	10		
社会学	15		
栄養	15		
医療社会事業	15		
研究	35		
計	370	計	720（うち360）時間

臨床実習	週数	実習	時間数（再掲）
分娩室	8		
新生児及びじょく婦室	6		
産科外来	6		
保健所実習	1～2		
計	21～22週以上	計	360時間

（　）は実習時間数

備考1）実習中分娩の取り扱いを、助産婦または医師のもとに学生1人につき10回以上行わせること

備考2）45時間は助産所実習を含む実習にあてること

備考3）120時間は保健所実習を含む実習にあてること

備考4）60時間は保健所実習を含む実習にあてること

備考5）実習中分娩の取り扱いを、助産婦または医師のもとに学生1人につき10回以上行わせること

表3－5は戦後の助産婦教育カリキュラムの昭和二六（一九五一）年から平成八（一九九六）年までの変化を示している。昭和四六（一九七一）年のカリキュラムは、「保健婦助産婦看護婦学校養成所指定規則」の改正に伴い変更されたものである。前原によると、教育課程の背景にある医療概念の変化、すなわち「健康の増進・疾病の予防・疾病の回復・リハビリテーションの一連の過程を包括する、総合医療（comprehensive health care）の概念」に基づく医療実践がなされるようになったため、助産婦教育課程もそれに従った変化を求められることになったという。具体的にはそれまで産科学・新生児学を基盤とした助産の分野に限った教育内容であったものが、助産婦を「母子保健を担う職種」として位置づけ、それらがカリキュラムに反映された（前原 二〇〇〇）。助産婦の守備範囲はより広くなった分、助産の専門家である比重は小さくなった。分娩介助実習についてみると、「学生一人につき一〇回以上行わせること」という規定は平成元（一九八九）年改訂カリキュラムまで継続していた。

学校制度についていうならば、①助産婦学校養成所、②短期大学専攻科、③大学の三つの養成課程のいずれかを経て、助産婦国家試験を受験し資格が得られていた。ところが一九九〇年代終わりから起こった看護教育の大学化の進行とともに、助産婦教育も大学化が進み、①と②が漸減していった。助産婦養成所は大学院、大学専攻科、大学別科、短期大学専攻科、専修学校と多様化し、修業年限がさらに延びる傾向にある。分娩介助実習は平成八（一九九六）年以降「一〇回以上」が「一〇回程度」と変更された。大学カリキュラムのあおりと実習先の分娩数の減少とで、実習数は半分にも満たない事態も起こるようになった（詳細は第四部第二章を参照）。戦後の助産婦（師）教育の変遷を昭和二六（一九五一）年以降のカリキュラムの改訂からみると以上のとおりである。

4 等閑視された助産の専門家養成

助産婦を養成する視点から、戦後日本の助産婦教育はどのように捉えられているだろうか。医師で医学史家の蒲原宏が「新潟県助産婦教育史」という講演録で新潟県の例を述べている。新潟県では、昭和一四（一九三九）年に一、九六八人いた助産婦が昭和三八（一九六三）年には一、四〇〇名を割り、戦後、減少の一途をたどった。蒲原はその理由として産婆学校の衰退が大きく関わっているという。新潟県は明治一〇年代から新潟産婆教場をはじめとして「私財を投じて」産婆養成を行った学校の歴史がある。その歴史も昭和二五（一九五〇）年宮川産婆学校の廃止とともに終わり、昭和四一（一九六六）年時点では新潟大学医学部助産婦学校のみになった。一九六〇年代の助産婦教育について「開業助産婦というよりも大病院勤務の助産婦希望者が養成されたり、大病院産科看護婦が病院の法制上移託（ママ）入学の型で入学させられており、県下における助産婦教育はきわめて消極的に続けられている」（蒲原 一九六六）と述べている。そして、この懸念は保助看法の施行時まで遡ることができる。

保助看法が施行された直後の昭和二七（一九五二）年、『助産婦雑誌』には「これからの助産婦教育」として当時の厚生省看護課の鈴木隆子司会による座談会がある。そこでは看護教育ののちに助産婦を養成する形の戦後教育への移行に対するさまざまな問題点が表明されている。開業助産婦で当時、日本看護協会助産婦部会書記長だった瀬谷かねは、「助産婦の学校は看護婦の学校を出た方が入ることになっておりますが、今度の看護婦の学科内容で浸透教育というものはすぐに助産婦に役立つようになっておられるんですか」と疑問を投げかけている。続けて、助産婦教育課程が「六か月はもちろん一年でも駄目だ」とも発言している。発言の意図は座学中心の知識詰め込み型教育により、助産婦教育の根幹である分娩介助実習の時間が確保できないことへの疑問にある。規定上、分娩介助実習は少なくとも一〇例以上だったが、助産婦教育に五〇～六〇例の分娩介助経験が必要だと考えていた瀬谷からすると、とうてい満足のいく数字ではなかった。これは当時の開業助産婦の声を代表するものだったにちがいない（鈴木 一九五二）。

戦後の助産婦教育はＧＨＱ公衆衛生局の監督・統制のもとに作成された保助看法に基づいていた。それは看護婦養成の充実を図ることを第一義とし、助産婦教育はそれに積み重ねる形で行われることになった。保助看法設立時に遡って助産婦（師）教育をみてみると、これを看護職の一つと位置づけたために、病院化が進む日本社会において急務の看護職養成という課題に常に振り回され、その結果、助産の専門家養成が構造的に後回しにされてきた歴史だったことが改めて確認される。

引用文献

保助看法60年史編纂委員会（二〇〇九）『保健師助産師看護師法60年史――看護行政のあゆみと看護の発展』日本看護協会出版会
蒲原宏（一九六六）「新潟県助産婦教育史（医学史研究会第5回総会特集 1）」『医学史研究』一九、一〇〇五－一〇〇七
前原澄子（二〇〇〇）「助産婦教育の変遷」『周産期医学』三〇（一二）、一六四三－一六四七
日本看護協会編（一九六七＝一九八七）『日本看護協会史・第1巻 昭和21年～昭和32年』日本看護協会出版会
大林道子（一九八九）『助産婦の戦後』勁草書房
大出春江（二〇〇六）「病院出産の成立と加速――正常産をめぐる攻防と産師法制定運動を中心として」大妻女子大学人間関係学部『人間関係学研究』七、二五－三九
サムス・クリフォード・Ｆ（一九八六）『ＤＤＴ革命――占領期の医療福祉政策を回想する』岩波書店
鈴木隆子他（一九五二）「これからの助産婦教育」『助産婦雑誌』一（六）、二五－三七

第4章　持続可能な公営助産所とは——横の連携・縦の継承

中山まき子

出産の施設化・医療化の進展に伴う出産管理の浸透に抗して、医療的介入をできるだけ排した「家庭的」出産を望むユーザーの声は強い。日本では出産の施設化過程で、助産師と医師と行政が有機的につながり、女性たちに「家庭的出産」を提供する「母子健康センター」という施設が公共事業として全国各地に約七百か所設置されていた歴史がある（図3－11）。

1　母子健康センター「助産部門」

同施設は、一九五七年に厚生省児童局（当時の名称）が日本全国の乳幼児死亡率の地域間格差の是正、周産期死亡率や妊産婦死亡率の低減を政策課題として掲げ、そのためには「施設内分娩率を高めることが有効である」と政策目標を立て、イスラエルなどの外国の施設を模範に開始した事業である。厚生省児童局は申請があった市町村を選び、国庫補助金で施設建設費を支給し、認可された自治体は「助産部門（公営の助産所）と母子保健指導部門」からなる母子保健総合施設を建て、その後の運営を各市町村が担った。事業初年度には全国に五三施設が設けられ、二十年後（一九七八）には合計六八〇施設が全国で運営されるに至る。また、一九六五年に制定された母子保健法第三章第二十二条には同施設が「母子保健施設」と定められ明文化された。初期十年ほど（一九五八－七四）の母子健康センター事業の中核は「助産部門（公営の助産所）」で、同機能は日本各地の出産の施設化を促し、その後の医療化を推進する要因になった。日本郡部の施設分娩率が九割を超えるころ、厚生省は助産部門を有さず保健指導部門だけの事業を認めるため母子健康センター設置要綱を改訂する（一九七四年）。やがてもう一つの機能である母子の保健指導部門も、公衆衛生局主管で開始された「保健センター施設事業（一九七八年）」に包摂され弱体化していく（図3－12）。

本章では、事業の「助産部門」に焦点を当て、公営助産所を三十七年間続けている「X村母子センター」の事例を示し、同所の事業の展開と推移、特徴を述べていく。

さらに、二〇〇二年現在母子健康センター名で登録されている施設を運営する一二六の自治体に質問紙調査を実施した結果（回答五八か所）と、全国十施設の訪問調査結果を合わせ、助産事業の「存続・閉所」を分けた諸要因を抽出し（詳細は、基盤研究（c）参照）、持続を可能にしている運営のシステムや人々のあり方を考える。

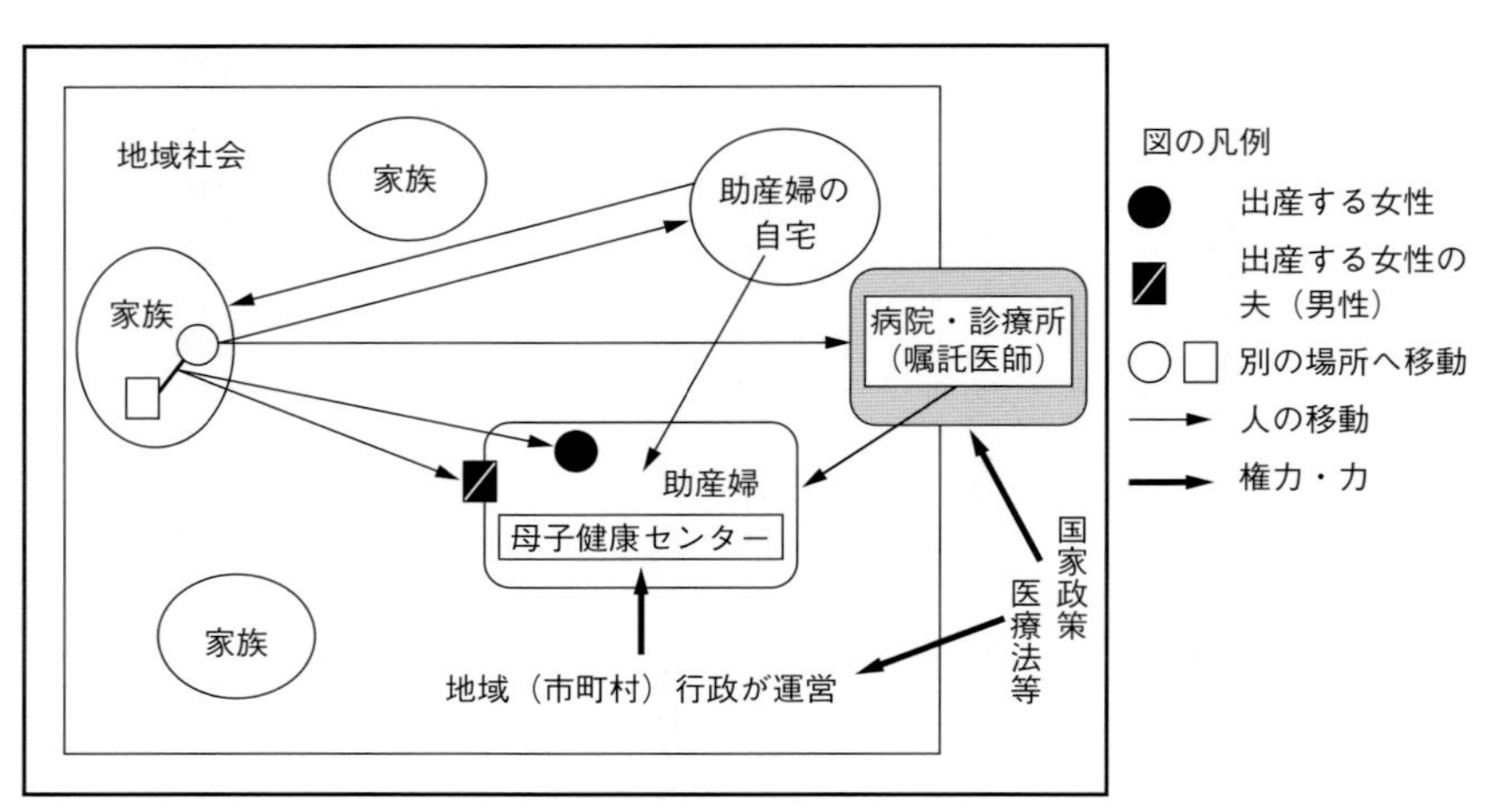

図3－11　母子健康センター助産部門での出産
中山まき子（2001）：377より

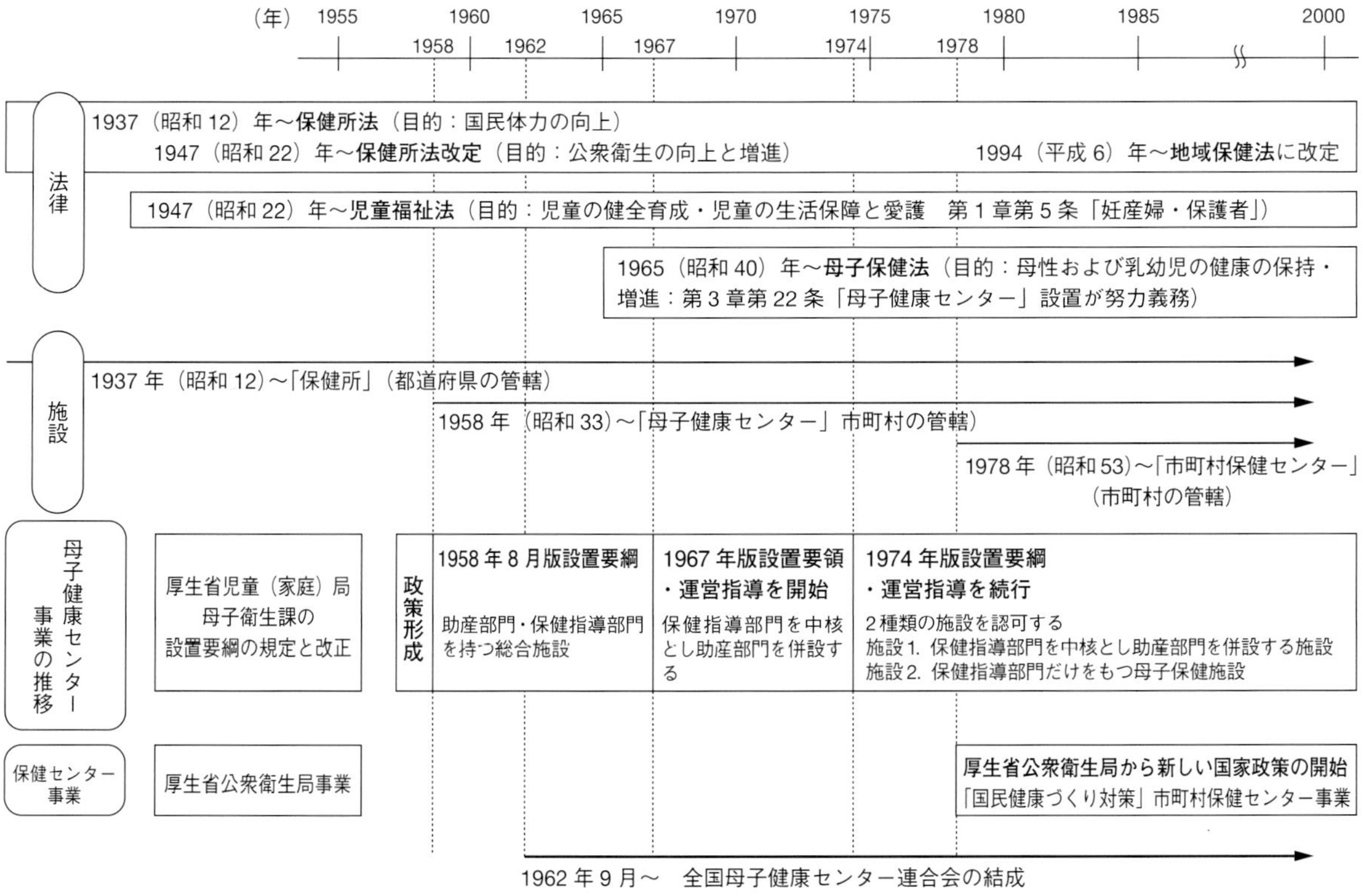

(年) 1955 1958 1960 1962 1965 1967 1970 1974 1975 1978 1980 1985 2000

法律

1937（昭和 12）年～**保健所法**（目的：国民体力の向上）

1947（昭和 22）年～**保健所法改定**（目的：公衆衛生の向上と増進）

1994（平成 6）年～**地域保健法**に改定

1947（昭和 22）年～**児童福祉法**（目的：児童の健全育成・児童の生活保障と愛護　第 1 章第 5 条「妊産婦・保護者」）

1965（昭和 40）年～**母子保健法**（目的：母性および乳幼児の健康の保持・増進：第 3 章第 22 条「母子健康センター」設置が努力義務）

施設

1937 年（昭和 12）～「保健所」（都道府県の管轄）

1958 年（昭和 33）～「母子健康センター」市町村の管轄）

1978 年（昭和 53）～「市町村保健センター」（市町村の管轄）

母子健康センター事業の推移

厚生省児童（家庭）局母子衛生課の設置要綱の規定と改正

政策形成

1958 年 8 月版設置要綱
助産部門・保健指導部門を持つ総合施設

1967 年版設置要領・運営指導を開始
保健指導部門を中核とし助産部門を併設する

1974 年版設置要綱・運営指導を続行
2 種類の施設を認可する
施設 1. 保健指導部門を中核とし助産部門を併設する施設
施設 2. 保健指導部門だけをもつ母子保健施設

保健センター事業

厚生省公衆衛生局事業

厚生省公衆衛生局から新しい国家政策の開始
「国民健康づくり対策」市町村保健センター事業

1962 年 9 月～　全国母子健康センター連合会の結成

図 3－12　母子健康センター事業―法律・施設・設置要綱―
中山まき子（2001）：397 より

2　X村母子健康センターの三七年

中部地方中山間地帯に三七年間（一九六八－二〇〇五現在）、初期の事業理念や目的を変えることなく母子健康センターを運営し続けている人口三、〇〇〇人ほどの村がある。X村と名付けたこの自治体は、深刻な少子高齢化・過疎化を抱えつつ、一九九五年には母子健康センターをリニューアルし、今なお充実した運営を続けている。大多数の自治体が助産部門を、または施設全体を閉所するなかで、村の年間出生数が現在二〇人前後のX村は、なぜ、改築してなお事業を続けるのか。施設は、どのように運営・維持されてきたのか、筆者の聞き取り調査から解明していく。なお、医療法第五次改定が始動した二〇〇五年以降の変動については、文末の追記を参照されたい。

2・1　施設開所の経緯

X村に医療施設が設けられたのは一九五一年で、前年の国保制度復活を機に国保直営診療所が設けられた。同年には村長が「健康の村宣言」を示し、結核予防のため婦人会を中心に村民全員の受診を促す啓蒙活動が行われ、赤痢や感染予防のため日曜清掃日を設け各集落ごとに消毒を行い、学校給食を導入し子どもの栄養管理を充実するなどの取り組みを村民一丸となり実施してきた。一九五八年には診療所を充実させ、村立病院（含産婦人科）とした。こうした長年の健康に対する村の取り組みに対し、一九六五年秋には、厚生省から「保健文化大賞」と副賞百万円が授与された。

受賞当時、X村の出産は村内の開業助産師による自宅分娩が主で、施設内出産を希望する少数の女性たちは、助産師資格をもつ村立病院看護師に介助されたり、隣町にある開業助産所や病院に行かなければならなかった。なぜなら村立病院の産婦人科は、四〇キロ離れた公立病院から週に複数回、医師が通い外来診療だけを行っていたからだ。

X村母子健康センターは、右記の副賞を活用して一九六八年に開所した。厚生省による事業開始年は一九五八年であるから、全国的にみればX村の取り組みは遅い。また施設が母子保健法に定められた一九六五年以降、同施設は医師会などから批判を受け、嘱託医総辞職問題が起きるなど、事業が衰退傾向を帯び始めた時期でもあった。

X村に施設が開所した要因は、そのほかにもある。病院の増設で古い施設に空き部屋ができていたこと、当時病院出産を希望した妊婦が隣町産婦人科医院に移動中に陣痛を引き起こし大騒ぎになったこと、この事件を契機に村の女性たちから村長に空き部屋を利用して出産施設をつくってほしいと要望が出されたこと、村で自宅出産介助を担ってきた開業助産師もまた、女性たちの要望を後押ししたこと、などである。こうした複数の要因が重なり、小さな村に母子健康センターは開所したのである。

2・2　開所後の施設運営とスタッフたち

母子健康センター開所後、X村助産部門は次のような運営が展開された。

〔助産師同士〕施設で雇用された助産師は合計四名で日給月給制がとられた。そのため、助産師たちは二人体制を組み、勤務中の出産を介助することとした。全員が今まで単独で自宅分娩を担ってきた助産師たちには「誰かを主任に決めることはできなかった」という。分娩介助も二人体制で行うこととし、「夕べから陣痛を監視している人が助産のときに主、朝から交替で出てきた人が補助、今日はあんた、今日はあんた、という具合」に緩やかな取り決めのなかで主と補助役割を誰もが適宜担うことにした。こうした体制で比較的均等に勤務日を定めた結果、「特定の妊産婦を特定の助産師が担当・介助する」「妊産婦が希望する助産師を選ぶ」システムを設けなかった。そのため、助産師全員が施設を利用する全妊産婦の情報・状況を共有することになった。日給月給という不安定な雇用体制が、助産師間に「横並びの連携体制」を構築したのであった。またこの体制は、体調を悪くしたり、家庭の事情で一時的に勤務できない助産師たちの労働状況を補完し合い、皆が長期間働くことを可能にした。

このように、X村では開所当初から①主任を決めない、②分娩は常に二人の助産師体制、③全助産師が全妊産婦の情報を共有する、など助産師間の連携が十全に図られてきた。なお、独立開業助産師同士が母子健康センターに勤務した際、X村のような連携体制をとることは極めてまれである。

また助産師の誰かが施設に常駐し、妊産婦は、いつでも、誰にでも、自由に相談できるし、出産時には産婦の許可が得られた場合には、誰でも出産に立ち会うことを受け入れ、産後は胎盤を示して丁寧に説明するなど、利用者への情報公開や説明責任を徹底して行ってきた。利用者には入所期間中の思いや感想などについて、自由に記入できるようノートを置き、スタッフは意見収集や改善点を考える資料として活用している。

〔助産師と保健師〕さらに、X村母子健康センターでは、一人の産婦のお産が終わると、助産師たちは必ず「お茶を飲み漬物を食べながら反省会を開く」という。反省会には保健師が参加し、時には医師もお茶に誘われ会話に加わる場合がある。

一九九七年にX村に採用された保健師は「私は母子健康センターで育った」と証言する。当時、センター二階には保健指導部門があり、そこで健診などを実施するため保健師は頻繁に施設に出入りしていた。また一階で助産師たちから、各妊産婦の出産の様子、夫婦や祖父母などの家族関係や家庭環境について聞き、また家庭訪問をして困ることがあると助産師に相談してきた。なぜなら、自宅分娩介助経験をもつ助産師は、妊産婦の家族や家庭、女性たちがおかれている立場や経済状況を熟知していたからだ。こうした「助産師と保健師との緻密な情報交換や意見交換」は、保健師の地域訪問や保健活動にいかされている。

保健師「だから私なんかほんとにねえ、母子センターで育ったようなもんやもんね。母子センターへ聞きに行っては。だからそういう点では、(助産師たちは)すごい先輩としていろいろ私は育てられたっていう部分があるから。それと一緒に仕事をしていくのには私は、専門家がたくさんいて、そしてこの村を守っていくっていうふうな形をとったほうが幸せなんではないかな(と考えている)。」「(妊産婦が)こんなことといっちょったからね、だからこういうこと気をつけなきゃいけないね、とかそういう妊婦さんの不安とかそんなんが健診とか診察のときに、ふっと出れば、助産師さんたちは皆に、この人はこういう不安を抱えながらお産に立っているとか、こういうことを言って安心してるよ、とかっていうのを全部情報交換で。健診リポートにね、皆の助産師さんたちに伝えられるから、助産師さんは皆お産のときに、誰に当たっても同じように対応できるようになってるんです。」

さらに保健師らは、妊産婦をケアする助産師の姿勢、家族の調整役をする助産師の姿、助産師自身が介護を抱えながら働く姿など、女性専門職者のさまざまな姿を見聞きし教えられてきたという。

〔行政担当者〕母子健康センターは、役場から少し離れた場所に設置されているが、管轄は村役場で、保健福祉課が組む「運営予算」で担われる。遠距離から診療に通う嘱託医師(後述)には送迎が必要で、保健福祉課職員がこの役目を担っている。そのため医師と助産師の関わりだけでなく、医師と保健福祉課職員も定期的に会話を交わす時間があり、役場職員は母子健康センターに関する嘱託医師の感想や苦情、意見をおりおり把握した。助産師や保健師はこのように行政担当者が常に母子健康センターの運営や現状を理解していることが、今日まで施設運営を続けることができた理由の一つとして重要だと証言する。

助産師「例えば(母子センターについて)行政側が全然知らない、事務の予算とる側が全然知らないような状態でずっときとると、きっと長続きしない。例えば今まではそれほどそうでもなかったけど、ほかのところも閉めてくし、もうなかなか助産師さんもおらんし、先生も来てくれんようになるで、って（世間で）いっていたときに、（行政側に理解がないと）これほどまでに存続させようとか、建て替えるときに母子センターをこのまんまにしようっていうふうにはならなかったかもしれん。予算とるだけの手腕がないというか、できなかったかもしれないなって。」

〔嘱託医師〕嘱託医師は村立病院産婦人科外来診療を担う医師で、個人契約ではなく、村役場と公立病院との契約に基づく。また同病院は妊産婦や子どもの緊急搬送先でもある。この契約は三七年間続いている。先に述べたように、医師は定期に村立病院や母子健康センターに立ち寄る。助産師からお茶に誘われ、母子健康センターの現況を把握し、また最新の技術や情報を助産師に提供し、助産師は先端動向を知る機会を得る。送迎担当の役場職員を送迎時に意見交換をする。今日までに担当医師は複数交替し、時には助産部門のあり方に疑問を投じる場合もあった。その際は、村長・役場職員らが直接医師を訪問し、意向を聞き、問題点を話し合うなどして互いのズレを調整してきたという。こうしてX村では嘱託医師の契約拒否問題は発生してこなかったのである。

〔記録の保持〕X村では、現時点での助産所利用者数は即座にわかる。なぜなら、施設では開所後の誕生第一号母子から「出産名鑑」を記録し続けているからだ。名鑑は施設運営者が単独で記録しているのではない。産んだ者と介助した者との共同記録として、記述される。退院時に新しく親となった人々が自分の名前と子どもの名前を記入し、不足事項などについては助産師が書き加える。B五判和紙ノートに一組一頁を用いる。このページの最後の番号が、現在の出産介助総数を示すのだ。和紙の立派な名鑑は、ノートが新しくなるたびに当該村長が冒頭に鑑文を記す。途切れなく続く施設の記録は、現在合計十二冊（二〇〇三年二月十五日現在二、一七四名）で村史の一端として重要な記録になっている。

〔助産師の高齢化と世代交代〕一九八七年に若手助産師が公務員として雇用された。

彼女は結婚後にX村に居住し、村立病院で看護師として働いていた。第二子を母子健康センターで出産し高齢化する助産師の状況を目の当たりにして「助産師になって母子健康センターを継ぎたい」と思うようになる。

この女性の意志をベテラン助産師、保健師、村役場の全員がバックアップし、家族が協力した。彼女は片道二時間かけて、丸一年間学校に通い助産師資格を得たのである。その際、村は公務員として有給による派遣措置をとった。資格取得後は、助産介助二人体制のもとで、ベテラン助産師から優れた経験に基づく技術、叡智、心意気を伝授された。とはいえ、ベテラン助産師はあれこれと言葉で指導したわけではなく、一緒に分娩介助を担うことを通して、身を以て覚えさせたという。こうして助産師から助産師へ、次世代の育成が行われたのである。

2・3　施設のリニューアル

一九九五年に、村は母子健康センター施設を改築した。当時の施設利用者は年間三〇名ほどで、うち半数は隣町住民であった。改築に際して、新世代助産師は全国の施設改装状況に学ぼうと調査をしたところ、大多数の母子健康センター助産部門が閉鎖されていたことを知ったという。またX村では、改築に対して国庫補助金は一切得られないこと、税収を見込める産業が存在する村ではないことを承知で施設改築を進めた。改築案の主導者は助産師で、利用者の利便性を最大限に考え創意工夫した設計を行い、リニューアルされた。

村はなぜ助産施設を改築してなお続けようとしたのか。この問いに助産師と保健師は「誰もここを潰そうと思わなかったから」とあっさり答え、次のように補足した。

助産師「幸せなことに、村長さんの娘さんでもやっぱり（母子健康センターで）出産されますし、病院の看護婦さんでも出産してくれますので、そういう意味では、あすこ怖いからやめときなさい、っていう目では見られてないとは思うんですよ。普通なら多分、その仲間同士で、あそこ嫌だから止めときなさいよ、っていう風だったら、村長さんの娘も看護婦さんも、ここには産みにこないと思うんですよね。だから、そういう意味では幸せかなと。評判はそういうところからたってきますよね。」

また、施設改築時の村長の言葉も興味深い。

「私はね、今、高齢化ということを盛んにいうわけですけれども、それは後が十分に育っていないということで高齢人口の比率が増えてくるんです。だから、若年定住対策に力を入れ、特に子どもさんにたくさん生まれて育ってもらわないと、老人対策も基本的にうまくいかないわけですね。そこで私たちは、あえてこの時代に母子保健を強化し、助産についても、身近なところで、安全に、格安にお産をしていただきたいということで残すことにしたのです。〝母子保健の方は人数が少なくなったから縮小した〟という話をよく聞くわけですが、私は、あえてこの際設備を強化し、若い方の集まりでも子どもさんを産み育てることの意識をお話ししてるんです。うちのセンターは、これまで大きな事故もなくやってきましたし、県立の病院の先生もバックについていてくれますから、安全度は高いです。」「やはり、本来の姿からいえば、お産は自然分娩が本当の姿ですからね。だからできるだけ自然分娩を大事にしてやっていけば、それほど問題は起きないということを、私も過去の母子健康センターを見ていてわかるわけですよ。病院に産婦人科をつくってセンターを吸収するところも多いけれど、私は、お産は病気と考えとらんもんでね。自然な形で生まれてくるのが通常ですから。気まずい思いして病人の方と一緒になるより、連携はとれてるんですから、もっと身近な場所のほうがいいでしょう。今は生活や環境がおかしいから栄養過多や運動不足で異常になる人が増えてるそうでが、田舎の人は、本当に生まれる日まで働いて、お産は軽かったですねえ。だから、病院にいってお医者さんに頼るよりも、きちんと健康管理をして、正常に産めるようにするのが本当の姿ではないですか。小さな町で病院と切り離した施設をもつのは大変なことじゃけど、じっと考えてみるとお産や子育てというものは、基本で大切なことですからね。」

（『助産婦雑誌』第四九巻九号、一九九五年九月、七六頁より引用）

助産師・保健師、そして村長の言葉には、他市町村の動向に左右されない自立的姿勢がみられ、リーダーシップを握る村長の理念は注目に値する。

3 システム構築とその根幹

X村での聞き取り調査から、母子健康センターをめぐり、①助産師間の連携、②助産師と保健師の連携、③行政職員と役場専門職員（助産師・保健師）の連携、④嘱託医師と助産師・保健師・行政担当者の連携と、「充実した人的横の連携」を抽出することができた。また、⑤「出産名鑑」という記録の作成・保持、⑥助産師の次世代育成による技術・知恵の伝承など、「縦の継承力」も備わっていた。加えて、首長が連携や継承を阻むことなく、むしろ理念をもって後押しする姿勢も目を引く。

ではなぜ、こうした「横の連携」と「縦の継承力」が持続されたのだろうか。筆者は聞き取り調査時に、助産師や保健師から次のような語りを再々耳にした。

保健師「私たちは、自分を中心においているわけじゃないでしょ。住民を中心においてる。妊婦さんを中心においている。そんなやったら、妊婦さんにとって利益があることはどういうことかって（考える）。」

助産師一「（助産師が個々独自のやり方で出産介助をしていたら）ぬくみないね。ぬくもりがない。」

助産師二「それじゃ、来る人（妊産婦）かわいそうでしょ。」
保健師「そう、かわいそう。」
助産師二「そやし、みんなで（施設を）盛り上げてやっていこうと。その人を皆で診るから、だから皆共通なの。この人のお付きの人っていうのはないですね。皆で診てく。」
保健師「それとここっていうのは、プライバシーは守るんだけど、でも同じ職場のなかでは共通の話題として皆が共通に理解をしなきゃいけない。で、外へは出さないけれど、個々の人（妊産婦など）か一人だけで握って出さないという、そういうプライバシーではない。」

こうした専門職者の発言には、母子健康センターはユーザーのためにあるという理念が貫かれていることがわかる。したがって、施設運営者たちは、利用者の利便性と快適さを主軸に連携するべきで、職場（組織）内での情報交換、報告、検討会などの話し合いは必要不可欠で全員で関わる必要があると考えている。また、助産師が異専門者間の連携を拒むことは、互いの支援体制をシャットアウトしてしまうことを意味し利用者の利益にならないとも言う。しかしそれでもなお助産師はお産のプロだから、最終責任は自分にあると、きっぱり言い切る。

本調査では施設利用者側からの聞き取りを実施することはできなかった。しかし、こうしたX村母子健康センターが、三七年間、村民やユーザーに安心感と心地よさを提供し続けてきたであろうことは、想像に難くない。

なお、X村母子健康センターが現在抱えている問題は、専門職者の長時間労働である。現在二名の助産師が地方公務員として雇用され、非常勤職員を含め二十四時間体制が組まれているが、資金不足で専任助産師の労働負担が大きい。専任の過剰労働を見たとき、次の後継者は育っていくのか案じられる。

4　持続を可能にする要因とは

X村同様に施設を開所し続けているY自治体が、関西地方にもう一か所だけある。

このように事業初期の形態を持続し運営を続ける二つの施設や、閉鎖を余儀なくされた施設への訪問調査〈全国十施設〉、質問紙調査（回答五十八施設）などの結果を総合し、助産事業の存続・廃止を分けた要因を複数抽出した。なかでも、次の七要因が重要だと考えられる。なぜなら、三十余年以上、公営助産所を維持・運営してきたX村とY自治体では、これら七種の要因すべてが充足しており、他方、閉鎖した施設群は、七要因の一つ、または複数が不足していた。特に一～四までの要因の重要性を指摘することができる。

①母子健康センターに一定の施設利用者があるか否か、②医療法・医療法施行規則で定められた嘱託医師を確保し続けられるか否か、③助産師の欠員や高齢化に対応できるよう円滑な世代交代が行われたか否か、④助産師が分娩介助時に二人体制をとっているか否か、⑤市町村長に施設を存続する意志や意欲があるか否か、⑥市町村の保健や医療の将来構想や計画に助産事業を組み込んでいるか否か、⑦他市町村の動向に左右されず、市町村独自の方向性や自立性があるか否か。

本稿では、持続を可能にしてきた医療関連事業（公営助産所）に底流する要因を探ってきた。右に記した諸要素は「チームワーク、チーム内での円滑なコミュニケーション、顧客満足、リスクマネージメントに対応できる連携、ヒューマンファクターの充実、エビデンスに基づく医療とポリシー、説明責任」など、クリニカル・ガバナンスを構成する諸要素とおおむね共通していた。

つまり、X村事業には、水平的な横の連携が構成され、加えて、こうしたガバナンスを次世代にも引き継ぐ「縦の継承力」さえ育まれていた。これらは施設構成員たちによって、自ずと構築されてきたシステムで、その根幹には、「利用者主体」という理念や目的が揺らぐことなく存在していた。X村のこうした視座、内なる力、高い志に、私たちが学ぶことは多い。

引用・参考文献

神野直彦・澤井安勇編著（二〇〇四）『ソーシャル・ガバナンス』東洋経済新報社

中山まき子（二〇〇一）『身体をめぐる政策と個人——母子健康センター事業の研究』勁草書房

中山まき子（二〇〇五）「出産の施設化と母子保健事業——高度経済成長期の転換」佐口和郎・中川清編『講座福祉社会2　伝統と変容』ミネルヴァ書房、三五三-三七九

中山まき子（二〇〇五）『日本の母子政策に関する研究——リプロダクティブ・ヘルス／ライツの視点から』平成十三〜十五年度科学研究費補助金　基盤研究（C）研究成果報告書、全一九三頁

Ruth Chambers・Gill Wakely（二〇〇四）『クリニカルガバナンス』吉長成恭他翻訳、日本医療企画

全国保健センター連合会編（二〇〇二）『全国市町村保健センター要覧』平成十三年版

〈追記〉

二〇〇五年に筆者が訪問調査をした際に可動していたX村母子健康センターの「助産部門」は、二〇〇八年三月をもって閉所され、二〇一六年一月現在に至る。助産部門だけを閉所した理由を尋ねると、第一に、隣接するX村病院が診療所に切り替えられたため、第二に、二〇〇七年の医療法第五次改定により助産所の開所・運営に関するハードルが法的に引き上げられた、特に小児科が提供できなかったなどのためだという。

同法の改定時に、初めて「厚生労働省令」が設けられ、同省令（第一九条対応）では、助産所の開所・運営に対して、嘱託医師および嘱託医療機関との連携が義務化されたのである。さらに詳細に、①嘱託医師は産科か産婦人科医師と限定され、②連携する嘱託医療機関には、小児科があり周産期医療を提供できることが条件づけられたのである。

なお、医療法第五次改定の政策形成・推進過程と連動して、日本の助産所や助産部門が疲弊していく関係については、中山まき子（二〇一五）『出産施設はなぜ疲弊したのか——日母産科看護学院・医療法改定・厚生諸政策のあゆみ』（日本評論社）に詳しい。

本章は『現代のエスプリ』四五八号「医療制度のクリニカル・ガバナンスへ向けて」（二〇〇五年発行）で掲載されたものを，株式会社至文堂および筆者中山まき子氏の了承を得て再掲した。

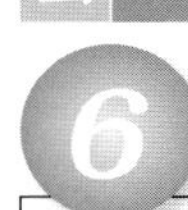

施設化以降の開業助産師と助産所

菊地　栄

一、開業助産師と助産所

助産所の開設に関して法律に示されたのは、昭和二三（一九四八）年の医療法である。それまでの産婆規則（明治三二年）においては、産婆名簿に登録された者が「産婆ノ業ヲ営ム」と明記されていたが、保助看法では助産婦・看護婦国家試験に合格し、厚生大臣の免許を受けた者と改められた。医療法では、「助産所の開設及び管理に関し必要な事項」（第一条）として、「助産所」とは助産師が業務を行う場所（第二条）とし、これに出張のみによってその業務に従事する助産師についても住所をもって助産所とみなす（第五条）と示されている。すなわち「開業助産師」とは助産所開設者[※1]のことであり、助産所に就労している者や出張開業助産師のもとで就労している者は勤務助産師である。

免許制度が変わり、出産の施設化が進むようになると、開業助産師の数は目に見えて減少していった。厚生労働省の平成二一（二〇〇九）年地域保健医療基礎統計[※2]によれば、全国の助産所数（図3－13）は昭和五七（一九八二）年に二、五三三施設だったものが、平成二〇（二〇〇八）年には七八八施設に落ち込み、二六年間で三分の一以下に減少している。

助産師全体の就業者数は、昭和五七（一九八二）年は二五、四一六名だったが、平成四（一九九二）

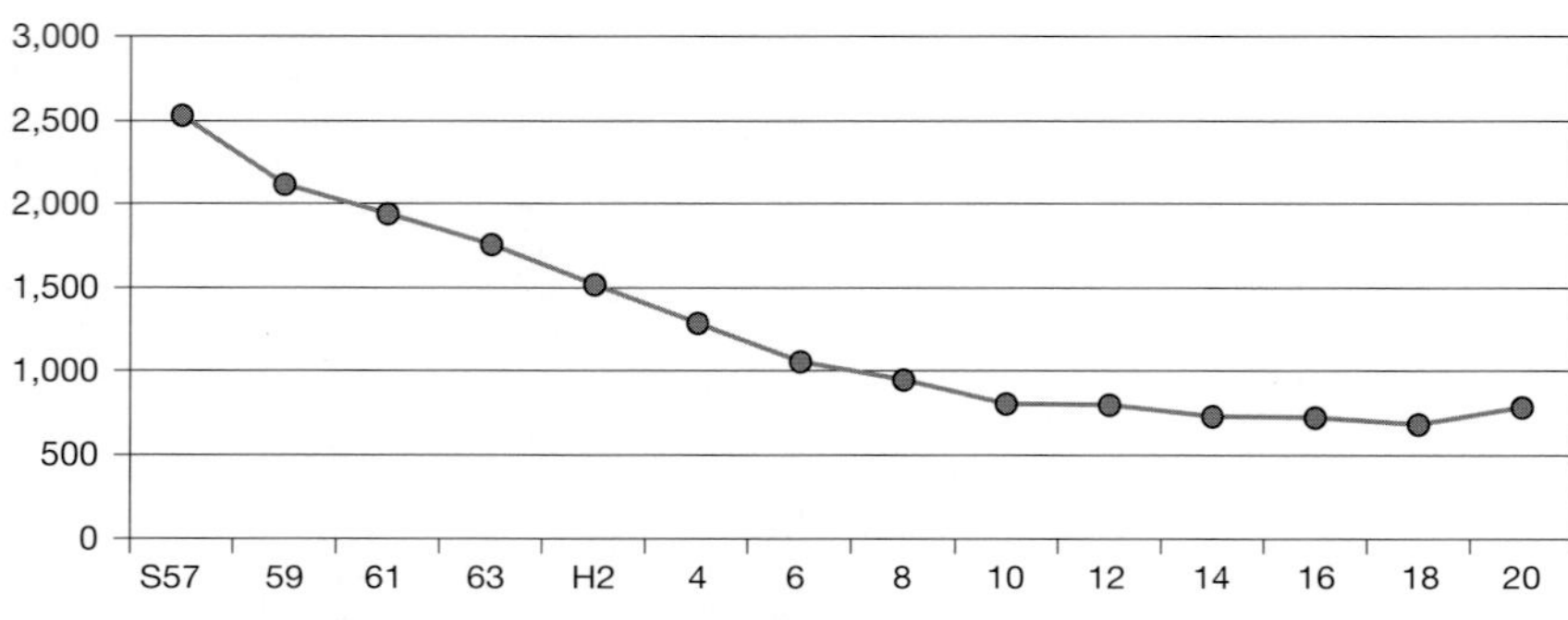

図3－13　就業助産師が開設者である助産所数の年次推移
保健・衛生行政業務報告（衛生行政報告令）2009

年には二二、六九〇名にまで減少し、平成二六（二〇一四）年には三三、九五六名と増加している。[※3] 二〇一四年の就業場所の内訳は、病院二二、〇五五人（六五・〇%）、診療所七、三〇五人（二一・五%）、開業および助産所勤務一、八〇四人（五・三%）、教育・研究機関その他二、七九二人（八・二%）[※4]であり、二〇〇四年以降助産師総数が増加したことにより、助産所の就業者数もわずかながら増えている。

助産所における出産数は、一九六〇年は出生総数の八・五%、一九七〇年一〇・六%だったが、一九八〇年には三・八%、一九九〇年一・〇%、二〇一〇年〇・九%、二〇一三年〇・八%と減少の一途を辿っている。[※5]

二、施設化時代の助産所

開業助産婦の数が減少するなかで、助産所の存在意義は時代ごとに変わってきた。施設化が推進された一九六〇年代前後、助産所はどのような経緯で開設され、また助産婦たちはどのような思いを抱いていたのだろうか。当時、施設化に直面していた助産婦たちは二つの世代に分けられる。戦前に開業し、自宅出産を継続して介助していた助産婦と、戦後に助産婦・看護婦免許を取得した助産婦である。後者は昭和ひと桁に生まれた世代であり、彼女たちにとって自宅を回る従来の産婆の姿は前近代的で、病院こそが希望に溢れる新時代の職場として映ったとしても不思議ではない。
戦前から仕事を続けてきた助産婦たちは、出産の施設化が着々と進むようになると、先見のある助産婦たちが助産所を開設するようになっていく。三重県松坂市の萩原まつへ（明治四二年生）は、県の助産婦総会で「これからは施設開業の時代」という要請を受け、仲間と資金を出し合って松坂市ではじめての助産所を昭和三〇（一九五五）年に開設した。「役場へ届け出を持っていきましたら、『こんなところで助産所をするって？ そんなもの流行るわけないわ。みんなうちで産むのに』って役場の人に笑われました」と語っている（リボーン 二〇〇八：七九）。当時はまだ自宅出産が多かったこの地域では、助産所は助産婦による介助の延長として受け入れられ、また新しさも幸いして萩原の助産所は役場の人の危惧とはうらはらに入院する人々で溢れていた。

しかし、すべての助産婦たちに助産所開設が可能だったわけではない。分娩鞄とわずかな道具があれ

※1 助産所開設者は産科または産婦人科医を嘱託医とすること、それが困難な場合には病院または診療所を嘱託医療機関として定めなければならない（医療法施行規則第一五の二）。
※2 厚生労働省平成二一年地域保健医療基礎 http://www.mhlw.go.jp/toukei/saikin/hw/hoken/kiso/21.html
※3 厚生労働省平成二六年衛生行政報告 http://www.mhlw.go.jp/toukei/saikin/hw/eisei/14/dl/kekka1.pdf
※4 厚生労働省平成二六年度衛生行政報告「就業場所別にみた就業助産師・実人数」より算出。
※5 自宅出産その他の割合は、一九五〇年九五・四％、一九六〇年四九・九％、一九七〇年三・九％、一九八〇年〇・五％、一九九〇年〇・一％、二〇一〇年〇・二％、二〇一三年〇・二％となっている（母子保健の主なる統計二〇一四）。

ば仕事ができた出張とは異なり、助産所開設は土地や資金、将来への見通しがなければ容易に踏み切れることではなかった。国策によって母子保健センターが開設された地域では助産婦たちが職員として吸収され、また病院や診療所に職場を求めていった人たちもいた。

こうしたなか、保助看法以降に免許を取得した世代にも、新たに助産所を開設した若い助産婦たちがいた。彼女たちは当初、病院などで仕事をしていたが、資金を貯めて助産所開設に踏み切っていた。

福岡県春日市の大牟田喜香（昭和四年生）は病院で働いたのち、結婚し、市役所の地域保健に携わりながら資金を貯めて開業した。大牟田は「一九六〇年代に入って、病院では陣痛促進剤が使われ、アメリカ式の分娩誘導が行われていました。ニュースでたびたび病院の悲惨なお産が伝えられていた。ミルクも多用されるようになっていたでしょ。『これはいかん』思うて、開業に向けて準備をしました」（筆者インタビュー　二〇一五）と述べている。大牟田は助産婦として当時の病院出産のあり方に疑問をもち、一念発起して開業に踏み切ったのである。

三、自然出産運動を追い風にして

神戸市の毛利種子（昭和二年生）は昭和三四（一九五九）年に出張開業した。当初は自宅出産の依頼は年に一回あるかないかの状況だったが、乳房ケアなどを続けながら思い切って昭和四九（一九七四）年に助産所を開設している。毛利は「昭和五四（一九七九）年ごろに三森孔子（みもりよしこ）さんが新聞に紹介されて、ラマーズ法を広められて、それで開業助産婦は蘇った」と語っている（リボーン　二〇〇八：九五）。

三森式ラマーズ法によって開業助産婦たちが勢いづいたと語る人は多い。三森助産院に勤めたのち、助産所を開設した矢島床子は、ラマーズ法が全国的に普及していくにつれて、開業助産婦が息を吹きかえしていくのを見ていた。矢島は「(三森)先生の技術は、自分たちが病院で習った技術とは全然違ったのです。……会陰の組織をゆっくり伸ばす『三森式ラマーズ法』というのを確立していて、その呼吸法と介助技術を見て学びました。呼吸と合わせて縦に(会陰を)伸展させて、女性の身体を傷つけない、すごい手技だった」と回想している(平出 二〇一五:一〇〇)。「三森式ラマーズ法」は、単にラマーズ法の呼吸法を改善しただけでなく、会陰を伸展させ、保護する独特の手技を伴っていた。多くの助産婦たちが共感したのはラマーズ法の技法のみならず三森の助産婦としてのカリスマ性にあった。そこに失いかけていた助産婦としての誇りと助産所の存在意義を見出していったのである。

こうしたラマーズ法の時代を経て、一九八〇年代後半に開業助産婦たちはアクティブ・バースに出会う。いち早くフリースタイル出産や水中出産を取り入れたのは助産所だった。また、家庭出産に取り組む助産婦も現れ、一九九〇年代は若干ではあるが助産所や自宅での出産が注目された時期となった。

四、今後の課題

二〇〇三年に報告された厚生労働省子ども家庭総合研究事業「女性が求める妊娠・出産・産後のケアに関する研究」(戸田他 二〇〇三)には、助産師による質の高い継続ケアの必要性が強調されている。研究結果では、「話をじっくり聞く」「わかりやすい説明」など、妊娠・出産・産後を通して一人ひとりに丁寧に寄り添う助産所のケアにとりわけ満足度が高い傾向が示されていた。求められているのは、「安全性」と同時に、医療者と当事者の意思疎通、当事者の意思や希望の尊重、産後ケアなど、女性に寄り添う支援である。こうした研究結果が、平成十六(二〇〇六)年にスタートした厚生労働省健やか次世代育成総合研究事業「健やか親子21」[※6]にも反映され、「妊娠・出産に関する安全性と快適さの確保」という文言が入れられた。

一方で助産所の運営は、産科を取り扱う医療機関の減少などにより、嘱託医や協力医療機関との契約の問題や、出産の高齢化でガイドラインに当てはまらない妊産婦が増加しているなど、厳しい状況が続いている。また平成二一（二〇〇九）年以降、自宅出産や助産所での医療事故がマスコミで伝えられたこともあり、ウェブ上に助産所出産を危険視する書き込みが現れるようになった。さらに平成二三（二〇一一）年の東日本大震災と原発事故によっても影響が出た。自主避難した妊産婦や子どもを連れた母親たちが、助産所で出産する層と重なり、首都圏の開業助産師による出産は減少傾向にある。

助産所は今、その存在意義が改めて問われる時代を迎えている。産む人に寄り添い、生まれてくる人をこの世に丸ごと迎え入れる「助産」の本質を遺憾なく発揮できる場。それが助産所であるならば、システムが優先されがちな現代医療のなかで、その利点を最大限に発揮することによって、これからも求められ続けていくことだろう。

※6 「健やか親子21」中間報告書。http://www.mhlw.go.jp/shingi/2006/03/dl/s0316-4a.pdf 平成一八年三月

参考文献

平出美栄子（二〇一五）「開業助産院における経営・マーケティングの研究——助産院と消費者としての妊産婦の定量的調査および実践コミュニティ概念に基づくアントレプレナーシップの実態分析」埼玉大学大学院経済科学研究科博士論文
リボーン編（二〇〇八）『にっぽんの助産婦　昭和のしごと』きくちさかえ・三好菜穂子監修、リボーン
戸田律子他（二〇〇三）「女性が求める妊娠・出産・産後ケアに関する研究」、厚生労働科学研究費補助金（子ども家庭総合研究事業）

第5章　超音波診断と助産

鈴井江三子

平成二七（二〇一五）年現在、日本ではほぼ毎回の妊婦健康診査（以下、妊婦健診）に超音波診断が用いられ、妊婦の診察には必要不可欠な診断機器となっている。同装置は、本来は検査機器の一つでありながら、異常妊娠の有無に関係なくほとんどの妊婦に使用されている。その回数は全妊娠期間を通じて一〇回以上であり、早期妊娠診断の時期から妊娠末期の分娩開始直前まで慣習的に用いられているといっても過言ではない。

こうした状態が成立するには、超音波診断の導入・普及を促進するための土壌があった。それが病院出産の成立であり、まず出産場所が移行し、次いで出産介助者が変更した。出産場所の移行は、出産の給付拡大や保険診療の充実を図るために施行された諸制度が功を奏した。出産介助者の変更は総助産師数の減少、医師による周産期管理の徹底と施設出産の奨励、出産の異常性の強調、および産婦人科医の増加と産婦人科病院の拡大など、出産に関わる諸制度が複合的に連動することで達成したと考えられる。すなわち、戦後の医療制度再編に伴う政策転換と政策誘導により、病院出産は成立したのである。それにより、出産は医師の管理となり、医師による妊婦健診が一般となった。そこに超音波診断が導入されることで、同装置は急速に普及していったと考えられる。

本章では、超音波診断が導入される背景や普及を促進した要因、および同装置を取り巻く諸議論について概観する。また、その結果、サービスの受け手である妊婦は、毎回提供される超音波診断をどのように受け止めているのか、女性の声をもとに考察を行い、今後の妊婦健診のあり方を再考する。

1　超音波診断の導入と普及

1・1　外科領域の婦人科疾患から産科領域の早期妊娠診断へ

超音波はもともと魚群探知機や測深器、または金属探傷器などとして産業界で実用化されてきた。プローブから発せられた超音波が魚群などの対象の物体に当たり、それが反射して跳ね返ったものを画像上に写し出し、それを判読して状態を把握するものであった。戦後、この原理が医学にも応用されたものが超音波診断装置である。日本における超音波の医学的応用が本格的に始まったのは昭和二五（一九五〇）年ごろからで、順天堂大学外科学教室のAスコープ方式（図3－14）を用いた「超音波インパルスによる頭蓋内疾患検出」についての研究報告が、本邦初の臨床効果に関するものであった（田中ほか 一九五五、宮島ほか 一九五五）。

しかし、Aスコープでは病変部の位置や大きさなどを判断することが困難であることから、次いで開発されたのがBスコープ方式（図3－15）であった。同装置により、より正確に人体内部の構造を写し出すことができるとされ、脳腫瘍だけでなく乳癌や子宮筋腫など、これまでは発見しにくいとされた身体各部の腫瘍疾患にも適応できるとして高く評価された。

身体内部が見えるということから、当然、見えない子宮内部を診断していた産婦人科領域でも同装置の開発に向けた動きが活発化し

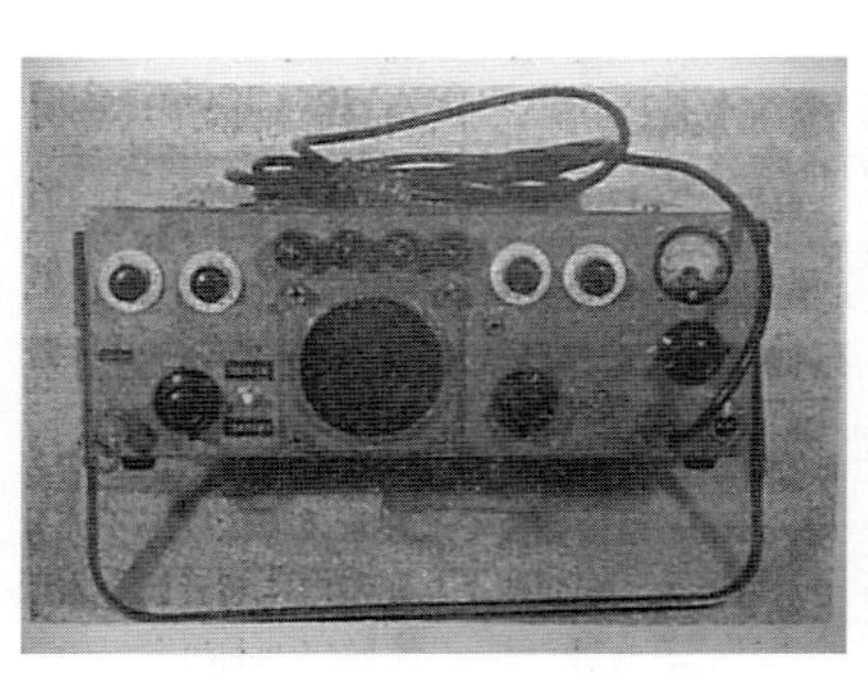

図3－14　Aスコープ方式（1960年代）
ポータブル型超音波診断装置（日本無線）
和賀井敏夫（1964）「超音波診断法」『順天堂医学』10（3）：65より転用

た。当時難しいとされた早期妊娠診断の確定だけに限らず、それまでは見えなかった胎児が見えるという期待もあった。超音波は臓器内に水が介在すると人体内部を容易に通過するため、羊水がある妊娠子宮は理想的な診断対象であった（富岡 一九六四）。機器の開発に伴って、胎盤が完成する以前の妊娠六～七週の初期妊娠も確定できるようになり、胎位・胎向の診断や骨盤および胎児児頭の計測も行えるようになった（富岡 一九六二）。そして、婦人科疾患だけでなく産科領域の正常な妊娠にも使用範囲が拡大されていった（田中ほか 一九六四）。

その後、超音波診断が妊娠子宮に効果的であることが確認されると、より詳細な子宮内情報を得るため、新たな診断装置の機器開発が活発化し、Bスコープ方式による超音波診断が産科領域に導入された。ただしBスコープ方式による妊娠一四週未満の胎児像を確認するのは困難であることから、複合方式による診断装置の開発も着手され、研究者や技術者ともにより鮮明な胎児断面像を検出することに邁進していった（水野ほか 一九六六）。

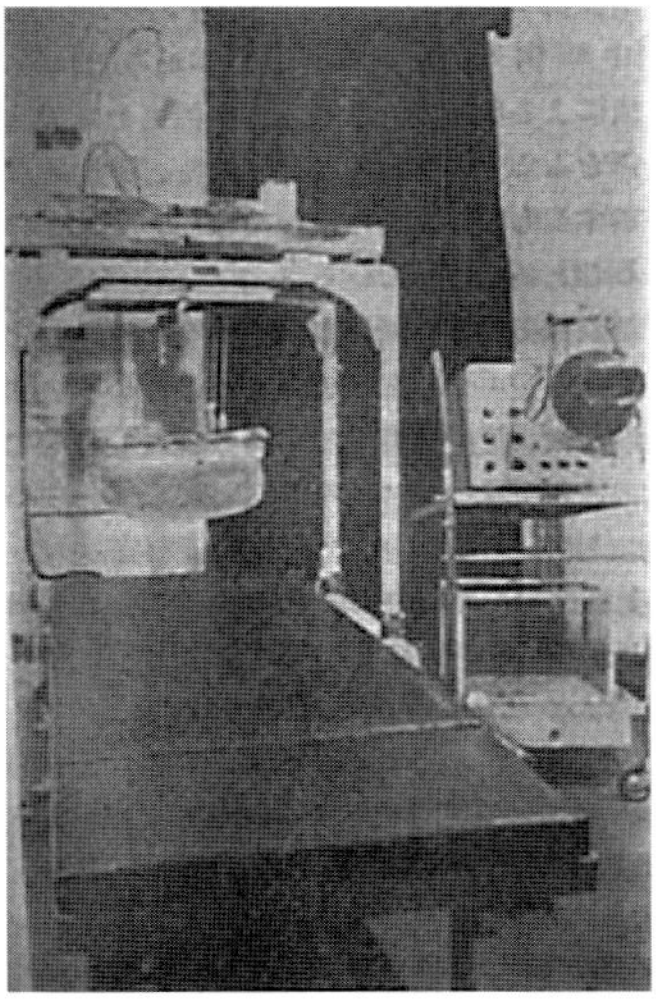

図3－15 Bスコープ方式（1960年代）
超音波診断写真装置（日本無線）
和賀井敏夫（1964）「超音波診断法」『順天堂医学』10（3）：65より転用

1・2 妊婦健診から妊婦検診へ

昭和四五（一九七〇）年になると、早期妊娠診断の方法としては生物学的診断法、免疫学的診断法に加えて、超音波診断が有効的な診断方法であると紹介された（川上 一九七〇）。そのため妊婦は、妊娠と気づいた際には直ちに超音波診断を受けるように奨励された。超音波診断による胎児診断が一般的に行われるようになると、妊婦の定期健診に使用される用語が変化した。従来の、健康な妊婦を対象に妊娠の経過と胎児の成長・発育経過を診察する「妊婦健診」は、疾患の診断目的として使用される「妊婦検診」へと変化し、医療管理の目的に合致させた用語が使用されるようになった。また周産期管理の徹底を図る目的から、妊婦が受ける検査項目が増え、頻度も多くなり(山村 一九七〇)、医学的管理の様相が色濃くなった。

「超音波診断を含む妊婦検診」の普及に伴って、妊婦健診における産科医の存在意味も変わってきた。「従来は特異な検査をもたなかった産婦人科医にとって、超音波断層検査は、極めて重要な必須の武器として、非常な勢いでの普及が期待」(竹村 一九七七)されたためであった。また「超音波診断は簡便に利用でき、しかも安全性に優れているため、方法を間違わなければスクリーリングに最も適した検査法であり、全例に、しかもできるだけ早い時期に行っておくのがよい」(竹村 一九九八)と、その使用が全妊婦を対象に実施することが推奨された。

その結果、従来産婦人科医が実施する妊婦健診は、超音波診断が導入されたことにより胎児診断が行えるという特徴をもつようになり、妊娠中の胎児管理をする重要な役割を担うようになった(真柄 一九七二)。すなわち超音波診断を用いた胎児診断により、産婦人科医独自の診断対象と診断技術が確立されたといえる。

1・3 胎児の出生前診断の確立

超音波診断が普及すると出生前医学の臨床として「胎児の出生前診断法」や「胎児診断」という言葉も日本で使用され始め、より詳細な胎児診断の内容を求める様相を呈した。胎児の形態診断から臓器の機能診断へと期待が高まり、昭和五五(一九八〇)年代以降には胎児の血流動態観察法としてのパルスドップラー法と経腟プローブ法が開発された。前者は、超音波ドップラー法を用いることで臍帯動静脈、児頭頭蓋内血管、下行大動脈の血流波形計測などを行うものであった。この装置により、胎児・新生児の心臓形態や動きが色つき実時間で観察でき、全身の血流走行状態、末梢血管抵抗、心房負荷の状態なども評価できるようになった。後者は、経腟プローブを使用した経腟的超音波断層法であり、経腟法に用いるための独特なプローブの形と、五〜七・五メガヘルツという高い周波数が特徴であり、経腹超音波診断法の限界を解消するものであった（図３－16）。

経腹超音波診断法は使用される超音波の周波数が三〜五メガヘルツであるため、診断部位が人体の深部に位置する場合は得られる情報に限界があり診断が困難であるという欠点があった。超音波のエネルギーが生体中を伝播する際に生体の粘性の影響を強く受け、高い周波数になるほど急激に超音波が分散するという特性をもつためであった。この特性は「周波数依存性減衰」と呼ばれ、その分散程度は周波数に比例している。画像を鮮明にしようと高周波を使用しても、結局超音波の分散が著しいために画像が不鮮明になるという状況を招き、人体の体表より深部にあるものを観察するには無理があった。

通常は、超音波の周波数が上昇すれば超音波の到達距離は短くなり、近い場所しか観察できず、距離で示すとプローブ先端

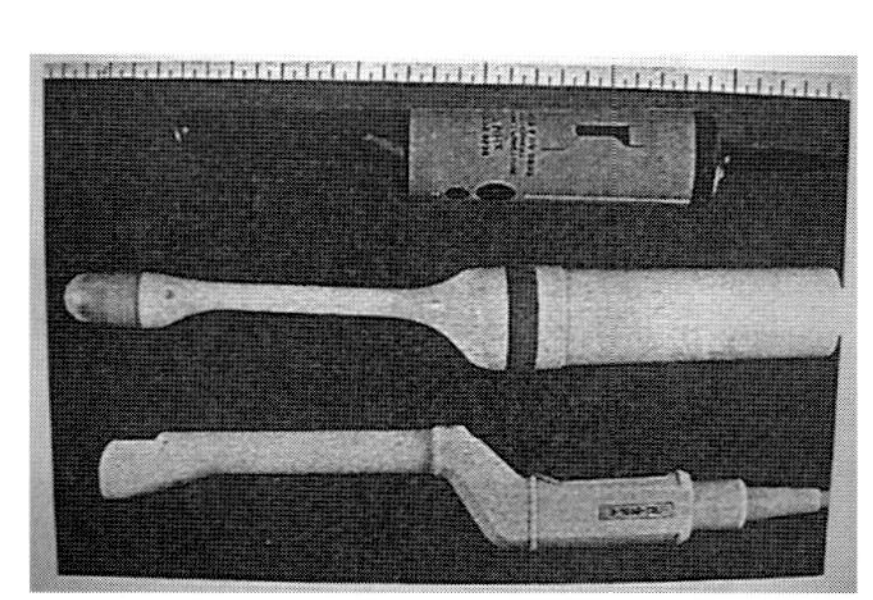
各種の経腟用プローブ：上２つが機械的走査、最下段のものがコンベックス型電子走査プローブである。

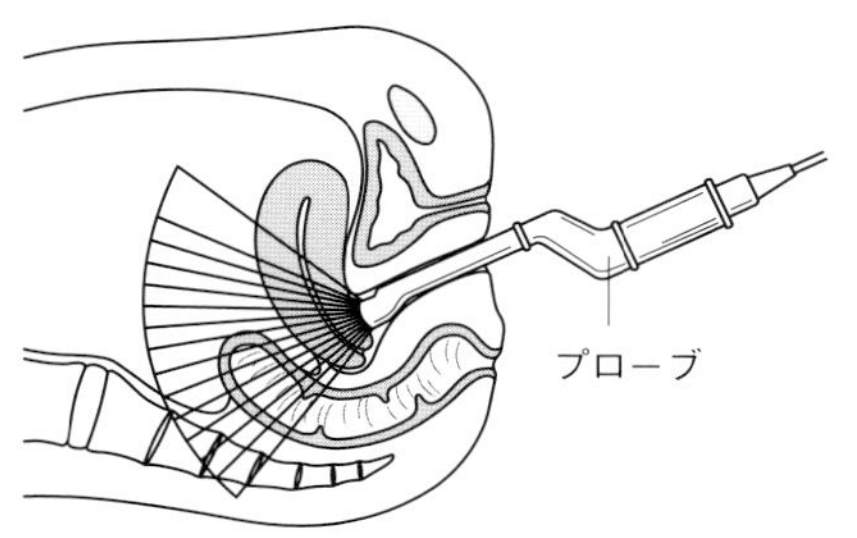

経腟法による骨盤腔内深部の縦断描写の模式図：プローブの先端は前腟円蓋部に挿入されており、前屈子宮体部を矢状縦断走査している。

図３－16　経腟プローブと使用方法（1980年代）
竹内久弥、町田正弘、中條真美子（1991）「新しい経腟的超音波断層診断の技術とその臨床への応用」『周産期医学』21（6）：797－802より転用

より八〜一〇センチメートルが適当な距離であった。その長さは成人女性の膣の長さに相当し、高周波の超音波診断装置を用いても超音波が分散せず、鮮明な子宮内胎児の像が画像上に検出できた。使用される周波数が高いほど得られる画像の質も高くできることから、経膣法では経腹法よりも画質のよい断層像を得ることが可能になった。加えて、この両者を合体させたパルスドップラー法を使用した経膣超音波断層装置は、胎児の心臓形態や動きが実時間で観察でき、心臓各部位の動きを定量評価できるという機能も備わり、より一層鮮明な画像として写し出されるようになったのである。

一九九〇年代に入ってからは、コンピュータを内蔵した超音波診断法である3次元（3D）超音波診断法の臨床応用が可能になった（図3－17）（馬場　一九八九）。同法を用いることで、妊娠中期以降の胎児の形態を立体的に描写することができ、胎児の運動神経系の発達、障害、機能の評価に役立つと報告された。3D構造が一度に表示されるため、胎児脊柱の彎曲のみならず、四肢も含めた骨格系の異常な屈曲や彎曲が診断しやすいためであった。なかでも顔貌や耳の形態は、染色体異常をスクリーニングする意味で重要なものとして示唆された。また胎児の体重、羊水量、胃容積、膀胱容積などの体積計算も行えるようになった。これによって、胎児の発育や子

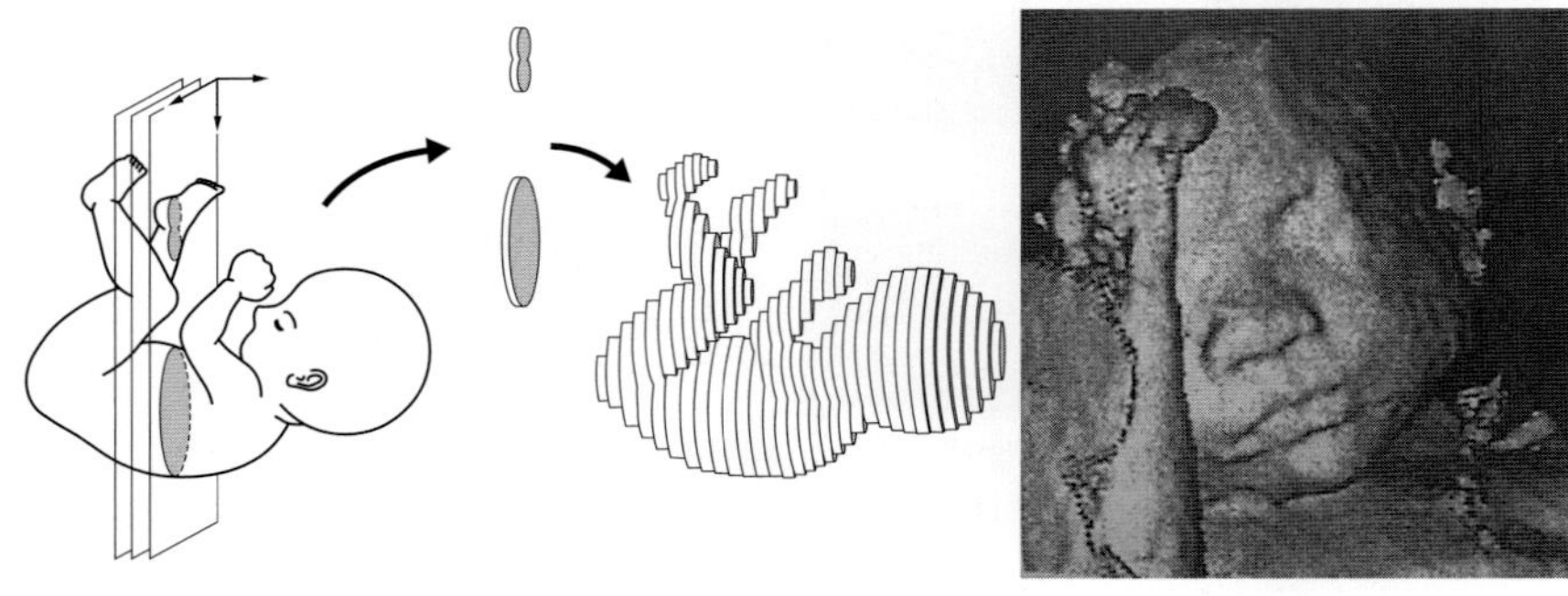

図3－17　3次元画像（1990年代）
サーフェスレンダリング：多数の断層像を位置情報とともにコンピュータに取り込み、胎児部分と羊水の照度の違いを利用して、3次元的に胎児像を作り出す。
馬場一憲他（1996）「三次元超音波と胎児診断」『産科と婦人科』63（12）：1632より転用

宮内環境の評価、消化管の形態学的異常や機能的異常、あるいは腎機能などの詳細な胎児情報を得ることが可能になった。そして、二〇〇〇年に入ると、リアルタイムで胎児の動きがみえる4D超音波が導入され、より詳細に胎児情報を得ることが可能になった。

すなわち、人体内部が検出できる超音波診断装置は、早期妊娠診断の確立をはじめとして、その後胎児診断へと診断対象を移行、拡大させた。それに伴い、より詳細な胎児情報を得ようと、さまざまな診断装置が開発された。その結果、妊婦健診は妊婦の健康状態を診察するというよりも、胎児のスクリーニングを行う胎児診断へと、その目的を変えていった。

2　超音波診断装置の普及・推進—政策の果たした役割

2・1　ME機器導入の誘因となった医療産業育成政策

超音波診断が妊婦健診に導入され、広く一般に使用されるには政策の果たした役割は大きかった。超音波診断の臨床効果が多数報告され始めた一九七〇年代ごろから、政府は医療供給体制再編政策の一つに、大型病院の進出を政策的に誘導した（全国保険医団体連合会 一九九五：五九七）。かつては国立病院を中心とした「医療機関整備計画」を打ち立てたが、財政の都合上、民間大病院の進出を誘導し、それを管理する政策に方向転換したためであった（池上 一九九六）。この大病院進出が便益となって、「医療産業育成政策」の実現が容易になったと考えられる。

その取り組みは、昭和四五（一九七〇）年に行われた超音波診断に対する保険診療の導入から始まった。また昭和四九（一九七四）年には診療報酬の改定がなされ、一年間で三五％という処方箋料の大幅な引き上げがなされ、さらに昭和五三（一九七八）年二月には新医療技術の保険料導入の拡大が図られた。超音波診断のような新医療技術に対する保険診療報酬の支払額が高くなったのである。

すなわち政府は、超音波診断に対する保険点数の配分、診療報酬の高得点配分を行う点数誘導政策の敢行によって、臨床応用に対するＭＥ機器の導入窓口を開き、加えて、国民皆保険の実現以降に実施された診療報酬の大幅引き上げにより、高額医療機器であった超音波診断装置を含むＭＥ機器を急速に普及させていったと考えられる。

その結果、『薬事工業生産動態統計年報』による昭和三六（一九六一）年の医療用具生産金額は二三六億円であったが、国民皆保険による潜在医療需要の拡大を契機に、それは徐々に増加していった。その後、昭和四九（一九七四）年の大幅な診療報酬の引き上げと、昭和五四（一九七九）年の「新経済社会発展七カ年計画」を受けて、さらに急成長を続け、昭和五八（一九八三）年には八、五二二億円の事業となった。医療用具大分類別生産金額のなかで、最も生産額の高いのが診断用器械器具および装置と診療施設用器械装置、およびその付属品であることから、診断用機器は全体総生産高の約四割を占めるまでに成長したのである（箭内 一九八五）。

2・2　母子保健政策と超音波診断の普及

前述した診療報酬の引き上げだけでなく、母子保健政策も超音波診断の普及を誘導した。昭和四〇（一九六五）年八月、母子保健法が公布され、母子の総合的な保健対策の推進が図られた。また、昭和四四（一九六九）年以降、一部の所得制限のもとに、保健所以外の医療機関に委託して、妊婦健診（妊婦一般健康診査の開始）の公費負担制度が導入され、翌年、妊婦健診に精密健康診査が追加され、昭和四八（一九七三）年になると、所得制限が撤廃された。つまり、母子保健政策の一環として妊婦健診の無料化を図り、医師による診察を奨励したのである。

その後、母子を取り巻く社会環境が都市化、核家族化、女性の社会進出と出生率の低下などという理由から、次代を担う健全な児童の育成と母子保健のさらなる充実を図るために周産期医療施設整備事業が政策に反映された。さらに、子育て支援のためのエンゼルプラン「緊急保育対策等五カ年事業」が策定され、母子保健対策としての周産期医療施設も整備された。そして、妊婦健診は疾病や異常の早期発見だけでなく、リスクの早期発見による疾病の発生予防を目的として、平成八（一九九六）年から三五歳以上の妊婦を対象に超音波診断の実施が義務化された。

平成一九（二〇〇七）年になると、地方財政措置で妊婦健診も含めた少子化対策について予算措置が行われたことから、厚生労働省は健康な妊娠、出産を迎える上で受ける必要最低限の妊婦健診の回数基準を五回と定め、公費負担を拡充するように自治体に促した。平成二〇（二〇〇八）年には第二次補正予算が組まれ、妊婦健診時特例交付金が創設され、翌年には、厚生労働省雇用均等・児童家庭局母子保健課長通知（雇児母発第０２２７００１号）により、標準的な妊婦健診の検査項目として超音波診断をあげ、妊娠二三週までの間に二回、妊娠二四～三五週までの間に一回、妊娠三六週以降に一回と、計四回を奨励した。また、一四回の妊婦健診が公費負担されるようにもなった。その結果、平成二五（二〇一三）年現在、妊婦一人当たりの公費負担において、超音波診断を四回実施している市区町村は八〇・三％になった（雇児母発第０４２３第１号、平成二六年四月二三日付）。

すなわち、次世代の健やかな育児と母子保健を目的に、妊娠期からの充実した医学的管理が徹底され、公費負担という政策誘導により妊婦健診の際に使用する超音波診断は広く一般に普及していったのである。

3 棚上げされた超音波診断を取り巻く諸議論

3・1 超音波がもつ生体作用

問題とされた超音波の生体作用（坂元ほか 一九七七）は、主に局所温熱作用と空洞形成（cavitations：キャビテーション）の二つであり、局所温熱作用が生体に最も影響を与えるといわれた。熱の発生量は超音波の平均的強度と照射時間に関係し、局所の温度上昇は熱発生量と臓器、組織の種類に関係する。動物実験の結果では、胎児に与える影響の安全閾値は三九℃であり、これを超えると細胞は破壊されるという（渡辺、大江 一九九五）。特に、その作用の影響が現実のものとなったのは一九八〇年代からであった。このころに開発・導入されたカラードップラー装置によるパルスドップラー法はその出力がかなり高く、熱の発生率も上昇し、生物学的な副作用の可能性も高いため（周産期ＭＥ研究会報告 一九九五）、妊娠経過が順調な妊婦を対象に、同法を不必要に使用すべきではないと指摘された（Hill・Haar 一九八二：二一二）。

二つめの空洞形成とは、超音波による局所の圧変化が大きい場合に、その機械的作用により一時的な空洞が生じることをいう。従来、こうした空洞形成による機械的な破壊作用や活性酸素発生による組織障害に関しては統一見解がなく、空洞形成による生体作用も問題とされてこなかった。しかし、経腟プローブとカラードップラー法などの出現により、高出力化は否定できず、空洞形成が生じる可能性も高くなってきた（Hill・Haar 一九八二：二〇七）。

上記以外にも、超音波による生物学的作用は数多く報告され、どういった影響を胎児に与えるかもわからないため、不必要に使用するべきではないと警告されてきた（Thacker 一九八五、Thacker・Baker 一九七六）。しかし、こうした超音波の生体作用について、日本と欧米ではその議論の様相は随分と異なっていた。

3・2　日本における生体作用の議論

初めて産婦人科領域で超音波が導入された昭和三七（一九六二）年ごろの報告をみると、生体作用に関する報告は、「全例流早産は無く奇形の発生も認めなかったという臨床経験から、超音波は無痛無害である」（室岡 一九六二）というものであった。また、「高周波数で低出力の診断用パルスは問題にならない」（田中ほか 一九六五）として、胎児への影響はほとんど無視できるという。その後、昭和四一（一九六六）年ごろから、Ｂスコープ方式を用いた超音波診断装置の導入が始まったが、当初から同装置の診断対象者は下腹部腫瘤の患者と妊婦であった。この場合も、妊婦に超音波診断を臨床応用することについては、実際の経験上危険であるという証拠のないことや、物理学的に診断用超音波のインパルスのエネルギーが非常に小さいこと、また動物実験上でも危険のないことから、胎児への影響は問題ないとされた（水野 一九六六）。

一方、超音波は一定の物理的エネルギーを人体に投射し、そのエネルギーの変化を情報源として用いる診断法であるため、絶対的な安全性は保障できない。また急激に進む妊婦への超音波照射、特に妊娠早期の器官形成期の胎児に照射することに対し、慎重な対応が必要であるとする声もあった（足高 一九七〇、清水ほか 一九七〇）。さらに超音波の出力を上げたことで、染色体全体の形態損傷を認めたことから、超音波ドップラー効果を利用した分娩監視装置などを数時間から十数時間も使用することに慎重な配慮を促したものもあった（坂元 一九八一）。

しかしながら、こうした胎児に及ぼす影響や慎重な対応を求める意見（諸橋 一九七〇）が発展しなかったのは、これらの報告は臨床効果の症例報告が第一義的目的であり、考察に生体作用に関する意見が盛り込まれる程度であったためである。

その後、昭和五八（一九八三）年一二月、日本超音波医学会超音波医用機器に関する委員会は、「診断用超音波の安全性に関する見解」として、「胎児奇形の発生には影響を認めないが、臨床応用は確かに医学的理由のあるときに人体に用いるようにし、ヒト、特に妊婦には商業展示や、試験的映像を目的として超音波を用いてはならず、診断用機器の出力は、必要な診断情報を得るのに映像の質が充分な範囲で最低のレベルとする」（出井 一九八四）という方針を提言した。

3・3 欧米における生体作用の議論

欧米においては、超音波診断装置が妊娠子宮に臨床応用された直後の一九七二年ごろから、超音波が及ぼす生体作用に関する研究が盛んに行われた（Hill・Haar 一九八二：一九九－二二八、Taylor・Dyson 一九七二、Webster et al 一九七八）。なかでも注目されたのはミトコンドリアの変化（Hill・Haar 一九八二：二〇八）やリソソームの障害であり、超音波の小さな照射量でも生体作用が起こると指摘された（Dyson・Suckling 一九七八）。また動物実験の結果から、脳が形成される時期（妊娠三〜四週の活発な細胞分裂が起こっているころ）に照射すると、先天性異常の発生が有意に多くなったという報告もあった（Taylor・Dyson M 一九七二）。さらに出生時の体重が減少し、流産率も高くなったと指摘する報告（Pizzarello et al 一九七八）や、超音波を照射する際に生じる空泡（Tea Haar et al 一九七八）は無限に小さな振動を続け、この振動により細胞分解と細胞破壊が生じるという報告もあった。これらの研究は、その方法や結果の信頼性・妥当性も高いことから、胎児への影響を明らかにしたものとして重要視された。

他方、超音波の無害を指摘する研究も多数報告された。なかでもSalvesen（一九九二）が行った追跡調査の結果は、超音波の生体作用を否定するものとして高く評価された。ここでは妊娠中に超音波診断を受けた子どもとそうでない子どもの読解力、文章表現力、計算力を比較検討し、双方の結果に相違がなかったことから、神経学的、生物学的、精神学的に超音波の安全性に問題がなかったことを明らかにした（Salvesen et al 一九九二）。しかしながら、ここでもマウスを使った動物実験結果では異常を認めなかったが、免疫システムや神経系統など生命を維持するすべてのものに与える影響はまだ不明瞭であるため、不必要に乱用すべきではないと指摘している。

一九八二年、世界保健機関（ＷＨＯ）は、全世界の超音波生体作用の文献を総括し、その結果を報告した。そして、特に胎児を対象に用いる場合には十分な配慮が必要であると指摘した。ＷＨＯの方針は超音波診断を利用することで、胎児生存の有無、双胎妊娠、外表奇形、胎盤の位置などを確認することは可能であるが、そのことが定期的に超音波診断を妊娠初期または妊娠末期に毎回提供することを意味するものではないとした（ＷＨＯ 一九八二）。

こうした影響を受けてか、欧米諸国では、開発当初より、妊娠中の超音波診断の利用を必要最小限にとどめ、可能な限り少ない回数と短時間で実施することが推奨されてきた。その結果、欧米諸国では全妊娠期間を通じて二〜三回が、一般的に提供されている回数でその時期は妊娠16週前後と35週前後である。その理由は胎児の臓器形態が妊娠一二週頃までにほぼ完成し、妊娠一三〜一四週以降になれば、中枢神経系、体表、筋骨格系および血管系の大きな形態異常が診断可能になるためであった。次いで、胎位や胎盤の位置がほぼ確定する妊娠三五週ごろであり、それ以降は異常症状がない場合、超音波診断が行われることはあまりない。

3・4　超音波診断がもたらす経済効果と臨床効果の有無

超音波診断が普及して以降、ややもすると慣習的に用いる傾向のある同法について、その必要性も問われるようになった。疾患診断が行えるという短期的な臨床効果だけでなく、長期的な展望に立った母子保健向上に寄与する包括的な評価が期待された。例えば、Chervenak（一九八九）は導入目的に沿った効果が得られているのかどうかを調査し、その結果、全妊婦に適応されている超音波診断の経済効果に妥当性はみられないことを明らかにした。また臨床効果と胎児への影響を勘案した上で同法の実施は決定するべきであり、その決定は妊婦自身にあると強調している。そしてその際には、胎児への影響などに関する情報提供も十分行うべきであると指摘した（Chervenak et al 一九八九）。

Chervenak の報告を受けて、Ewigman（一九九三）は、超音波診断の効果を評価するために、一五、一五一人の妊婦を対象に大規模な無作為比較化試験を実施した。その結果、超音波診断を用いた妊婦と用いない妊婦の双方に、出生時の体重、分娩予定日の超過、双胎や胎児奇形の発生率に違いはなく、超音波診断による妊婦健診が周産期の異常を低下させるという効果がなかったと報告した。また、定期的な超音波診断の実施と、妊婦の健康管理に対する生活改善との関係性についても、両群に有意差はなく、特に妊娠中の喫煙量について明らかな減少効果はなかったと指摘した（Ewigman et al 一九九三）。

その後、Bucher（一九九三）も同様な追調査を行い、定期的に超音波診断を実施しても、周産期死亡率の低下には影響がないことを報告した。超音波診断を実施しても胎児異常の診断が困難な場合と、異常を診断しても、その後の治療法が確立していないために、結果的に周産期死亡率の改善を図ることには限界があるためであった。また Bucher は胎児異常を診断した場合、その後どのように説明し、支援するかが重要であることを示唆し、生命倫理に関する問題も提起した（Bucher・Schmidt 一九九三）。つまり超音波診断により胎児の障害を発見した場合、妊婦やその家族に対して、妊娠の中断を選択するように誘導するべきではないという指摘であった。

これらの報告をもとに、Bronshtein（一九九七）は妊婦健診時の超音波診断に対して、すべての妊婦が受ける必要性、実施時の責任の所在、診断の範囲と適応など、超音波診断を提供する際に考えられる諸問題を整理した（Bronshtein・Zimmer 一九九七）。そして全妊婦に超音波診断を用いた場合、異常や疾患を診断するという短期的な臨床効果は認められるが、長期的な展望にたった経済効果と母子保健向上の効果を比較検討した場合、母子保健向上の効果はほとんど認められなかったという。そのため超音波診断を提供する場合は、妊婦への十分な情報提供と選択権の保障が大切であると示唆した。胎児が出生後生命の危機にさらされるような重篤な心疾患を診断する場合は別にして、それ以外の微細な形態診断を行ったとしても医学的にはあまり重要な診断効果はないためである。

3・5　医療従事者がもつ職業的倫理

このほか、Chervenak（一九九八）らによって、妊婦健診時に定期的に実施される超音波診断に対して、医療従事者の職業的倫理の欠落も問題視された。それは、ほとんどの妊婦を対象に慣習的に使用する姿勢とインフォームド・コンセントの欠落、および妊婦の選択権の欠如であった。そして、超音波診断を用いる世界中の臨床医は、そのことを遵守するべきであると強調した（Chervenak・McCullough　一九九八）。

他方、日本の場合、超音波診断の臨床効果に関する報告は多数出されてきたが、その臨床効果を見直すための議論や研究はほとんどなされてこなかった。ただし超音波診断装置の導入が急速に展開し始めたころ、ＭＥ機器の導入に対して十分な配慮が必要であるという指摘は昭和四五（一九七〇）年代ごろからみることができた。例えばＭＥ機器開発による医療産業の市場拡大は、往々にして経済効率が優先され、個人の健康を守るはずの医療思想が、利潤追求に変化する恐れがあるとの指摘であった（唄　一九七二）。また出生前診断の弊害を危惧した声もあった。そこでは先天性の障害をもった子どもと家族が必要としているのは、障害をもった子どもの出生を閉ざすことではなく、障害をもった子どもが生活できる社会の支援であり、障害を不幸と捉える差別意識の改善であると指摘した。そして出生前診断により、決して先天性の障害をもった子どもの出生を阻むものではないと警告している（中川　一九七五）。

臨床医学を基盤に専門性を高めた医師は、疾患学の視点をもって出産管理にあたるため、生理的な変化のプロセスである出産に対しても疾患診断と同様の対処を行いやすいという。したがって、正常出産を取り扱う助産師と、疾患・治療が専門の医師には、それぞれの専門性を確立する基本的概念の構築が必要であるとした（小林一九七九）。しかしながら、こうした諸議論が臨床の場面で活発に行われることはほとんどなく、同装置の安全性のみが強調されてきた。

4　超音波診断と妊婦

では、超音波診断を受けた妊婦はどうなったのか。最後に、超音波診断の導入が妊婦に与えた影響について考察をしたい。

超音波診断が毎回の妊婦健診に用いられる理由として、「妊婦が画像を見たがるから」というのがある。つわりなどの身体的な変化があっても妊娠が実感できないため、画像を見ることで妊娠を確認し、嬉しい、安心するなどの肯定的な心理的効果があると報告されている。筆者が調査した際の妊娠初期の妊婦も、「自分のお腹の中に本当にいるのかなって感じ。お腹が大きいわけでもないし」と語り、妊娠初期は妊娠の事実はあっても身体的変化がないために、画像を見ることで安心すると語っていた。また、妊婦の既往妊娠歴による自然流産の可能性や顕著な不快症状などから、胎児の生存に対する不安があるため、妊婦によっては画像を見る行為は妊婦の視覚と診察者の説明も伴って、妊娠がより信憑性をもって確認でき、妊婦の自信にもつながっていることがわかった。

一方、否定的な意見もある。例えば、初診時の経腟超音波診断法について、プローブを挿入されたことに対する心理的ストレスが強く、「ショックであった、驚いた、もう診察を受けたくない」など、羞恥心を吐露する声であった。しかし、妊婦は同法を用いた診察はそれ自体がストレスであったとしても、妊娠の確認をするためには仕方がないと諦めて、診察中はじっと我慢をするという。妊娠初期の妊婦にとって画像を見ることが唯一妊娠を確認する手段であることがうかがえる語りであった。

だが、その後、妊婦は画像に対する期待を変化させる。目で見る画像よりも体で感じる胎動によって、胎児の存在を確信するからであった。

「だんだん（お腹が）大きくなって、最近胎動っていうのか、動くのもわかるから段々お腹も大きくなってきて、成長しているんだなぁって。最近それがすごい感じられるようになったと思う。ボコボコお腹が（動いて）。最近は急に（お腹も）出て。動くのが一番ですね、胎動が一番（妊娠を実感する）。愛情がわいてきた。」

また、別の妊婦は、妊娠初期には「病院に来て超音波診断を受け、画像上で胎児を確認しないと、常に不安、目にしないと不安で仕方がない」と語っていたが、妊娠中期になると身体感覚で妊娠を実感し、それによって母親になる自信も感じていた。

「自分が実感するんですよ、そういうこと（妊娠）は。もう画面ていうのは、なんか不思議な感じがするんですよ、私からしては。何で見えているのかなとか、画面に写っているのかなぁとか思っちゃたりするけど、やっぱり自分の体に感じるものっていうのは、自分しかわからないから、やっぱりそういうの大きいと思います。上から（超音波診断を）当てたって私が感じてるのと他人が感じてるのと違うと思うんで。（中略）画面を見るよりは胎動とか自分の体の変化とか大きいと思います。気持ちとかも変化するのは大っきいと思います。」

つまり妊婦は妊娠中期になって胎動を感じて以降、胎児の生存や発育を身体感覚で感じるために、画像に対する関心を低下させ、妊娠の確認についてもあまり期待しなくなっていた。しかし、それでも妊婦が超音波診断を希望し、そこに写し出された画像を注視するには理由があった。

「一番あれなのは奇形だったらどうしようっていうのが一番かなぁ。（中略）超音波でみれるものだと思ったんですよ。そしたらそこまでは見れないっていうのがわかったから。（中略）それでわかるんだったらまだ小っちゃかったし、実感もなかったから、（中略）生まれてきて苦労するんだったらとかいうのがあったから。偏見にやっぱり負けてしまうというか、受け入れてもらうのに難しいとか、地域にやっぱりなじむのが難しいとか。自分の責任ていうのがあるからじゃないかなぁ。生まれてきて、私のせいとかってあるんじゃないかなぁ。責任ていうか、私がこんなふうに産んでしまったからって考えるからかなぁ。根底になんかあるけど、表には出て言わないようにして。なんか心の底に、みたいな感じで。」

すなわち、生まれた子どもに対する責任は産んだ母親にあるという社会的風潮が強いために、妊娠した女性は生まれてくる子どもの形態異常や障害の可能性に対して漠然とした不安をもっている。そして、もし妊娠早期に超音波診断を受けることで胎児異常が診断できるのであれば、妊娠継続の有無も選択肢の一つとして考えていたのである。命に対する尊厳と畏怖の感情に加えて、それでも命を選別したいと考える自分がいる。妊娠した女性たちは、これらの複雑に入り混じった葛藤のなかで、少しでも安心したいという想いから、そこに写し出される画像を熱心に見ていると考えられる。

他方、超音波診断を使わない助産所で妊婦健診を受けている女性たちにも聞き取り調査を行った。そこでは、助産師が腹部触診による妊婦の診察を行い、両手で胎児を触ることで胎児の成長・発育を診断していた。また、随時胎児の身体各部の位置についても妊婦に説明をしていた。その診察を受けた経産婦は、前回の超音波診断による妊婦健診と腹部診察との違いについて，以下のように語っていた。

「超音波診断を受けて画像を見ながら説明されても，胎児がどういった風に自分のお腹にいて，どこにどういう風にいるのかわからなかったけど，ここでは先生（助産師）がお腹の上から触ってくれて，触りながら胎児の身体各部の説明をすることで，自分の体のどの位置に胎児の体のどの部分があるかがよくわかった。」

また，前述した経産婦と同様に，初産婦も腹部触診による診察で，具体的な胎児の位置や胎児の発育が理解できるという。

「ここに頭があるんよ，って教えてもらえるでしょう。位置とか，ここが頭と言われると，あっ，いるっていうか，このくらいの大きさなんだっていう，こう自分でわかるっていうのが気分的にわかったりする。わかったりするから，あっ，このくらいの大きさ，こんなもんなんだっていう感じで嬉しいな，安心のような。あっ，いるっていうような安心。（中略）ここがちゃんと手で足で背中があってお尻があってって。この辺の位置でいったら大体大きさ的にもわかってくるから，あっ，ちゃんと成長してるなっていう感謝もします。」

すなわち，腹部触診による妊婦診察を受けた女性たちは，腹部を触りながらの診察と，その都度行われる説明を通じて胎児の位置を確認し，確認することで胎児の全体像を捉え，その成長や発育程度を実感していたと考えられる。また，腹部を押さえられることで，同時に妊婦自身による胎児の触り方も学んでいた。

超音波診断が導入されて胎児の可視化が起こり，本来見えないものが見えるようになった。そのことは，妊婦にとっては胎児が順調に育っているという安心につながった。また，見えない胎児を診断しないといけない診察者にとっても、妊婦以上に福音であったといえる。しかし、その一方で、見えるものだけが絶対的であるとの信頼をおくことで、見えないものを感じる力を軽視してきたようにも思える。特に、妊婦が身体感覚への関心を高め、身体で「感じる力」を培うことは、その後の育児において、乳幼児期の子どもの心を肌で感じる感性を育てるに違いない。

加えて、命の選別につながる出生前診断を毎回の妊婦健診に用いることは、本来妊娠の全期間を通じて、健やかに促されるであろう胎児への愛着やボンディング形成を損なう可能性も否定できないと考える。児童虐待が急増する社会的背景を勘案しても、親を育てる期間に提供される妊婦健診について、そのあり方を再考する必要があると考える。それは超音波診断を用いた胎児診断に傾倒することなく、子育てをする女性が親になる準備期間であることを考えて、女性のもつ力も引き出す妊婦健診であってほしい。

引用文献

足高善雄（一九七〇）「Human reproduction からみた医用超音波診断法の副障害の有無について」『産科と婦人科』三七（一一）、一一一三

馬場一憲（一九八九）「胎児超音波像の立体表示システムの開発」『日本産科婦人科学会雑誌』四一（四）、四一九

Bronshtein M and Zimmer EZ（1997）Prenatal ultrasound examinations: for whom, by whom, what, when and how many, *Ultrasound Obstetric and Gynecology*, 10, 1－4

Bucher HC and Schmidt JG（1993）Does routine ultrasound scanning improve outcome in pregnancy? Meta-analysis of various outcome measures. *British Medical of Journal*, 307（3）, 13－17

Chervenak FA and McCullough Lb（1998）Ethical Dimensions of Ultrasound Screening for Fetal Anomalies, *Annals New York Academy of Sciences*, 18, 185－189

Chervenak FA, McCullogh Lb and Chervenak JL（1989）Prenatal informed consent for sonogram: An indication for obstetric ultrasonography, *American Journal of Obstetric and Gynecology*, 161, 875－860

Dyson M and Suckling J（1978）Stimulation of tissue repair by ultrasound: a survey of the mechanisms involved, *Physiotherapy* 64（4）, 105

Ewigman BG, Grane JP, Frigoletto FD, LeFevre MI, Bain RP and McNellis D.（1993）Effect of prenatal ultrasound screening on perinatal outcome, *The New England Journal of Medicine*, 329（12）, 821

Hill CR, Suess MJ and Haar G（1982a）Ultrasound: Nonionizing radiation protection（Europeanseries 10）, WHO regional publications, 212

Hill CR, Suess MJ and Haar G（1982b）Ultrasound: Nonionizing radiation protection（Europeanseries 10）, WHO regional publications, 207

Hill CR, Suess MJ and Haar G（1982c）Ultrasound: Nonionizing radiation protection（Europeanseries 10）, WHO regional publications, 199－228

Hill CR, Suess MJ and Haar G（1982d）Ultrasound: Nonionizing radiation protection（Europeanseries 10）, WHO regional publications, 208

出井正男（一九八四）「診断用超音波の安全性に関する見解について」『超音波医学』一一（一）、四一－四六

池上直己（一九九六）『日本の医療』中公新書、五四

川上博（一九七〇）「妊婦に必要な検査法」『産婦人科治療』二〇（四）、四〇八

小林隆（一九七九）「助産婦の新しいあり方」『産科と婦人科』四六（五）、一〇－一六

真柄正直（一九七二）『最新産科学』文光堂、一二六－一二七

宮島玄史・和賀井敏夫・福島義郎・内田六郎・萩原良夫（一九五五）「超音波による頭蓋内疾患検出について（第五報）」『順天堂医学雑誌』一（二）、一〇二

水野重光・竹内久弥・中野剛（一九六六）「超音波断層写真法の産婦人科領域への応用――とくにBスコープ方式について」『日本産科婦人科学会雑誌』一八（一）、三三

水野重光・竹内久弥・中野剛（一九六六）「超音波断層写真法の産婦人科領域への応用――とくにBスコープ方式について」『日本産科婦人科学会雑誌』一八（一）、二七

諸橋侃・根本謙・市川敏明・蓑輪博康（一九七〇）「超音波断層法と超音波ドップラー法」『産科と婦人科』四五（一一）、四八－五二

室岡一（一九六二）「超音波の応用について」『産婦人科の実際』一一（四）、二六八

室岡一（一九六二）「超音波の応用について」『産婦人科の実際』一一（四）、二七〇
室岡一（一九六四）「産婦人科疾患に対する超音波診断法の臨床的価値について」『産科と婦人科』三九（一一）、四九
中川米造（一九七五）「出生前診断の社会的問題」『産科と婦人科』四二（五）、三八－三九
Pizzarello DJ, Vavino A, Madden B, Wolsky A, Keegan AF and Becker M.（1978）Effect of pulsed low-power ultrasound on growing tissues. I. Developing mammalian and insect tissue, *Expert Cell Biology*, 46, 179－191
坂元正一・原量宏・是沢光彦・神保利春（一九七七）「臨床家のための生体作用」『産科と婦人科』四四（七）、三七
坂元正一・椋棒正昌・岡井崇・原量宏（一九八一）「超音波パルス波の安全性に関する研究」『超音波医学』八、二六三
Salvesen KA, Bakketeig LS, Eik SH, Undheim JO and Okland O.（1992）Routine ultrasonography in utero and school performance at age 8－9 years, *Lancet*, 339（8785）, 85－89
清水哲也・福島務・東海林隆次郎（一九七〇）「超音波と催奇性の有無について」『産科と婦人科』四五（一一）、一九
日本生体医工学会（一九九五）「周産期ＭＥ研究会報告」『医用電子と生体工学』三三（二）、七〇
竹村昇・千葉嘉英・大湊茂・浅田昌宏・芹生順一・今井史郎・青木嶺夫・長谷川利典・倉智敬一（一九七七）「産婦人科領域における新しい超音波診断の意義とその運用の実際」『産科と婦人科』四四（七）、七
竹内久弥（一九九八）「周産期医療と超音波診断」『産婦人科治療』七六（二）、一三九
田中憲二・菊池喜充・内田六郎（一九五五）「超音波インパルスによる頭蓋内疾患検出について（第２報）」『順天堂医学雑誌』一（一）、五五
田中敏晴・須田稲次郎・宮原忍（一九六五ａ）「産婦人科領域における超音波診断の現段階」『臨床婦人科産科』一九（八）、一六
田中敏晴・須田稲次郎・宮原忍（一九六五ｂ）「産婦人科領域における超音波診断の現段階」『臨床産婦人科医会誌』一九（八）、一六
Taylor KJ and Dyson M（1972a）Biological effects of ultrasound with reference to possible toxic effects on the fetus, *Archives of Disease in Childhood*, 47（254）, 670
Taylor KJ and Dyson M（1972b）Biological effects of ultrasound with reference to possible toxic effects on the fetus. *Archives of Disease in Childhood*, 47（254）, 670
Tea Haar G, Dyson M and Talbert DG（1978）Ultrasonically induced contractions in mouse uterine smooth muscle in vivo, *Ultrasonics*, 16（6）, 275
Thacker J（1985）Nyborg WL and Zisken MC eds., Biological effects of ultrasound, Churchill-Livingstone, 67

Thacker J and Baker NV 1（1976）The use of Drosophila to estimate the possibility of genetic hazard from ultrasound irradiation. *British Journal Radiology*, 49, 367－371
唄孝一（一九七二）「ＭＥへの医事法学的接近序説」『医用電子と生体工学』一〇（四）、四－一二
渡辺泱・大江宏（一九九五）『腎と泌尿器科超音波医学』南江堂、四〇
Webster DF, Pond JB, Dyson M and Harey W（1978）The role of cavitations in the in vitro stimulation of protein synthesis in human fibroblasts by ultrasound, *Ultrasound Medical Biology*, 4（4）, 343－351
WHO（1983）Ultrasound（Environmental Health Criteria）, World Health Organization, 199－228
山村博三（一九七〇）「妊婦検診の基準」『産科と婦人』四五（四）、一三七
箭内博行（一九八五）「医療機器行政の動向」『医科器械学雑誌』五五（一一）、五六七
全国保険医団体連合会（一九九五ａ）『戦後開業医運動の歴史』労働旬報社、五九七

コラム 7

産婦人科外来フロアの変化※1

白井千晶

産婦人科の診察室は、科学技術（テクノロジー）や検査機器、受診人数の変化によって様変わりしてきた。特に、医療機器が高度化し、超音波画像診断装置（エコー）が日常的に使用されるようになったインパクトは大きい。大きな内診台とエコーを常設しなければならないし、下着が脱げる空間でなければならない。それに従って、フロアの間取りも変わり、人の動線も変わってくるだろう（その空間の機能、時間も。最終的にコミュニケーションも）。

そもそも、「内診台」が置かれるようになった歴史は浅い。明治期に西欧の産科学や産婆学が翻訳さ

れて教科書として使用されるようになったが、妊娠中、分娩進行中の内診はルーティーンではなかった。※2 産婆や助産婦が自宅を回って妊婦健診をしていた時代には、当然のことながら内診台や内診のための空間はないし、産婦人科外来でもベッドを使用するのが一般的だったようである（足置き台、カーテンのある内診台の記録もある）。

図3－18は昭和四二（一九六七）年に雑誌に掲載された産婦人科外来である。写真は内診台の足側からの撮影で、衝立で区切られたブースの足元は、スタッフが立ち歩く通路になっていることがわかる。患者同士のプライバシー（脱衣）を守りつつ、効率的に診察ができる間取りである。現在のようなエコーや巨大なハイテク内診台はないが、間取りは現在と変わらない。背景には、出産のほとんどが医療施設になり、決められた頻度で妊婦健診を受診することが一般的になって、外来数が増えたことがあるだろう。

図3－19は、現代の産婦人科の外来フロアと妊婦健診時の妊婦の動線である。妊婦健診時には、医師一人が一番ブース（内診室）、二番ブース（外診ベッド）、三番ブース（外診ベッド）を同時進行で診察し、カルテは二番と三番の間の机で記載する。それぞれのベッドは衝立かカーテンで仕切られ、一人が更衣している間に別の人を診察する。妊婦の動線は受付、待合室、自身で血圧測定をしてから診察室に

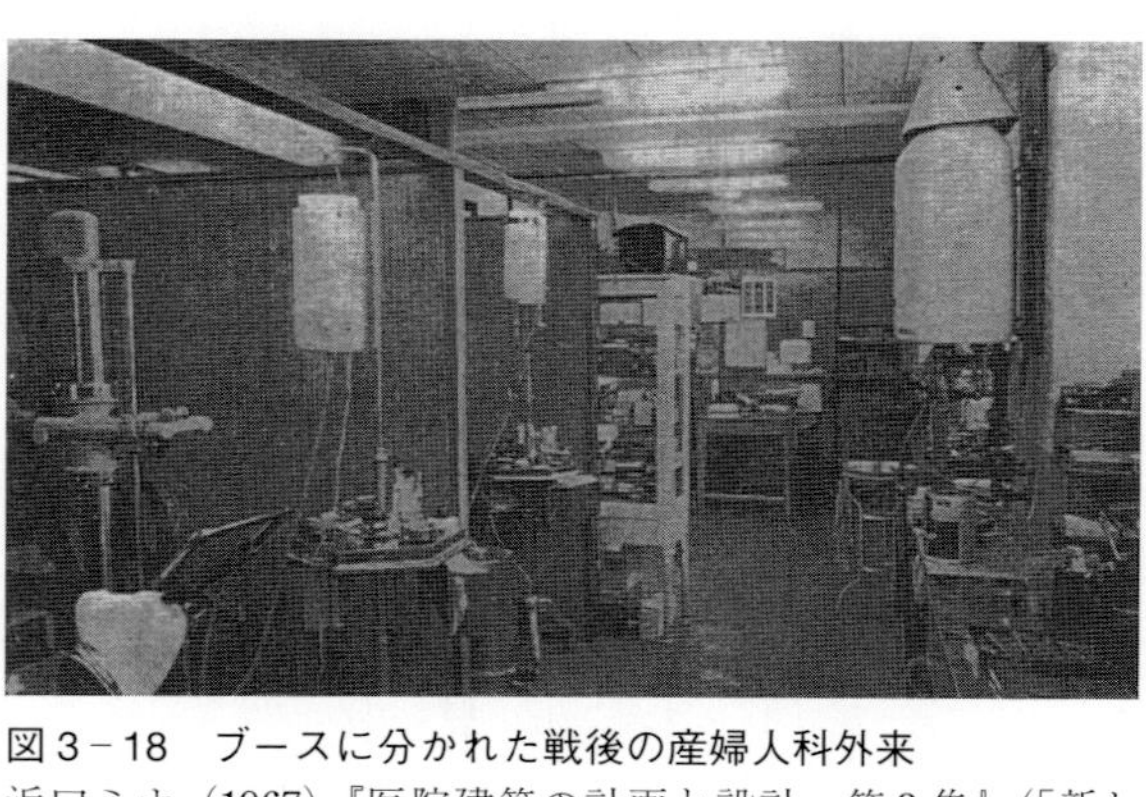

図3－18　ブースに分かれた戦後の産婦人科外来
浜口ミホ（1967）『医院建築の計画と設計―第3集』（「新しい医院」別冊）より

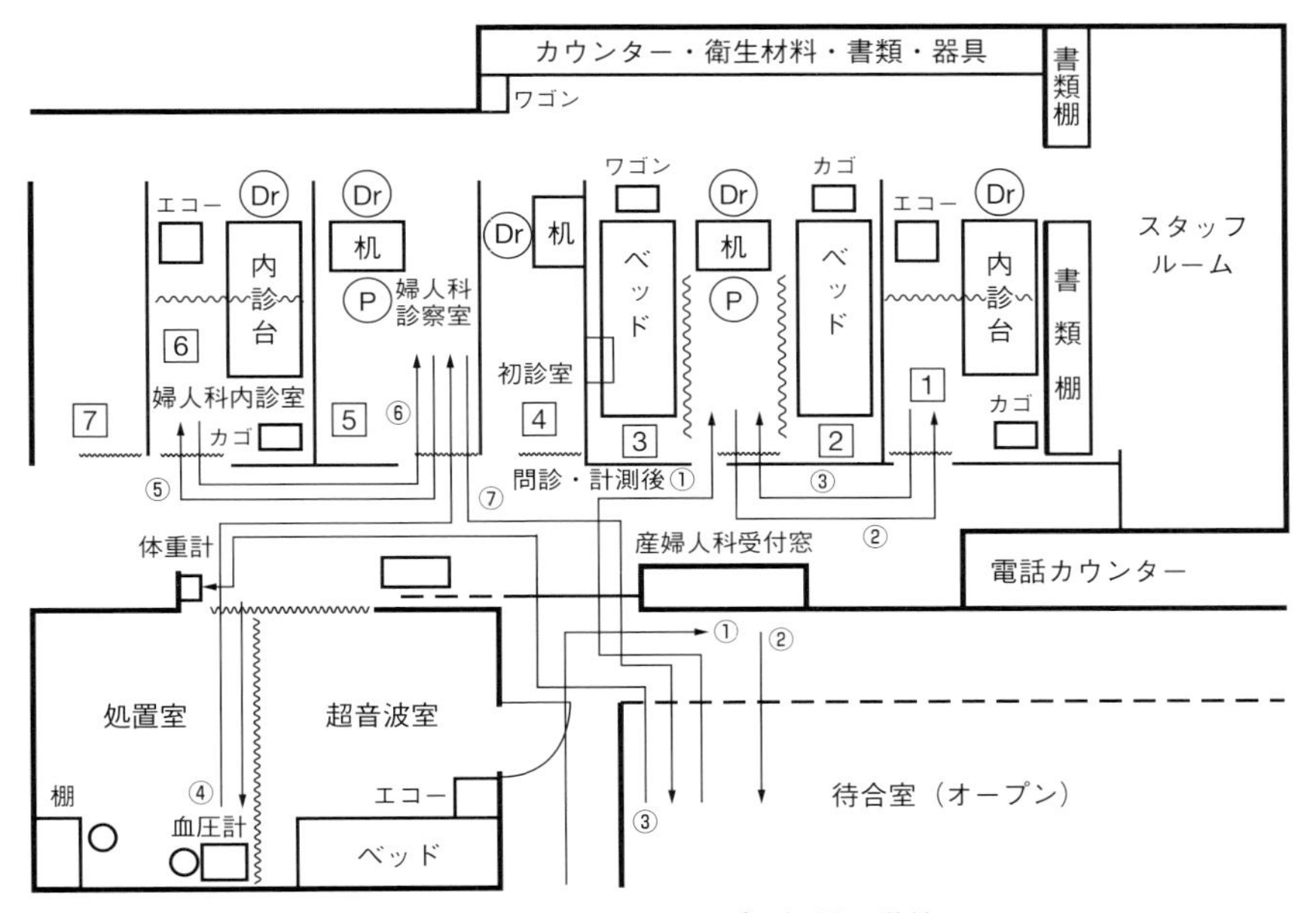

図3－19　現代のある産婦人科外来のフロアマップと妊婦の動線

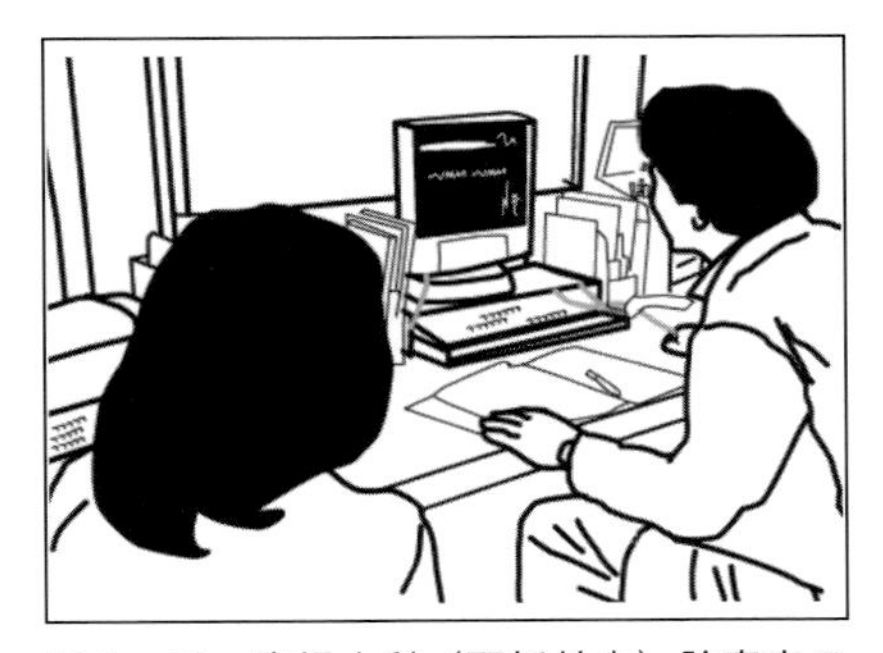

図3－20　産婦人科（不妊外来）診察室の様子

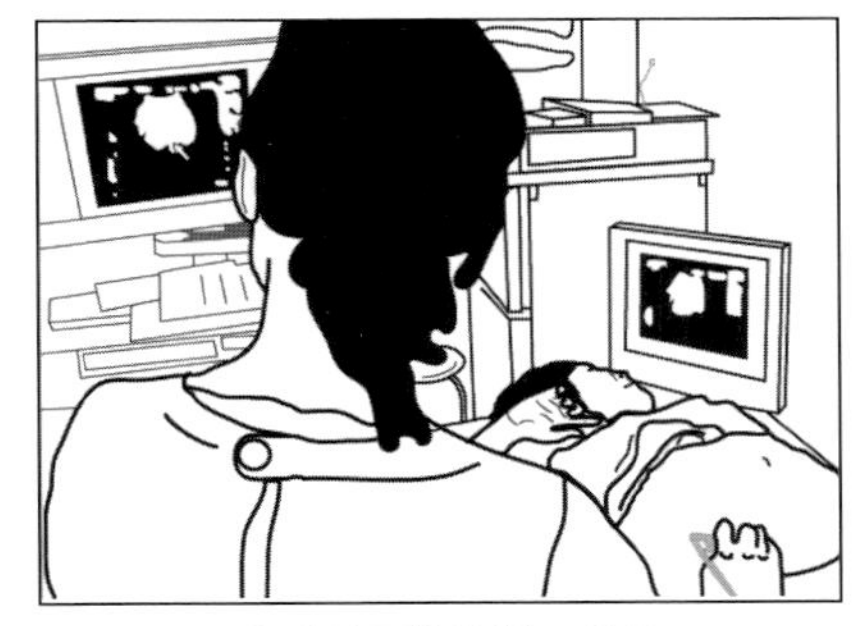

図3－21　超音波画像診断の様子

呼ばれて問診、計測、内診室で内診してから診察室で説明を受けている。保健指導を受ける場合は、別の助産師ブースで保健指導を受ける。効率的に健診を行う必要と、空間的な制約から、すべてを内診台のある診察室で行うことができない。そのため、体重や血圧の測定、問診、子宮底などの計測、超音波画像診断、検査や診察の説明、保健指導が別々の空間で、時には別の医療者によって行われていることがわかる。

現代社会は画像を写す「モニター」であふれている。**図3－20**は産婦人科診察室の様子である。不妊外来で医師は「妊娠反応出てますね」と結果を告げながら、モニターで次回の予約を入れている。**図3－21**は超音波画像診断装置を使用した助産師外来の様子である。エコーのプローブが腹部に当てられており、助産師は助産師用のモニターを、妊婦はベッド脇の患者用モニターを見ていることがわかる。よくある外来風景であるが、机や椅子などの物的配置、身体の配置や向き、医療者と患者・妊婦視線が、「モニターを見る」ことに影響を受けていることがわかるのではないだろうか。

※1　本章はJSPS 17530393,20530443の研究成果を使用している（研究代表者：西阪仰）。
※2　江戸期の産科書にも臨産期の内診に関する記述はある（緒方他二〇〇六）

文献

緒方京・他（二〇〇六）「明治期から昭和初期の産婆教科書にみる産婦への内診」『日本助産学会誌』一九（三）、二五八－二六一
白井千晶（二〇〇八）「生殖医療現場における科学技術とコミュニケーションの関係について―産婦人科診察室における超音波診断装置を焦点に―」西阪仰編『生殖医療現場における医療専門家と患者・妊婦との相互行為―知覚と表現』二〇〇五－二〇〇七年度科研費報告書、四五－五六

白井千晶（二〇〇八）「内診台をめぐる一考察：日本の産婦人科外来診察室を事例に」西阪仰編『生殖医療現場における医療専門家と患者・妊婦との相互行為—知覚と表現』二〇〇五－二〇〇七、五七－七三

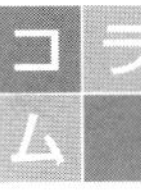

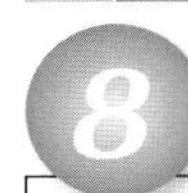

第二次ベビーブーム直後の病院での出産と助産師

鈴井江三子

ベビーブームでの出産環境

戦後の第二次ベビーブームとは一九七一年から一九七四年をいう。筆者が助産師として働き始めた一九七九年は、まだ第二次ベビーブームの余波が残るころであった。就職先は岡山県にある倉敷中央病院で、看護学校の母校であった。同病院は地域の基幹病院であり、大勢の人がお産を希望して来院していた。当時の年間平均分娩件数は約一、三〇〇～一、五〇〇件であり、月一〇〇件以上の分娩数に加えて、随時救急搬送も受け入れるために、産科病棟の多忙さは当時から助産師の間でも有名な話であった。特に、出産管理に特化した分娩センターは救急対応ができる助産師でないと勤務できないことから、新卒者が同センターに配属されることはなかった。筆者が卒後半年で分娩センターに配置転換されたときは、そこで働けることを誇らしく思ったものである。

分娩センターは緊急時に備えて、手術室がある二階に併設され、陣痛室と分娩室以外に回復室があるのみで、それぞれの部屋の配置はスタッフの動線が効率的に考えられていた。例えば、陣痛室は大部屋でシングルベッドが五つあり、ベッドとベッドの間は薄手のカーテンで仕切られ、一人の助産師で全員

の産婦が把握できるようになっていた。各ベッドの間隔は、付き添いの人が座る椅子を置けば隙間はほとんどなくなり、隣の話し声がすべて聞こえる距離であった。分娩室は陣痛室の奥に設置され、三台の分娩台が横一列に並べられていた。分娩台と分娩台の間はアコーディオン・カーテンで仕切られ、お産が重なるとそのカーテン越しに両方のお産を覗き込みながら、進行の早い順に処置が行えた。分娩室と陣痛室の間は自動ドアで区切られていたが、スタッフの出入りに伴って、陣痛室からは分娩室の気配が感じられた。

お産が重なると、陣痛室では分娩経過の違う産婦たちがそれぞれの進み具合に応じた息遣いで、他人の分娩経過も気にしながら、時間がたつのをじっと待っていた。状況によっては、分娩が進んでいない産婦はまだ痛みに余裕があるために、本人の意思に関係なく、隣にいる分娩が進んだ産婦のうめき声や分娩経過の説明を聞かされることになる。こうした隣人の痛がる声は自分の分娩経過を予測し、同時に、どれほどの痛みが今度は自分に襲ってくるのかを理解するのに役立ったかもしれない。しかし、実際にはより一層の不安を仰ぐことにもなったと考えられる。スタッフの人数に比して分娩件数が圧倒的に多い状況では、母児の生命を保障することが最優先され、プライバシーへの配慮は後回しであった。

次々と始まる出産とその様子

当時の産婦は、静かに産むのがよい嫁であり、よい母親だといわれていたため、陣痛室では痛みに耐えきれず大声をあげて泣きわめく人は少なかった。多くの産婦は分娩台に上がって、初めて痛みに耐えきれず声を荒げていたが、すぐにハンカチやタオルを口にくわえて、声を押し殺して産んでいた。もちろん、それでもなかには陣痛室や分娩室で悲鳴をあげ、絶叫する人もいた。その原因は分娩による陣痛の痛みもあったが、それ以外に、異常分娩の際に提供する医療処置に耐え切れず大声をあげる場合も多かった。後者の場合、その処置が胎児の予後に関わる際には、産婦が医師の指示に従えないと、産婦の絶叫以上の大声で怒鳴られ、叱られることもあった。今ではとても想像できないが、こうした光景はどこの出産施設でもよくみられたものである。

時には、お産が一度に重なり深夜帯で十人生まれることもあった。そのときは陣痛室も分娩台もフル回転になり、一つのお産が終わっても、次々と「陣痛が始まった」という電話がかかってきた。陣痛室が満床になると産後の回復室も陣痛室に早変わりし、分娩後の母児は別の階にある産褥室に直行した。

こんな夜は、産婦の絶叫と医師や助産師の叱責に加えて、分娩セットの消毒が終わったことを知らせるブザーの音が混じり、分娩センターは夜通し喧騒の修羅場と化した。夜中ずっと立ちっぱなしで、こま鼠のように動いても仕事は終わらず、足が棒のようになっても駆けずり回り、本当に息つく暇もない状態であった。

助産師の労働環境と分娩監視装置の登場

こうした状況のなか、複数の産婦が入院している分娩センターにおいて、二人体制の夜勤では、痛がる産婦に助産師が長時間付き添い、優しく腰をさすることは期待されても無理であった。もちろん、その対処として、助産師数を増員してほしいとの希望もしていたが、三交代勤務ができる助産師を確保するのが難しく万年人手不足であった。助産師もまた、結婚して子どもができると「三歳児神話」のために、出産後は多くの助産師が離職していったからだ。

ちょうどこのころ、人手不足のなかで大勢の産婦を管理できると紹介されたのが分娩監視装置であった。胎児心音を聞きながら、一度に複数の分娩が管理できるということで、同装置は瞬く間に助産師が長年使用してきたトラウベ桿状聴診器に取って代わった。筆者自身も、分娩センターに配属された直後から、学生時代に習得したトラウベ桿状聴診器による胎児心音の聴取はほとんど使わず、分娩監視装置を用いて胎児心音を聞いていた。また、破水した産婦には早々に電極を児頭につけて胎児心拍数を管理するようになった。つまり、分娩監視装置を用いると、陣痛や胎児の状態が波形としてグラフに表出されるため、人手不足の解消だけでなく、一度に多数の分娩管理が産婦のそばにいなくても客観的にできることから、医師に限らず助産師も、最先端の医療機器を「現代医療の神器」として崇めていたように思う。

産婦やその家族の意識の変化

一方、産婦やその家族も大きな総合病院で出産することが安全で安心な、いいお産だと信じていたと思う。病院で産めば分娩監視装置や胎児ドップラーという、それまで見たこともないような医療機器に囲まれて、手術室のような分娩室でお産ができるからだ。また、出産介助をする助産師も白衣とは違う分娩衣に着替え、帽子とマスクを装着している。そのそばに立つ医師もまた手術室の術衣を着ている。まだ妊産婦死亡率の改善が課題であり、結核などの感染症も危惧された社会的背景を考えれば、手術室に類似した病院の分娩室でお産をするのが安全だとして、病院での出産を望むのは当然であったと考えられる。それまでの死ぬかもしれないお産から、命が助かるお産へと期待が膨らんだのである。

こういった背景から、お産をする女性や家族は命を助けてくれる病院の医師や助産師に絶大な信頼をおき、医師が提供する処置や助産師の行為に疑問を述べる人は皆無に等しかった。分娩経過や処置の方法を説明する医師に対して、「すべて先生にお任せします」と大勢の家族が返事していた。加えて、子どもを産む女性自身、自分の希望や意見を述べるという発想も低かったと考えられる。そもそも、夫や舅・姑に仕え、跡継ぎを産むというのが嫁の務めであり価値であったため、女性が自分の希望を伝え、意見を言うことは非日常であったに違いない。むしろ自分の意思をもたないで、与えられた環境に疑問をもたず受容することがよい嫁であり、よい妻として教え込まれていたと考えられる。

すなわち、第二次ベビーブームは、安価で簡便になった医療の恩恵を受けるために、出産も病院に集中した時期であり、助産師や医師はその膨大な数の出産を無事にこなすことに終始した時代であったといえる。

第6章　当事者性の確立─出産の医療化と女性たちの抵抗

菊地　栄

1　産まされるお産から産むお産へ

1・1　近代化への道

出産環境が自宅から施設へと移行していった一九五〇年代後半から一九六〇年代は、日本が経済の飛躍的な成長を遂げた高度経済成長期を迎えた時代だった。東京オリンピック（一九六四年）や大阪万国博覧会（一九七〇年）など、国際的な催しが開催されて各地のインフラが整備され、家庭には「三種の神器」と呼ばれた白黒テレビ・洗濯機・冷蔵庫が入り始めていた。こうした時代に、出産様式が近代化を果たすのはごく自然の成り行きだったといえる。出産の近代化は医療化・施設化を意味し、介助者が助産婦から男性産科医へ移行し、医療技術の応用にも期待が集まっていた。第一次ベビーブームの出産を支えていたのは自宅を回っていた産婆たちだったが、第二次ベビーブーム期ではほとんどの子どもたちが病院や診療所など医師のいる施設で生まれたのである。医学的管理を行い、安全性を高め、周産期死亡率を下げることこそが、国家や医学界にとって近代化への道だった。

近代化は女性の生き方や子どもの生まれ方にまで及び、女性たちの目には施設での出産は新しい時代の幕開けとして映った。高度経済成長期は、社会も人々も期待と希望を抱いて近代化への道を一直線にめざしていたのである。

1・2　一九六〇年代から一九七〇年代の出産——産まされるお産

一九六〇年代に病院出産を体験した世代は、戦前・戦中に生まれた女性たちだった。この時代までの多くの女性たちは、家父長制の「イエ」のなかで「嫁」という立場におかれており、自らの出産や身体について現在のように意思決定権を与えられていなかった。そうした時代の女性たちにとって、出産の施設化は古い因習や「嫁」という規範からの解放でもあったのである。しかしそれは一方で、それまで母から娘へ、姑から嫁へ、あるいは共同体のなかで伝えられてきた産み育ての知恵の継承が途絶えることでもあった。例えば産室の準備や、産婆を呼ぶタイミング、産後の養生、床上のしきたりなどといった習慣は病院出産では通用しなくなり、女性たちはそれまで母や姑たちがやっていたことを同じようになぞることができなくなった。先人のいない病院出産に、一人で挑まなければならなくなったのである。

一九七〇年代になると、戦中から戦後にかけて生まれた女性たちが出産年齢を迎えるようになった。彼女たちはそれまでの女性たちとは異なった近代化社会のなかで育ち、自身の出産においても新しいライフスタイルとして施設出産に期待を込めていた。

この時代に出産をした女性たちが、どのような体験をしていたのか、昭和五四（一九七九）年の朝日新聞に連載されていた「お産革命」[※1]の記事に寄せられた手記を見てみよう。記者の藤田は、出産についてルポした新聞の連載記事に対して、想像以上に多くの投書が寄せられたと述べ、「古典的産科学から、妊娠・分娩のフルコースを見守る周産期医学が産声を上げ、胎児医学、新生児医学もたくましく育ちつつあるのだが、それが、産む母親たちの『幸せ』にどれほど貢献しているのかとなると、また別の次元の問題が多いことを、私は知った」と記している（藤田

※1　一九七八年一〇月から朝日新聞にて三〇回連載された。

一九七九：一四九)。そこに寄せられた投書を三通、抜粋してみたい。手紙には、女性たちの気持ちが切々とつづられている。

東大阪市・匿名
いよいよ分娩台に乗せられ、目隠しをされると、たくさんの人がいて「そう、力を入れて」とか言いますが、うまくいかず、足が上へ浮いたり、腰がずれたりするのです。そのたびに「だめねえ」と叱られ、わいわいと非難の声、怒る声が聞こえました。そして会陰切開をされるとき、誰か女の声で、「もっとたくさん切ってやり!」と聞こえて、切られた痛さとともに、私は完全にうちのめされました。(同：一五一)

北海道石狩郡・駒井秀子
病院では、(…) やさしく声をかけてくれる人もなく、医学上の無知を取り除いてくれる説明もありませんでした。「衆人環視」。まさにその通りでした。分娩台上に固定されたとき、私の人間性は根こそぎ否定されました。二度と病院では産むまい、と心に誓ったものでした。(…) 確かに、ああまで徹底して「物」あつかいされれば、どんな女も変わらざるをえません。(同：一五五)

東京都大田区・小沢和子
国立病院でした。(…) ブザーを押すと、やってきた看護婦は (…)「あなたは騒ぎ過ぎます」「静かにして!」。どうして、あんなひどいことが言えるのだろうと、からっぽになった頭で考えたものでした。(…) やっと朝になり病院が生気を取り戻したころ、くたくたになった私の様子を見て、吸引をかけて、赤ちゃんは取り出されました。会陰切開は、抜糸してみるとついておらず、再手術をした結果も、思わしくありませんでした。(…) 大病院なのだから、と我慢しました。(同：一五七)

彼女たちは、医療者にされたこと、あるいはされなかったことについて語っている。そしてそれに対して自分が何もなすすべがなかったことを悔いていた。夫や家族の立ち会いという概念がまだなかった当時は、一人陣痛室で耐え、密室である分娩室に送られた。病院出産第一世代の彼女たちは、分娩室でどのような医療行為が行われるのか、誰からも知らされることなく、出産時に行われる医療行為に対して全く無防備だった。ここで示されているのは、医療技術に対する問いかけ以前に、彼女たちの目の前に現れた人との関係性についての問いである。出産の「場」の移行によって女性たちは、「嫁」という肩身の狭い立場から解放され、近代的に生きることをめざしたものの、医療の中でもまた医療者によって意思決定がなされ、管理される立場におかれていたのである。結局、意思決定者の主体は家父長から医療者へ移っただけであり、女性たちが主体の座を獲得するようになるまでにはまだ遠い道のりがあった。

文化人類学研究者の吉村典子は、自著『子どもを産む』(吉村 一九九二)のなかで、自らの出産体験を振り返っている。一九七〇年代、吉村はほかの女性たちと同様に実家近くの診療所を選び、産科医がその知識と技術で産ませてくれるものと信じていたという。しかし、「お産の前にイメージした、『ただ静かにお任せして耐えていれば、いいお産をさせてもらえる』などという他人事のような出産観ほど、自分の身体とお産の結びつきを無視した見方はないということを、初産体験は、しっかりと思い知らせてくれた」(同:三)と回想している。

六〇~七〇年代に出産した女性たちは、自らの親世代とは異なった妊娠・出産管理を引き受けることになったが、吉村はそうした近代医療の出産に希望を見出し、当時の助産婦によるお産は「旧式の知識」で、腕のいい男性医師のもとで産むことが新たな時代の女性としての選択だと思っていた。しかし、その出産方式は陣痛促進剤を多量に投与された全く予想外のつらい体験となってしまったのである。そのころは産科のみならず、医療を受ける患者たちは、「病気を治してくれるお医者様は絶対だと決め込み、自分たちは物申す立場にはない」という思いを、多かれ少なかれ抱いていた時代だった（杉山・堀江 一九九六：五）。医療者と患者の間には明らかな格差が存在していたのである。

2 ラマーズ法と自然出産運動

2・1 自然出産としてのラマーズ法

こうした状況のなかで、一九七〇年代後半にラマーズ法という自然出産法が日本に伝えられた。その背景には麻酔分娩が一般的になり、出産が「自然」とはかけ離れた状況にあった欧米の出産事情と、世界的に広がりをみせていた当時のフェミニズム[※2]の身体へのアプローチの影響がある。一九六〇年代後半の米国はカウンターカルチャーが生まれた時代でもあり、ベトナム戦争を背景に体制主義に反対する学生運動や、物質文明に疑問を投げかけるヒッピー文化、人種差別や男女平等などの人権運動が醸成しつつあった。フェミニズムは、避妊や中絶の問題に関して「自分のからだは自分で守ろう」というセルフ・ヘルプ運動を展開しており、出産においても同様に、専門家に自らのからだを任せてしまうのではなく、自ら「出産準備（prepared childbirth）」クラスを展開し、当時主流となっていた麻酔分娩に抗する自然出産を伝えていたのである。

麻酔分娩の歴史は一八四七年、スコットランドの産科医・シンプソンがクロロフォルム麻酔による無痛分娩を実験的に行ったことに始まり、一八五三年にヴィクトリア女王がクロロフォルムで無痛分娩に成功したことから広まっていったとされる（リッチ 一九九〇：二三三）。日本に出産用の麻酔が伝わったのは明治末期といわれており、ドイツに留学した産科医らが持ち込んだものだ。大正五（一九一六）年には与謝野晶子が、順天堂病院で麻酔を使った「無痛安産」で五男を出産している（与謝野　一九一七：四五）。麻酔の使用は当時、近代化の波を受けた女性や医師たちの目に、いかにも進歩的な出産方法として映ったのだろう。近代を取り入れることは古い因習を捨て、新しい生き方へ踏み出す希望だったのである。

そうした時代にも、麻酔を使わずに呼吸法で痛みを乗り越える方法を編み出した医師がいた。英国の産科医グラントリー・ディック・リード（Grantly Dick-Read　一八九〇－一九五九）は、麻酔分娩が主流になっていた一九一〇年代に麻酔を使わない方法で出産した産婦を偶然目撃し、衝撃を受けたことから、自然分娩を提唱するようになったといわれている。リードは、麻酔によって女性が朦朧とした意識で産むことは、出産の本質的な意味、すなわち女性の人生のなかで最も美しい瞬間を蔑ろにしてしまうことになる（Dunn　一九九四：一四五）という持論を展開した。彼は女性が出産について何も知らないことが恐怖心を生み、それが緊張を引き出して痛みを増幅させると考え、予め出産の経過を妊婦に教え、呼吸法とリラックス法を習得することで恐怖を克服することができると考えたのである（キッツィンガー　一九九四：一九〇）。リードの著作『Natural Childbirth』（一九三三）は、日本でもその当時、伝えられていた。[※3]

※2　フェミニズムとは、性差別をなくし、女性の権利を拡張しようとする思想や運動のことで、一九六〇～一九七〇年代に欧米の人権運動や反戦運動などとともに世界的に広がった。職場や大学、家庭における男女平等や、中絶の合法化などが主張された。

※3　ロンドンで『Natural Childbirth』が出版される前年、昭和七（一九三二）年には「主婦之友」二月号別冊付録に、「無痛分娩の誘導」としてリード法と思われる記述が見られる。「自己暗示による無痛分娩は、お産の際の苦痛を感じないやうに誘導する方法である。分娩豫定日の一週間前から、毎日一度、誘導語を二三回づゝ繰り返す。誘導語は産婆が唱え、姙婦はそれを聞きながら、『お産は樂に済む、痛みも苦しみもない。』と想像して、分娩時もやはりその通りに想像してゐると、不思議に痛みを感じないものである」と記されている。

こうした時代背景を経てラマーズ法が登場する。これはフランス人産科医・フェルナン・ラマーズ（Fernand Lamaze 一八九一－一九五七）が旧ソ連の「精神予防性無痛分娩」からヒントを得て考案し、一九五一年からフランスで始まった出産法である。「精神予防性無痛分娩」は、パブロフの条件反射理論を応用し、「陣痛は痛くて苦しいもの」という先入観を「陣痛とは赤ん坊を娩出させるための子宮収縮」という認識に入れ替え、その上で「陣痛を感じたら呼吸法をする」という条件づけを行う身体技法である。ラマーズはこれを改良し、腹式呼吸をやりやすく、より効果的な胸式呼吸に変え、さらにリラックス法を加えた。それにより心身の苦痛が軽減され、麻酔を使わずに自然に産むことができると提唱したのである。ラマーズ法はスタイリッシュなブランドイメージのあるフランス発祥であったことも、米国や日本で広まった要因の一つといわれている。ラマーズ医師のもとで出産した米国人女性が合衆国に伝え、日本にも一九七〇年代にいくつかの経路で伝えられた。「夫立ち会い出産」はこの時、ラマーズ法とともに米国から導入されたものである。

2・2 ラマーズ法の普及

日本に伝わったラマーズ法は、年数をかけて全国各地に広まっていった。その一つに、米国人バース・エデュケーター（childbirth educator 出産準備教育者）[※4]たちの存在がある。まずナンシー・コシュマンが一九七一年に在日外国人向けに「ペアレントクラフト」というクラスを始め、そのクラスの参加者、清水ルイーズがのちにバース・エデュケーターとなり、日本の産科医やウーマン・リブの活動家たちに伝え、広まっていった。そこでノウハウを学んだ山田美津子らが「準備出産クラス」（杉山・堀江 一九九六：二二五－一四二）を開催し、参加したカップルたちが、東京の病院や助産院で出産した。初期のラマーズ法はこのように、体験者からこれから産む人へ自然出産法が伝えられる市民運動としてのネットワーク機能を包含していたことが大きな特徴としてあげられる。

しかしその後、ラマーズ法は医療者の手によって広められていくことになる。助産師の三森孔子（一九二八〜一九八七）（図3－22）はラマーズ法に出会い、それまでの助産観を変えた一人だった。昭和三一（一九五六）年に東京都立川市に三森助産院を開業した三森は、開設当初から産痛を軽減する方法として「精神予防性無痛分娩法」を取り入れていた。しかし、その呼吸法では産婦の苦痛をうまく取り除くことができず、「ほとんどの産婦は混乱し、陣痛に耐えられずに騒ぎはじめ、お産が終わったときには、産む側も産ませる側も疲れ果ててしまうことがほとんどだった」（ぐるーぷ・はなみずき 一九九三：一四）。

三森が最初にラマーズ法に出会ったのは昭和四九（一九七四）年。前述の「準備出産クラス」に関わった夫婦の自宅出産だった。産婦が呼吸法をしながら、「落ち着いて喜びに満ちたお産を成し遂げたのを見てとても驚き」、三

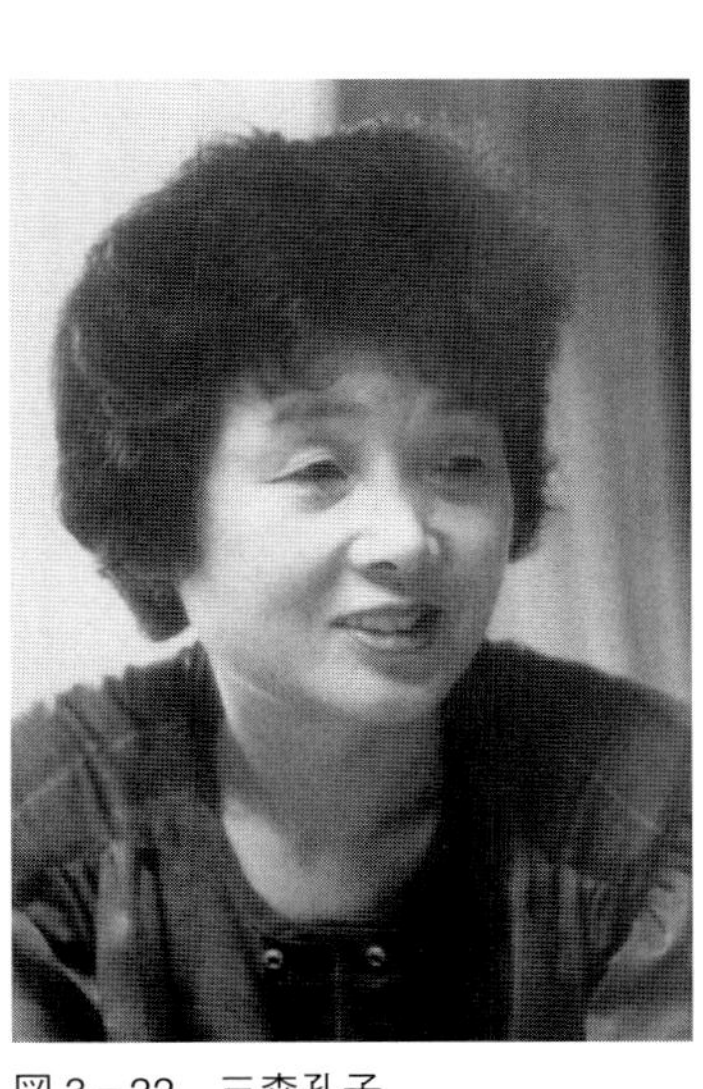

図3－22　三森孔子
ぐるーぷ・はなみずき、1993、『七年目のラブレター　ラマーズ法を広めた三森孔子の素顔』、二輪舎

※4　バース・エデュケーター（出産準備教育者）は、医療者とは別の立場から出産準備クラスを担当・指導する専門家。一九六〇年に全米各地の当事者（Parents）グループが連盟して「国際出産準備教育協会（International Childbirth Education Association）」を創設し、バース・エデュケーターを養成しはじめた。その目的は家族主体の自然出産の普及と医療情報の開示にあり、当事者運動から始まった自律支援と健康教育が基礎となっている（エドワーズ、ウォルドルフ 一九九七：一一〇）。米国ではICEA以外にもラマーズ協会（International Lamaze）などが養成および認定を行っており、二〇一五年現在、ICEAおよびILだけでも世界一六か国以上に約五、〇〇〇人以上の認定者がいるといわれている。

森は心から喜んだという（杉山・堀江　一九九六：一二一）。その後、ラマーズ法の実践研究に取り組むようになり、一人の産婦がいきむ際にとっさに口にした呼吸法を参考にして、「ヒッヒッフー・ウン」といういきみ呼吸法を考案し、会陰切開をしない介助法とともに助産婦たちにその具体的なやり方を伝えた。また、昭和五二（一九七七）年からは中央線西荻窪駅そばのビル「ほびっと村」のフリースペースで、「産婆の学校」というクラスを担当した。ここの運営は「世話人」と呼ばれる当事者カップルが当たっていた。

朝日新聞に『お産革命』という記事の連載が始まったのは、その翌年である。「お産は自分で産む時代から、医療に産まされる時代へと変化し」、病院での管理出産が主流になっているという内容の記事が続いた最後に、「手つかずの自然」（藤田　一九七九：三二六）がまだ残されていたとして紹介されたのが、三森式ラマーズ法だった。この記事によってラマーズ法と三森は全国に知れ渡ることとなった。

こうした経緯とは別に、聖母病院の尾島信夫産婦人科医師が米国を訪問した際にラマーズ法（Natural child-birth）に出会い、聖母病院の助産婦とともに呼吸法の指導を始めていた。昭和五五（一九八〇）年には、杉山次子が「お産の学校」を開校する。杉山は医療消費者問題に取り組んでいた市民活動家であり、「お産の学校」では産婦人科医や助産婦などを講師に招いて、カップルで学ぶラマーズ法講座が開かれていた。その活動は一七年間に及び、受講者は七、七五〇名にのぼった（杉山・堀江　一九九六：二〇九）。社団法人日本助産婦会（現・公益社団法人日本助産師会）でも三森を中心にラマーズ法の講習会を積極的に展開し、開業助産婦がラマーズ法に取り組むことによって、衰退しつつあった助産院の出産に活路を見出そうとしたのである。

病院などで実践しやすいように、ラマーズ法のメソッドに改良を加えた医師もいた。神戸市の林産婦人科院長・林弘平は呼吸法に弛緩（リラックス）法を加えた「いきまないお産」を考案し、これは「新ラマーズ法」と呼ばれるようになった。林は医療者を対象とした「新ラマーズ法研究会」を昭和六一（一九八六）年に発足させ、この研究会は平成一四（二〇〇二）年まで毎年各地で大会を開催し、ラマーズ法を取り入れた全国の施設の医師や助産婦たちの成果発表の場として機能した。このようにしてラマーズ法は、呼吸法とリラックス法のメソッドとして医療のなかに取り込まれ、夫の立ち会い出産とともに全国の病産院に広まっていったのである。

また昭和六三（一九八八）年には、熊本市松永産婦人科院長・松永昭によって、フランスの助産婦エリザベット・ラウルが考案した「ソフロロジー式分娩法」が導入された。これはヨガやイメージトレーニングを取り入れ、瞑想にも似た穏やかな精神状態で陣痛期を過ごし、いきまずに産む出産法である。「新ラマーズ法」や「ソフロロジー式分娩法」は医師が考案した医療主導型の出産法として、医療システムのなかにマニュアル化して包摂されたことによって、長きにわたって伝えられ、全国に広まっていったといえる。

一九八〇年代はバブル経済に突入する時代であり、日本全体が好景気に潤っていた。主婦向けの雑誌『エッセ』や『オレンジ・ページ』が創刊されるなど、ニュー・ファミリーと呼ばれる消費志向の新しい家族像が出現していた。妊婦向け雑誌が創刊されたのも、この時代だった。昭和六〇（一九八五）年に第一号の『マタニティ』（婦人生活社）が創刊され、翌年には『Pand』（小学館）、『バルーン』（主婦の友社）が次々と出版された。ラマーズ法はこうした雑誌の紙面に頻繁に取り上げられ、広まっていったのである。

2・3　当事者の手で広がった「出産準備教育」

ここでもう一度、「出産準備教育」についてみてみたい。「出産準備教育」はもともとリードの提唱によって始まったものだが、その後女性たちの手によって欧米に広まっていった。一九五六年には英国で「The National Childbirth Trust（ナショナル・チャイルドバース財団）」が設立され、米国では一九五〇年代後半にフランスで出産したマージョリー・カーメルがラマーズ法を伝えたことをきっかけに、一九六〇年にエリザベス・ビングらが

「American Society for Psychoprophylaxis in Obstetrics（アメリカ精神予防性無痛分娩協会）」を設立している。こうした動きのなかでバース・エデュケーターの養成が始まり、「出産準備教育」という用語が使われ始めた。日本でこの用語が用いられるようになったのは、平成二（一九九〇）年「日本出産教育協会（Japan Association for Childbirth Education）」（代表：戸田律子）が創設されたことに始まる。[※5] 図3－23は、諸外国および日本の「出産準備教育」の種類とそれが行われていた時期である。

「出産準備教育」では、誰が誰に対して教育を行うのか、またどのような目的で行うのかが重要とされてきた。日本では戦後になって妊婦を対象とした集団保健指導が開始されたが、医療施設や保健センターなどで行われていた集団指導では、教える立場は医療者であり、妊婦とその家族は、あくまで指導を受ける受動的立場に過ぎなかった。バース・エデュケーターは当初から、医療者とは異なった立場で「参加型出産準備クラス」を運営し、患者として「産ま

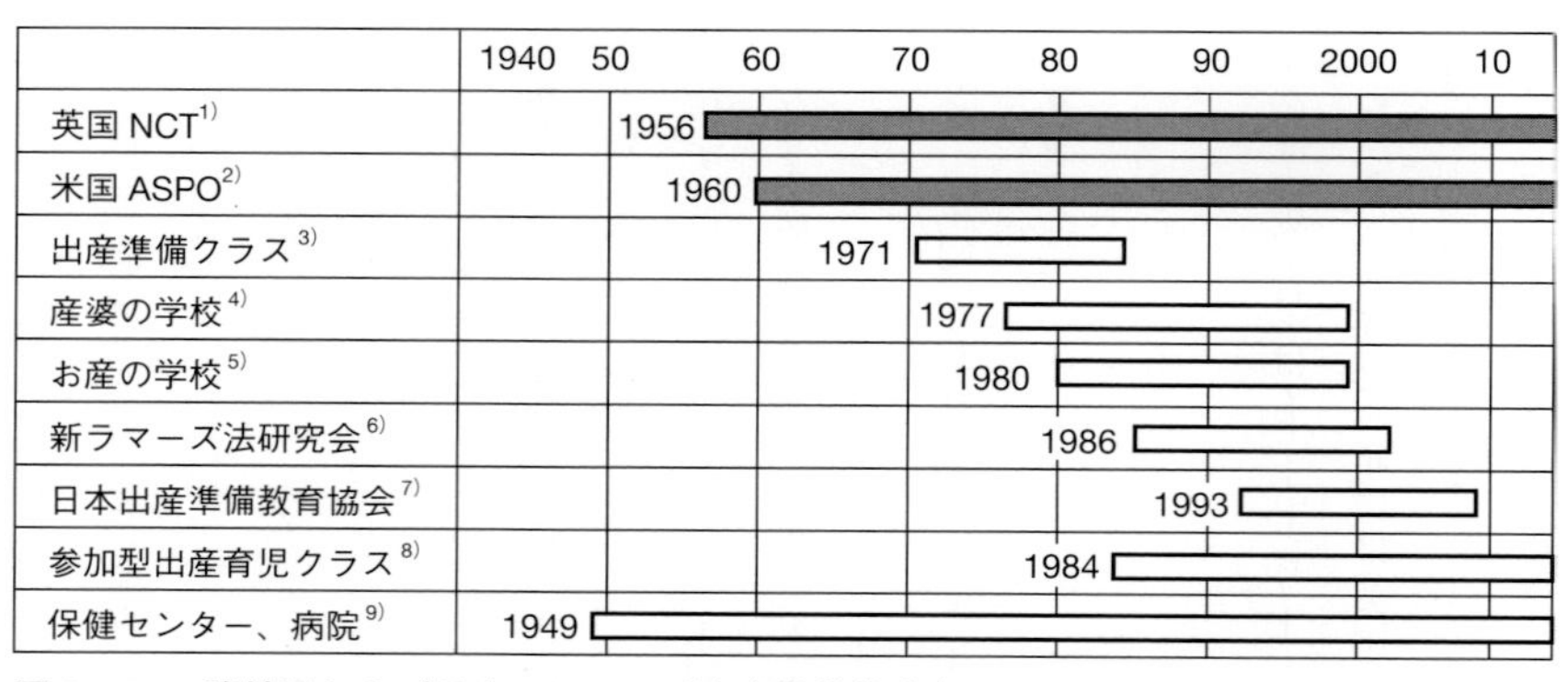

図3－23　諸外国および日本における「出産準備教育」の種類別時期

1）リード法を基礎とし出産準備教育を始め、時代とともにその内容を変え現在に至る。2）精神予防性無痛分娩協会から始まりラマーズ協会に名称を変更。3）日本にラマーズ法を伝えたバース・エデュケーター、フェミニストなどのクラス。4）三森孔子が講師を勤め、運営は当事者。5）杉山次子主宰、講師は産婦人科医や助産婦など。後半は戸田律子、きくちさかえが参加。6）林弘平主宰、ラマーズ法を実施している医療機関が参加。7）戸田律子主宰、卒業生は大葉ナナコ、小野田レイなど。8）1984年「きくちさかえマタニティ・クラス」、2005年公益社団法人「誕生学協会」バースコーディネーター養成、2007年NPO法人「マドレボニータ」産後セルフケアインストラクター養成ほか。9）戦後GHQの指導で保健センター、病院などで取り入れられた。

せてもらう」のではなく、「自ら産む主体」となることを促す役目を担っていた。バース・エデュケーターの多くが自らの体験をもとに、次に産むカップルのために経験を分かち合う必要性を感じ、養成講座で学び、資格を取得した人々だった。

ラマーズ法の普及に取り組んだ目黒区の九島産婦人科医院長・九島璋二（くしましょうじ）は「管理分娩からの解放を目指した女性たちは、医療に預けたからだを取り戻すことで、主体性をもって自分の心身をコントロールし、満足できる出産体験を目指した」ことがラマーズ法に貫く精神であると記している。ここで用いられている「主体性」とは、管理分娩における「産まされるお産（身体）」から解放され、「自分の産み方は自分で決める」ことをめざす「主体的な生き方」（九島 二〇〇〇：一三）であるが、この「主体性」は医療者との関係性においてその意味が次第に変化していくことになる。

3 ラマーズ法以降の「自然出産運動」

3・1 「自然出産運動」の新しい潮流

ラマーズ法は当初、当事者の女性から女性へ自然出産の知恵と工夫として伝えられていたが、次第に助産婦や医師によって考案された「三森式ラマーズ法」「新ラマーズ法」などと呼ばれるメソッドとなり、全国の医療施設に伝えられていくうちに形骸化していった。すなわち、呼吸法やリラックス法を実践すればラマーズ法は達成できると考えられるようになり、妊婦の「主体性」は呼吸法を繰り返し訓練することに集約されて、結果的にそれは医療者指導型の出産法となっていったのである。

その頃、第二次「自然出産運動」とも呼ぶべき概念が英国から伝えられた。欧米ではラマーズ法が登場してからすでに二〇年あまりが経過し、自然出産運動は時代とともに変化して一九七〇年代後半からポスト・ラマーズの機運が高まっていた。

日本では昭和五八（一九八三）年、フランス人産科医・ミシェル・オダン（Michel Odent）を紹介する本が出版され、ポスト・ラマーズの潮流が初めて伝えられた。『水中出産』[※6]と名付けられたその本には、パリ郊外のピティヴィエ病院で行われていた水中出産の様子が紹介され、〝野生の部屋〟と名づけられた分娩室で、立って出産するカップルの写真が掲載されていた。翌年六月、その本を参考にした日本人カップルが水中出産を試みた。日本初の水中出産ベビーは、港区の産婦人科クリニックの大型ビニールプールの中で誕生し、その模様は民放のテレビ番組で放映された。

昭和六〇（一九八五）年には、オーストラリア人助産婦・ジュリー・ピアスが都内で在日外国人向けの「出産準備クラス」を開催し、そこで「アクティブ・バース」と呼ばれる出産準備法を伝えていた。そのクラスの参加者が病院や助産院で、仰臥位ではない「アクティブ・バース」を試み始めていたのである。『Active Birth』（一九八二）[※7]は、英国のジャネット・バラスカス（Janet Balaskas）というバース・エデュケーターが書いた本で、出産法と準備法が記されている。欧米諸国で翻訳され、世界的なムーブメントになっていた。ここでいう「アクティブ・バース」とは、当時産科学で取り入れられていた「The Active Management of Labor（積極的な医学的管理分娩）」を皮肉まじりにもじった造語で、「積極的自立出産」という意味が込められている。アクティブ・バースは、女性がからだに備わっている産む力を自ら発揮することで薬剤を使わない自然なお産がめざされていた。そのために出産準備クラスで学び、ストレッチやヨガをしてからだを整えることが勧められた。

一九八七年には、ロンドンで「第一回国際ホーム・バース会議」が開催され、バラスカス、オダンのほか、英国人社会人類学者・シーラ・キッツィンガー（Sheila Kitzinger）が主催者に名前を連ねていた。この三人が、第二次「自然出産運動」の中心的人物であり、この会議はその後二回開催され一挙にムーブメントとして世界的に広まっていったのである。

第二次「自然出産運動」の特徴は、①主体と医療者との関係性の明確化、②産科医療技術と医療的管理の正当性への懐疑、③出産姿勢の自由化（分娩台の拒否）、④出産場所の自由化、⑤出産のセクシュアリティ、を打ち出したことである。

ここで第一次「自然出産運動」のときに提示された「主体」は、「自らが主体であると同時に医療者は援助者である」という医療者との関係性に広げられている。第一次「自然出産運動」では、「自らが産む」という意識をもつことが確認されたが、医療者との関係性を明確にするまでには至っていなかった。しかし、ここでは医療者は産む人、生まれてくる人の援助者であるとはっきり明言されている（オダン 一九九一：六九）。

産科学そのものの権威主義的あり方に対しても切り込んでいく指摘がなされた。キッツィンガーは「産科医の仕事の多くは、病理学上の暫定的、あるいは決定的診断を形成していくことに向けられる」と言い、例えば低置胎盤・子宮内胎児発育遅延・児頭骨盤不均衡の疑いなどに関して、偽陽性であるにもかかわらずしばしば不十分な証拠を

※5　「国際出産準備教育協会（ICEA）」の会員だった戸田がJACE（一九九〇〜二〇〇九）を設立し、日本で初めてバース・エデュケーターの養成を行った。欧米豪などでは出産準備教育と助産の分業化がみられるため、バース・エデュケーターがクラスを担当することが一般的になっている。日本においても少数ではあるが、当事者同士の支援（ピアサポート）として産前産後の参加型クラスや助産師などの専門家を講師に招いて当事者の立場でクラスを運営しているグループがある。

※6　英隆、コリーヌ・ブレ著（一九八三）、集英社

※7　原書は『Active Birth』一九八二年発行。邦訳は一九八九年、佐藤由美子、きくちさかえ訳、現代書館。

もとにして診断を下し、妊婦を不安にさせ、医療介入を加えることになると、医療のパターナリズム[※8]を批判している（キッツィンガー 一九九〇：二六）。また正常な妊娠・出産に対しても剃毛・浣腸・陣痛時の臥床・点滴・呼吸法の誘導・会陰切開など、病院で習慣となっている規則やルーチンが数々行われており（同：一七－一八）、こうした産科的処置やそこに配される機器なども、女性のためというより医療システム優先に考えられた装備であるとした。

分娩台はその象徴的な存在だった。ゆえに、それまで医療者が介助しやすい目的で設置された分娩台を排除し、仰臥位ではなく、産婦が一番楽な姿勢をとって出産することが強調された。これはその後に続く「フリースタイル出産[※9]」の基礎となった。

また、「水中出産」や「ホーム・バース（自宅出産）」という出産の場の環境を選択肢の一つとして提示したことも、画期的なことだった。自宅出産は日本においても平成二（一九九〇）年には一、〇〇〇例台にまで落ち込んでおり、自宅出産の選択肢はほとんどないといっていい状況だったが、オーストラリアで開催された第二回「ホーム・バース会議」に出席した東京都の開業助産師・神谷整子が、それをきっかけに自宅出産を積極的に手掛けるようになり、平成一二（二〇〇〇）年には自宅出産は全国で二、一四七例にまで拡大し、その後ほんの少しずつではあるが増加していった。

3・2 性的体験としての出産という概念

出産が性的体験であるという言説を打ち出したのも、第二次「自然出産運動」の大きな特徴である。娘たちを自宅で出産したキッツィンガーは、自身の体験から、陣痛が強烈な性的感情を産み出すということを実感したと言い、出産のときは「子宮・腟・腰・肛門・会陰・クリトリス。それらの性器全部が熱をもって、まるで溶岩のように溢れ、流れ出す」と表現した。「それまで、お産に性的（セクシュアリティ）という言葉を使った人はいませんでした。

私が初めてそう発言したとき、多くの女性たちはそれを理解できませんでした」と語っている（きくち 一九九八：八〇）。

産科医のオダンもまた、勤務していたパリ郊外のピティヴィエ病院での経験から、プライバシーが確保された分娩室で、産婦が何ものにもコントロールされない環境であれば、出産は性的な体験となりうると述べている。

出産のとき、体内で分泌される神経ホルモンがまるで自然の麻酔の役目を果たしているようにみえる人がいます。収縮の間歇期になると、とてもいい気持ちになるというのです。それどころか、ほとんどエクスタシーの状態で娩出する女性たちもいます。（オダン 一九九一：三五－三六）

オダンは、生殖行為である出産の場はセクシュアリティに配慮することが、結果的には産婦自身のホルモンの分泌を促し、自然な出産につながると明言している。こうした出産におけるセクシュアリティの言説化によって、分娩室の環境への配慮、すなわち分娩室ではプライバシーを尊重し、照明を抑え、産婦を中心に、介助者はあくまで

※8 パターナリズムとは、強い立場にある者が弱い立場にある者の利益になるようにと本人の意思を確かめずに介入・干渉することをいい、家父長主義、温情的庇護主義などと訳されている。とりわけ医療においては、当事者よりも専門家のほうが適切な判断を下すことができると考えられていることが多く、そこに権威や資格が与えられている（中西・上野 二〇〇三：一三）。

※9 フリースタイル出産とは、出産姿勢位を仰臥位に固定せず、産婦のやりやすい姿勢で出産すること。病院や診療所などの分娩台の上でも実行可能なものとして、「アクティブ・バース」という言葉ではなく「フリースタイル出産」という名前で呼ばれるようになった。医療者が「フリースタイル出産」という用語を用いたことによって、病院・診療所でも「フリースタイル出産」が取り入れやすくなり広まっていった。

援助者であることに徹するという考え方が広まっていくことになった。

このように第二次「自然出産運動」で初めて、女性たちは医療者との関係性のなかで「主権」を獲得することができたのである。現状に疑問を感じ、自分たちの望む環境や方法をつくり出そうとする構想力をもったとき、そこにニーズが生まれ、人は当事者になる（中西・上野 二〇〇三：三）といわれるように、当事者となった女性たちは、出産環境を自ら提案する力を備えて、分娩台を降り、自宅出産や水中出産という選択肢を手にしたのである。

3・3　WHOによる出産科学技術についての勧告

こうした欧米での自然出産をめぐる機運の高まりと呼応するように、一九八五年にブラジル・セアラ州フォルタレーザでWHO国際会議が開催された。参加者はヨーロッパ、南北アメリカの助産師・産科医・小児科医・保健行政関係者・社会学者・心理学者・経済学者・医療サービスの受け手など多岐にわたり、そこで議論されたことが「WHO 出産科学技術についての勧告」[※10]として発表された。

この勧告には、すべての妊婦が適切なケアを受ける権利をもち、女性に選択権が与えられることが前提として記されている。その上で出産医療における科学技術の導入には慎重になるべきであり、技術はEBM（Evidence Based Medicine）に基づき検証され、またその情報は開示され、技術の導入に関しては各国の保健関係省庁が方針をもって打ち出すべきであると明記した。世界的に産科医療の現場で起こっている帝王切開率の上昇、超音波検査の多用、剃毛・浣腸・会陰切開など慣例的に行われている処置、麻酔の使用、仰臥姿勢、早期母子分離などへの懸念が示され、母乳哺育や母子の早期接触、女性のサポートグループの重要性が推奨されている。

このWHOの勧告は世界各地の女性たちから好意的に受け入れられ、多くの国々で翻訳されたが、当時先進国の産科婦人科学会などからは数々の反発を受けたと、勧告をまとめた一人である元WHOヨーロッパ総支局のマースデン・ワーグナーは述べている。「女性は自分の出産に関わる意思決定に参与すべきである」という一文に対し、ハンガリーの国立産科学会の理事会は「出産に関わるあらゆる決定を下せるのは産科医以外にいない」と拒否し、またドイツの産科医たちからは「ＷＨＯに対してこのような勧告を公的に撤回するよう求める抗議の手紙が届いた」ほど、産科婦人科学会の反応は冷ややかなものだったという（ワーグナー 二〇〇二：二）。ＷＨＯは勧告内容の具体的根拠が示されていなかった点などをその後の検証研究としてまとめ、一九九六年に「正常なお産のケア～実践のガイドブック」を刊行した。[※11] こうした動きを経て、日本でも産科学におけるＥＢＭの概念が浸透し、慣例的処置が見直されるようになっていったのである。

現在、医療に関する不祥事はマスコミでも大きく取り上げられるようになり、市民が声を大にしなくとも、医療に対する社会の目は厳しくなってきている。一方で医療崩壊や医師不足などが議論されることで、医師たち自身が仕事をしにくい状況になっていることが顕著になった。すなわち医師個人も医療システムに取り込まれている一員であり、従来の医師と患者という主従関係は変容している。産科医療に限ってみれば、ＷＨＯの勧告などの動きによってエビデンスが求められるようになり、医療処置やケアが改善され、また患者が医療を選択し、より安全性を求めるようになったことで、出産に関わる市民運動は数が少なくなった。「どのように産むかは、どのように生きるか」という当事者の基礎にあったかつての問いは、ほとんど聞かれなくなっている。現代女性にとっての一番の課題は仕事と育児をいかに両立させるかであり、産み方に関しては安全性と利便性が重要視されるようになってきているのである。

※10　全文は（http://www.web-reborn.com/humanbirthpark/recommendations/WHO1985.htm）（https://www.babycom.gr.jp/birth/who.html）

※11　日本での翻訳書は一九九七年『ＷＨＯの59カ条お産のケア　実践ガイド』として出版されている。

参考文献

ジャネット・バラスカス（一九八八）『アクティブ・バース』根岸悦子・佐藤由美子・きくちさかえ訳、現代書館
Peter M Dunn（1994）Dr Grantly Dick-Read（1890－1959）of Norfolk and natural childbirth, Archives of Disease in Childhood
マーゴット・エドワーズ／メアリー・ウォルドルフ（一九九七）『出産革命のヒロインたち』河合蘭訳、メディカ出版
藤田真一（一九七九）『お産革命』朝日新聞社
ぐるーぷ・はなみずき（一九九三）『七年目のラブレター　ラマーズ法出産を広めた三森孔子の素顔』二輪舎
きくちさかえ（一九九八）『イブの出産、アダムの誕生』農山漁村文化協会
シーラ・キッツィンガー（一九九〇）「序章　なぜ助産婦なのか」高見安規子監訳『助産婦の挑戦』日本看護協会出版会
シーラ・キッツィンガー（一九九四）『シーラおばさんの妊娠と出産の本』戸田律子・きくちさかえ監訳、農山漁村文化協会
九島璋二（二〇〇〇）「ラマーズ法の基本理念」林弘平編著『実践ラマーズ法』メディカ出版
三森孔子（一九八三）「産婆さんがすすめる　すてきなラマーズ法お産」文化出版局
中西正司・上野千鶴子（二〇〇三）『当事者主権』岩波新書
「妊娠から出産までの安産の心得」（一九三二）『主婦之友』二月號附録
ミシェル・オダン（一九九一）『バース・リボーン』久靖男監訳、佐藤由美子・きくちさかえ訳、現代書館
マースデン・ワーグナー（二〇〇二）『WHO勧告にみる望ましい周産期ケアとその根拠』井上裕美・河合蘭監訳、メディカ出版
アドリエンヌ・リッチ（一九九〇）『女から生まれる』晶文社
杉山次子・堀江優子（一九九六）『自然なお産を求めて』勁草書房
WHO編（一九九七）『WHOの59カ条お産のケア　実践ガイド』戸田律子訳、農山漁村文化協会
與謝野晶子（一九一七）『我等何を求むるか』天弦堂書房
吉村典子（一九九二）『子どもを産む』岩波新書

コラム 9

母乳育児

村田泰子

伝統社会における母乳栄養

かつて、母乳は何千年にもわたり、人間の乳児が確実に生き延びるための、ほぼ唯一の栄養法であり続けた。古代の書物にみられる「嬭房(ちぶさ)の母」などの表現には、児に母乳を分け与える母親への畏敬の念をみてとることができる。

ただし、伝統社会では、母乳の与え手は必ずしも生みの母親に限られてはいなかった。現代よりもはるかに生存条件が厳しかった時代、さまざまな事情から母乳を与えることができないケースは多々存在していた。そのような場合、乳母を頼む、母乳をもらう、買うなどして、共同体の内部で乳を融通し合うのが一般的であった。江戸時代には、乳がないことを理由とする捨て子も相当数あり、子どもを捨てる先には、富貴な家や乳が豊富にありそうな家が選ばれた（コラム1、沢山 二〇〇八）。また、各地で広く行われていた「乳つけ」の儀礼にみられるように、母乳が必ずしも不足していない場合でも、将来の良縁を願い、わざわざ同じ時期にお産をしたほかの女性に頼んで、授乳をしてもらうことなどがあった（大藤 一九六八）。

一方、貧しい階層を中心に、母乳に代わる多種多様な栄養を与えることが試みられた。乳児用粉ミルクという確立された代替栄養のない時代、日本では米や小麦、大麦など穀物の粉を用いることが多く、胃腸障害などにより命を落とすケースもあとを絶たなかった（村田・伏見 二〇一六）。

産業化がもたらした変化

戦後、産業化の進行に伴い、授乳の光景はがらりと一変した。世界に先がけて産業革命を成し遂げた英国では、一九世紀半ばより代替栄養の開発が進み、すでに一九二〇年代には乳児用粉ミルクが広く一般的に受容された乳児の栄養法となっていた。

それに比べ、日本では、粉ミルクの受容に時間がかかっている。明治・大正年間を通じて各地で試験的に製造が試みられることはあったが、規模は小さく、また品質面での課題も多かった（林二〇〇一）。一九五〇年代以降、技術革新が進み、国内で安定的な生産・供給体制が整うのに伴い、母乳のみで育てられる子どもの割合は急激に低下している（図3－24）。

出産の医療化・施設化と母乳の政治経済学

母乳栄養の衰退は、産業の領域における変化だけでなく、医療の領域における変化とも密接に関わっていた。すなわち、出産の医療化・施設化である。

一九五〇年代半ばから六〇年代にかけて、お産の場所は家庭から病院へと移り、医師を頂点とする近代的な医学システムのもと、「安全なお産」という単一の価値が探究されることとなった。母

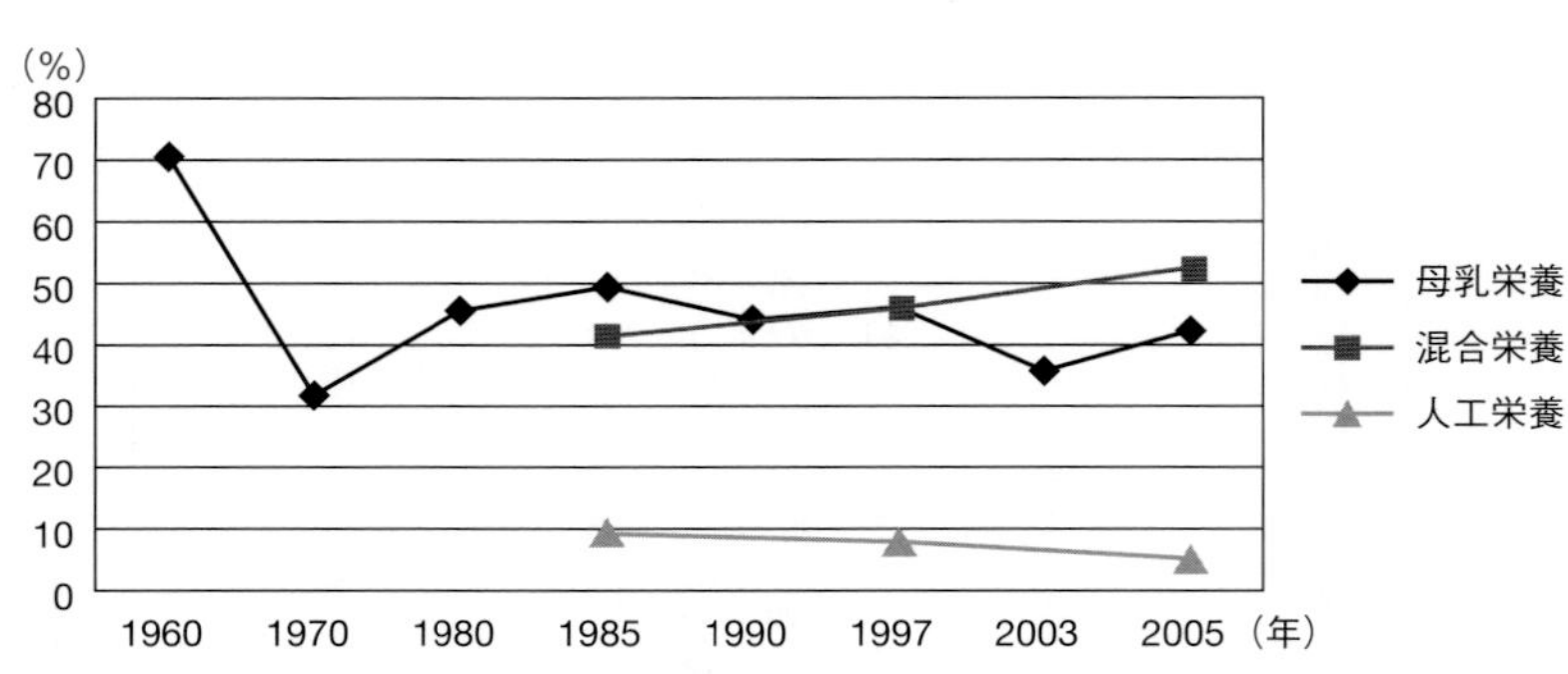

図3－24　生後1か月児の乳汁栄養法の推移
「平成17年度厚生労働省乳幼児栄養調査」を基に作成

子を別室・別ベッドで管理する病院の方針やNICUでの集中管理、体重減少を防ぐための粉ミルクの使用、画一的な病院食といった複合的な要因により、母乳育児のスムースな開始はますます困難になっていった。

加えて、病院での、乳業各社による販売促進活動の問題があった。出産の施設化によって出現した、産後の母子が一堂に会する病院という空間において、効率のよい販売促進活動がめざされた（パーマー一九九一）。

再び母乳へ

一九七〇年代半ば以降、科学主義の母乳言説に裏打ちされた、国際的な母乳推進の機運の高まりを受けて、国内でも再び母乳栄養の割合が上昇に転じている。

すでに明治・大正期より、乳児脚気や穀粉栄養障害といった特定の疾患との関連で、母乳の組成や乳児の栄養生理の解明は進んでいた。例えば、母乳免疫について、すでに明治四〇年の論文に言及がみられる。少なくとも専門にこの問題を扱う医師たちの間では、乳児の栄養法としての母乳栄養の利点や優位性について、早いうちから合意が成立していたといえる（村田・伏見 二〇一六）。

七〇年代半ば以降の母乳言説に新しいのは、家族や子どもの状態を問わず、あらゆる子どもにとって母乳が最善と主張されるようになった点である。WHOによる母乳推進の決議や「BFH（赤ちゃんに優しい病院）」運動といったグローバルな取り組みの出現、早期の母子接触やスキンシップに重要な意味を見出す心理学的な学説の流行などに後押しされ、母乳育児は普遍的な「よい育児」としての地位を不動のものにしている。

助産師による授乳支援と残された課題

このように、知識面では「母乳が最善」であることが広く受容される一方で、病院では母乳育児のための統一的な支援は行われず、個々の病院の方針に委ねられてきた。ここに、授乳の医療化をめぐる一つの「ねじれ」がある。産科と小児科の間で、産前・産後のケアをめぐる近代的な分業体制が確立される過程で、その狭間に位置する乳房の問題は棚上げにされてしまった。さらに、小児科医の多くが男性であるというジェンダー的な問題もあった（小林 一九九六：一四九）。

ここにおいて、女性医療専門職である助産師による支援に光が当てられる。歴史的にみて、助産師は、産婆の時代から分娩介助の一環として授乳支援も行っていたが、この問題を扱う唯一の専門職であり続けたわけではなかった。例えば関西地方では、一九六〇年代ごろまでは「乳揉み」と呼ばれる男性の按摩師が、病院や自宅に出張して乳房マッサージを行っていたことが知られている。一九七〇年に厚生省が助産師・看護師による乳房マッサージを合法とする通達を出したこと、また、七〇年代半ばに桶谷そとみが「桶谷式」と呼ばれる乳房マッサージ法を確立したことなどを経て、助産師は徐々にその専門家としての地位を確立していった（伊賀 二〇〇一）。

現在、日本で、母乳育児支援を行う開業助産所は一、〇〇〇か所を超え、広く産後の母子に利用されている。医師の側も、現場の助産師がもつ技能や知識を「助産師のクリニカル・パール（珠玉の臨床知）」と褒め称える一方で、東洋医学に出自をもつマッサージや極端な食事療法については、懐疑のまなざしを向ける者も少なくない。

加えて、これは助産師の実践にのみ当てはまる問題ではないが、母乳育児の礼賛が、母親間の格差をみえにくくさせるという難しさがある。欧米の研究では、母乳育児はミドルクラスの育児と親和性が高く、階層によって母乳育児率に大きな開きがあることが指摘されている。日本でも、そうした階層的視点を取り入れ、母乳育児が賛美される背後で、誰がどのような困難を強いられているのかについて、丁寧にみていく必要があるだろう。

参考文献

ガブリエル・パーマー（一九九一）『母乳の政治経済学』技術と人間

林弘通（二〇〇一）『二〇世紀乳加工技術史』幸書房

伊賀みどり（二〇〇一）「母乳哺育の文化史序説――『乳揉みさん』の活躍した頃」『女性学年報』二二、二七三-二八九

小林亜子（一九九六）「母と子をめぐる〈生の政治学〉産婆から産科医へ、母乳から粉ミルクへ」山下悦子編著『男と女の時空Ⅵ 溶解する女と男 21世紀の時代へ向けて 現代』藤原書店

村田泰子・伏見裕子（二〇一六）「明治期から昭和初期における小児科医の母乳への関心『児科雑誌』の分析から」『関西学院大学社会学部紀要』一二四、五三-六八

沢山美果子（二〇〇八）『江戸の捨て子たちその肖像』吉川弘文館

コラム 10

産後うつの発見

松岡悦子

「産後うつ」あるいは「産褥うつ」のことばが日本の医療・看護学分野に登場するのは一九八〇年代半ば以降である。「うつ」ということばから想像できるように、「産後うつ（病）」はまずは精神科の領域で発見された。そこでまず欧米で、このことばがどのようにして成立したのかをみてみよう。

産後の女性たちのなかに、極めてまれに（千人に一～二人）妄想、幻覚、行動の異常が見られる例はずっと昔から知られており、産褥精神病と呼ばれていた。一九世紀の医学文献には歌ったり踊ったり、興奮して暴れる女性たちが病院に連れてこられる様子が書かれている。

ところが一九五〇年代になると、このような華々しい症状を見せるのではないけれども、産後の病棟で泣きだしたり、赤ん坊に無関心だったり、疲れていたり、感情的になったりする女性たちが目につくようになった。このころにはまだ症状に名前が付けられておらず、しかも異常とも正常とも言い難い行動であるため、精神科医や産科医はさまざまな原因や理由を推測していた。例えば、出産を怖いと思う女性が増えたためなのか、麻酔や吸引のせいで女性が受け身になり主体性を発揮できないからなのか、あるいは出産のときに介助者から叱られたり嫌な思いをしたためか、また女性を取り巻く社会状況が変わり、出産が女性にとって幸せな体験ではなくなったためなのか、という具合である。

当時の文献（一九五〇～六〇年代）では、気分の落ち込みや涙もろさが二～三日で終わってしまう一時的なものと、もっと長引くものとの両方が観察されていたが、その区別はあいまいなままにされていた。つまり、現在の私たちがいうところのマタニティーブルーズと産後うつ病の区別はまだつけられていなかった。

曖昧模糊とした症状に、区別が持ち込まれたのが一九六〇年代後半～七〇年代である。米国の精神科医・アーヴィン・ヤーロムたちが調査したところ、六六・七％の女性が産後一〇日目までの間にほんのちょっとしたこと―夫の帰りが遅かった、見舞客が帰っていった、医師が注意を向けてくれなかったなど―を理由に泣いたことがあると述べた。ヤーロムたちは、この涙もろさは一時的で良性で広くみられるとして、「産後ブルーズ」と呼んだ（Yalom et al. 一九六八）。

同じ年に、英国の精神科医・ブライス・ピットは、精神科医の多くが、入院するほどではないけれども、産後に何か月間も調子が悪いという女性に外来で出会ったことがあると述べ、重い産褥精神病と一過性の産後ブルーズの間に、もう一つ別の症状があると述べた（Pitt 一九六八）。ピットはロンドンのヘルスビジターから産後に落ち込んでいる女性が多いけれども、どうしてそうなるのか、またどんなアドバイスをすればいいのかと聞かれたことから調査を開始した。ロンドンの病院で出産した女性たちを調べたところ、一〇・八％にうつ的症状がみられ、彼女らは赤ん坊の世話ができない、赤ん坊が心配だ、眠れない、食べられない、性的な関心がない、夫への不満などを語った。ピットはこれを産褥うつ病（puerperal depression）と呼んでいる。さらにピットは、一九七三年に、Maternity Bluesという題名の論文を書き、ロンドンの病院では五〇％がマタニティーブルーズの症状を呈したと述べている（Pitt 一九七三）。

このようにして、あいまいだった症状がマタニティーブルーズと産後うつ病に区別され、ことばと概念が成立する。だが、ピットが言うように、もしマタニティーブルーズが半数の女性たちに経験されるのなら、それはもはや異常というよりも、通常の過程というほうがふさわしい。代わって、産後うつ病は単に母親の問題だけでなく、子どもの発達や認知、そして虐待にも影響を与えるとして、その後問題とされていくことになる。

一九五〇年代というと、自宅から病院へと出産が移り、米国では八〇%以上が、英国でも六〇%を超える出産が病院で行われるようになったころである。出産が病院で行われるようになると、出産直後から数日間の女性たちの状況が医師のまなざしに捉えられるようになる。それまで自宅で産んでいたときには、激しい症状になる産褥精神病のみが病院に連れてこられて医師の目に触れていたが、ほとんどの出産が病院で行われるようになると、産後の涙もろさや疲れ、気分の落ち込みといったささいな症状までもが医師の目に触れるようになる。確かに出産は女性の人生の危機的な時期ではあるが、子どもが生まれてとてもうれしいはずのときに、女性たちが泣いたり、落ち込んだりするのは医師たちには非常に奇妙に思えただろう。この女性たちのつじつまの合わない行動をめぐって、英国と米国の精神科と産科の医師たちが多くの論文を産出することで、マタニティーブルーズと産後うつ病の概念がつくり上げられてきたといえよう。

この時点で、マタニティーブルーズと産後うつ病は、その時代の英国と米国に特有の病気とみることができたかもしれない。しかし、一九八七年に英国の精神科医・ジョン・コックスが産後うつ病を測定する「エジンバラ産後うつ病自己調査票（EPDS）」(Cox et al. 一九八七）を作成すると、産後うつ病は世界中どこでも取り出すことのできる標準化された病気となった。EPDSはたった一〇個の質問からなる手軽な検査なので、英語からさまざまな言語に訳されて、現在産後うつ病をスクリーニングするのに用いられるようになっている。コックス自身はアフリカのウガンダでも調査を行い、ウガンダには産後の女性に特有のアマキロという病気があり、その症状は赤ん坊を食べたくなることだと述べている（Cox 一九七九）。つまりコックスには産後の病気が文化を越えて存在するのかという問題意識があったことがわかる。

では、日本では産後うつはどのように広まったのだろうか。**図3－25**は、「産後うつ」あるいは「産褥うつ」のことばをCiNiiで検索して得られた論文の数を年代別にみたものである。

昭和六二（一九八七）年に岡野禎治の「産後うつ病とMaternity bluesの臨床内分泌学的研究」が登場して以来、九〇年代までは年に一～二本だった論文が二〇〇〇年以降に急激に増加している。これについて岡野は、二〇〇〇年以降の「健やか親子21」の国民キャンペーン運動に伴って地域母子保健の視点から産後うつ病への関心が高まったと翻訳序文で述べている（Cox & Holden 二〇〇六：vii）。

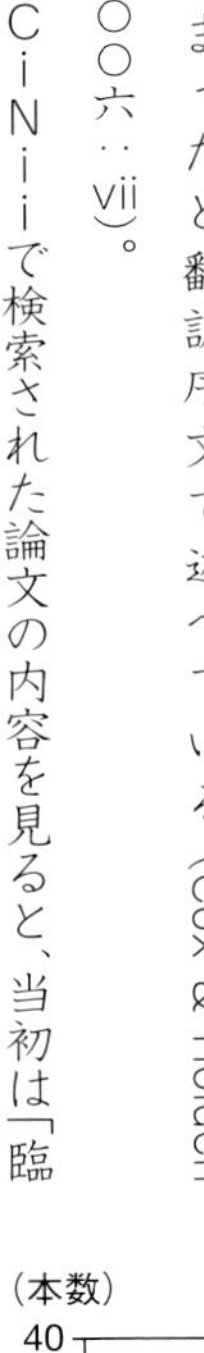

CiNiiで検索された論文の内容を見ると、当初は「臨

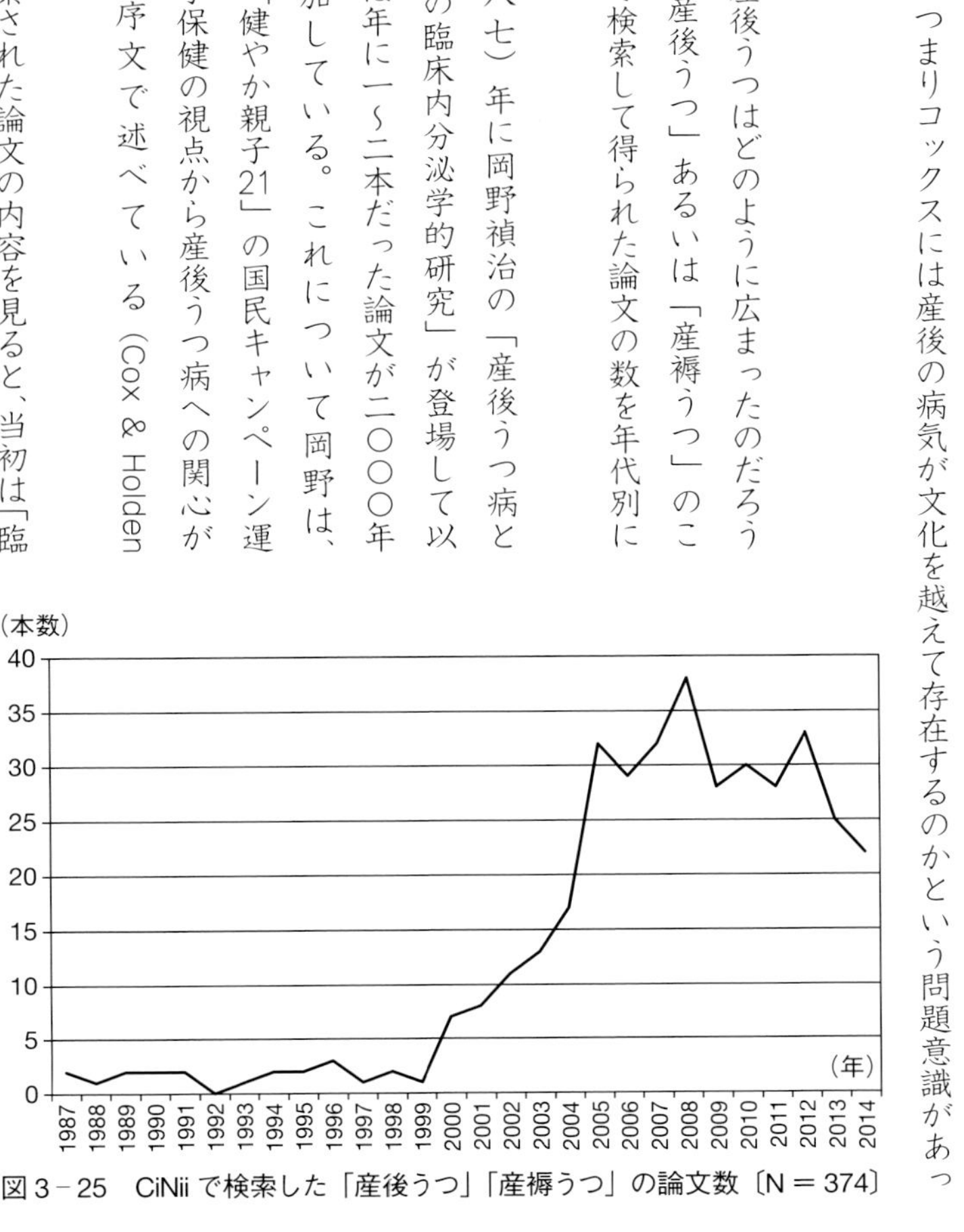

図3－25　CiNiiで検索した「産後うつ」「産褥うつ」の論文数〔N＝374〕

床精神医学」などの精神医学系の雑誌に発表される論文が多かったが、九〇年代には公衆衛生学会や看護学会の雑誌にも載るようになる。そして二〇〇〇年代に入ると、産後うつと児童虐待が結びつけられるようになり、虐待予防とそのためのEPDSを用いたスクリーニングと介入をテーマにした論文の増加となる。そして二〇〇〇年代後半には、EPDSを用いた産後うつ病のスクリーニングとその予防が地域母子保健や周産期メンタルヘルスとして広く実施されるようになってきたことがわかる。平成二二（二〇一〇）年以降は、産後うつと運動習慣や母乳育児、摂食障害との関連など、さらに周辺の領域からのアプローチが取り上げられている。

また、平成一六（二〇〇四）年には周産期メンタルヘルス研究会が設立され、平成二六（二〇一四）年には周産期メンタルヘルス学会となり、平成二七（二〇一五）年現在、精神科医の岡野禎治氏が理事長を務めている。このようにして学会が設立されることでその分野の研究者が増え、論文数が増え、その分野が成熟していく。

産後うつはもともとは英国や米国で注目されて、やがてそれが日本にも伝えられるようになったことを述べたが、現在アジアの国々でも助産教育の中で教えられ、助産師たちにその概念が共有されるようになっている。インドネシア村落部で、二〇〇〇年代初めには「産後のお母さんが泣くなんて見たことがない」と助産師も医師も述べていたが、二〇一〇年を過ぎたときには「学校でその言葉を習った」と若い助産師たちが言うようになっていた。また中国の病院には産後うつ病の注意事項が書かれており、人々の間でこのことばが広く知られるようになっている。

どの文化でも、昔から女性は出産の際に心身の危機的な状況を体験してきた。文化人類学的な調査をすると、症状はメンタルな面に集中するのではなく、腹痛、めまい、下痢、腰痛、頭痛などさまざまな身体症状が語られる（松岡 二〇一四）。そして話の端々に身体的な理由だけでなく、貧困や夫の不親切、姑との関係、栄養不良などの女性を取り巻くつらい体験が語られる。そのように視野を広げてみると、産後うつは現代の女性が出産・育児をする際に出会うさまざまな困難や不満を盛り込むことのできることばとして重宝しているのかもしれない。

文献

Cox, J.,（1979）Amakiro：A Ugandan Puerperal Psychosis? *Social Psychiatry*, 14 : 49 – 52

Cox, J., Holden, J., Sagovsky, R.（1987）Detection of Postnatal Depression. Development of the 10-item Edinburgh Postnatal Depression Scale. *British Journal of Psychiatry*, 150 : 782 – 786

Cox, J. & Holden, J 著、岡野禎治・宗田聡訳（二〇〇六）『産後うつ病ガイドブック―ＥＰＤＳを活用するために』南山堂

松岡悦子（二〇一四）「出産がunhappyな体験となるとき」安井眞奈美編『出産の民俗学・文化人類学』勉誠出版

岡野禎治（一九八七）「産後うつ病とMaternity bluesの臨床内分泌学的研究」『厚生省神経疾患研究61年度報告書 そううつ病の生化学的特性による分類と発生機序に関する研究』一七－二六

Pitt, B.,（1968）"Atypical" Depression Following Childbirth. *British Journal of Psychiatry*, 114 : 1325 – 1335

Pitt, B.,（1973）'Maternity Blues'. *British Journal of Psychiatry*, 122 : 431 – 433

Yalom, I. D., Lunde, D. T., Moos, R. H., and D. A. Hamburg,（1968）"Postpartum Blues" Syndrome. *Archives of General Psychiatry*, 18 : 16 – 27

第4部 現代のお産と助産師教育の課題

試しに、インターネットで「分娩室」「Delivery Room」と画像検索してみてほしい。その出てきた画像は、どの国のどの病院か全くわからないほど、同じような風景だろう。手術室のような部屋に、いきむための足台がある分娩台。天井からは無影灯がぶら下がり、会陰縫合などの処置を照らせるようになっている。傍らには酸素マスクなどが控え、移動式のワゴンには注射器や点滴、衛生材料が積まれている。現代社会では、ほとんどの赤ん坊が、こうした分娩室で生まれる。日本でも、米国でも、モンゴルでも、ベトナムでも。

一方で、出産を取り巻くシステム（マタニティ・ケア・システム）は、国や地域によって異なっている。産婦が産む場所を自由に選べるか（自由選択）、誰が出産を介助するか（医師か、助産師か、別の誰かか、またそれがどのように選べるか）、費用はいくらか（自費か、一部保険か、公費か）、どの水準の医療を受けることができるか（保険でカバーされているか、国外でないと医療が手に入らないか）、などはさまざまに異なっている。

現代日本社会での出産は、ほとんどの人が病院やクリニックなど医療施設で出産することができ、費用は健康保険でカバーできることも多い（出産育児一時金）。出産費用は公費でも保険診療でもなく自費で（自由診療）、費用の設定は医療施設が自由にできるが、健康保険の支給額にあわせて推移しているのが現状である。医師が自由に開業できない国や、出産場所がシステム化されている国もあるなかで、日本では医師も助産師も開業は届出制で、標榜する科目も自由である。また、勤務先も自由に選択できる。つまり、出産する人からみても、ケアを職業にする人からみても、日本は自由な市場である。

第４部では、出産の消費化、院内助産など出産のさまざまな試みをみていくが、これらはこうした日本の出産の自由市場を背景にしている。

当然のことながら、政策や医療行政などの水路づけが弱いことによって、出産環境や転院先が整わない地域があるなど、脆弱な側面も発生する。それについては第３章で扱う。

図４－１に明治期以降の医療者数を図示した。助産師はほかの医療者と比べて特段に数が増えていない。これは医療専門職養成政策によるものである。助産師の育成については第２章で取り上げる。

（白井千晶）

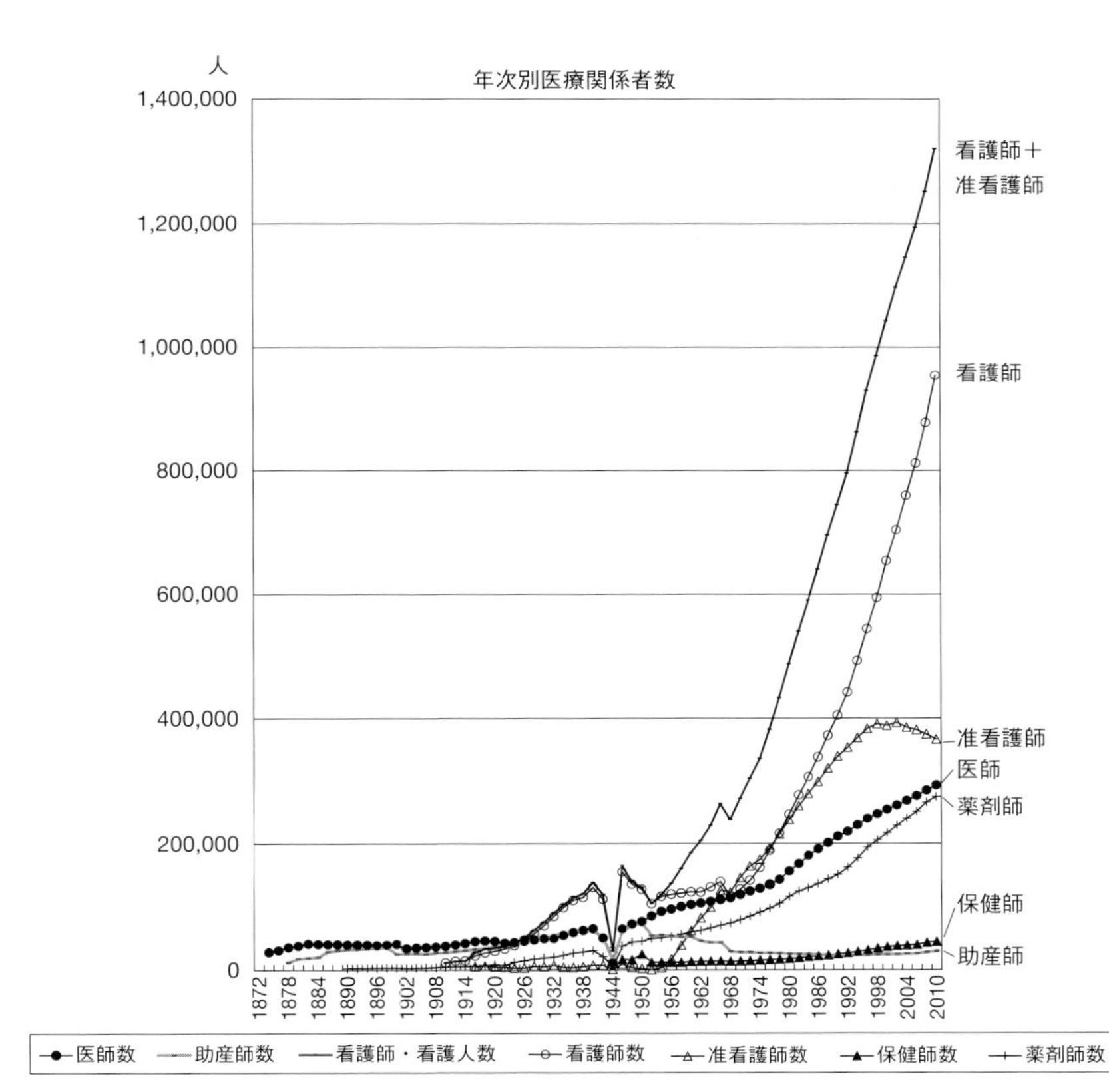

図 4－1　医療従事者数の推移

医師数、薬剤師数は「医師、歯科医師、薬剤師調査」による（登録数）。各年 12 月 31 日現在。1970 年以前の医師数には外国人が含まれていないが、1971 年以降には含まれている。助産師、看護師、准看護師、保健師は「衛生行政報告例」による。看護師、准看護師、助産師、保健師は 1951 年までは資格取得者数（内務省衛生局年報と厚生省衛生年報）、1952 年以降は従事者数（保健婦助産婦看護婦法届け出義務）。1993 年 11 月から、保健婦の業務に「保健士」として男も従事できるようになったことにより、1994 年以降の数値には「保健士」を含む。また、2002 年 3 月より、「保健婦（士）」、「助産婦」、「看護婦（士）」および「准看護婦（士）」は、それぞれ「保健師」、「助産師」、「看護師」および「准看護師」に改称された。1951 年までは「看護婦」「准看護婦」のほか「看護人」が掲載されており、合計を医療看護者として「看護師・看護人数」として示した。「看護師」は看護婦、看護師のみの再掲、「准看護師」は准看護師のみの再掲である。産婆の 1899 年は 7 月から年末までの産婆名簿登録数のみ。看護婦のうち 1942 年に 3 府県、'43 年に 16 都県、'44 年に 32 都道府県、'45 年に 35 都道府県で数値不明のため計上されていない。助産婦のうち 1945 年以前は産婆数。1942 年に 3 府県、'43 年に 18 都県、'44 年・'45 年に 32 都道府県で数値不明のため計上されていない。白井作成

第1章　消費社会の出産文化

菊地　栄

1　肥大化する出産ニーズと広がる選択肢

1・1　医療消費者の誕生

日本において出産の領域に「医療消費者」という言葉が使われ出したのは、一九九〇年代中頃のことだ。医療消費者とは、医療費を支払って医療サービスを受ける人のことである。そもそも医療・福祉分野はサービスの領域とは異なるとされてきたが、米国型の市場原理が医療にも用いられるようになると、患者は医療に対して単に病気の治療を受けるのみならず、サービスを受ける契約者という立場を与えられ、「医療消費者」と呼ばれるようになった。患者は、医療者と病院のスタッフによるホスピタリティやアメニティなどを、サービスとして受けるようになったのである。日本では当初、「消費」という言葉は医療の領域にふさわしくないという意見もあったが、患者のニーズに応え、「快適な医療をめざす」医療の姿勢は求められていた。

第3部第6章でみたように、医療化によって専門家である医師に管理されるようになった出産に対し、女性たちは「自然出産運動」を展開して、「患者」という弱い立場から医療に主体的に関わる立場を獲得し、ニーズをもつ「当事者」になっていった。この「自然出産運動」の段階では、当事者は自らを「私たち」「体験者」「産む側」（阿部一九九九：七－九）と呼び、医療に対して「権利の獲得」「主体性の主張」という言葉を使っていた。そこには患者と医療者の非対称性に対して、「権利」を求め、「主張」することによって「主体」を明確にし、出産の環境を底上げしようとする思いが込められていた。この時点で当事者はあくまで主体的に出産に関わろうとしており、「医療消費者」という言葉が象徴する「医療を消費する個人」としての自覚はもっていなかったといえる。

日本における「第二次自然出産運動」を牽引していたのは、当事者と助産師の市民グループだった。平成五（一九九三）年五月、若手助産師のグループ「ＪＩＭＯＮ」[※1]が結成され、渋谷の街を助産師たちと当事者親子が練り歩く「サンバパレード」が開催された。同年、「産む人と医療者をつなげる」ことを目的とした市民グループ「ＲＥＢＯＲＮ（リボーン）」[※2]が結成され、九月に第一号のニュースレターが発行された。翌年にはＲＥＢＯＲＮ主催の「１１０３いいお産の日」イベントが一一月三日に開催され、その後、当事者と医療者でつくる「いいお産の日実行委員会」によって一〇年間続けられた。これらは「自然なお産」を支援するネットワーク活動で、当事者と医療者が同じ「場」を共有し、同じ立場で出産に関わっていくことが示されていた。また、平成一一（一九九九）年には産婦人科医師・大野明子が杉並区に「明日香医院」を開院し、愛知県岡崎市の吉村医院には木造家屋の「お産の家」が完成するなど、「自然なお産」を実践する代表的な施設がつくられた。「自然なお産」が草の根的に全国に広がりをみせ、助産所や自宅での出産が若干の増加傾向をみせたのもこのころである。

一方、社会には情報化・消費化の兆しもみえ始めていた。平成五（一九九三）年に「たまごクラブ」「ひよこクラブ」（ベネッセコーポレーション）、平成六（一九九四）年には「赤ちゃんのためにすぐ使う本（現「赤すぐ」リ

※１　創設メンバーは赤山美智代、中根直子、毛利多恵子、小林由枝、高橋さゆり。
※２　創設メンバーは河合蘭、きくちさかえ。

クルートホールディングス）が創刊され、マタニティ・育児雑誌は、それまでの医学的情報以上に、商品のカタログ誌としての傾向が強く打ち出されるようになっていた。また、平成八（一九九六）年にはインターネット配信が一般向けに開始され、「babycom」「べビカム」「ユウ chan」「e-baby」などのサイトが準備情報の提供を開始し、妊娠・出産・育児もネット情報化時代を迎えたのである。

二〇〇〇年代に入ると、マスメディアによる医療事故の報道が目につくようになる。平成一六（二〇〇四）年には医師臨床研修制度が義務化されたことにより、大学の医局が地域病院の産婦人科に派遣していた医師を引き上げて大学の医師不足に対応しようとする事態が生じ、全国各地で産婦人科の集約化が進むようになった。平成一八（二〇〇六）年には福島県立大野病院で帝王切開を受けた産婦が死亡したことで、産婦人科医が逮捕、起訴され、平成一九（二〇〇七）年には奈良県の産婦が搬送先の病院を次々に断られ、救急搬送の「たらい回し」というセンセーショナルな表現で報道された。

当事者にとっては、産む場所がなくなる「お産難民」という状況に陥り、一方で医師たちは産科医不足で、過酷な労働環境にあり、また医療事故として裁判で争われるケースが増えるなど、大きな負担を抱えるようになっていた。こうした状況を改善したいと、平成一八（二〇〇六）年に「どうする？日本のお産」プロジェクトが発足し、全国各地で市民集会が開かれた。このプロジェクトを呼びかけたのは産婦人科医師、助産師と、一般市民たちだったが、産科医療の危機的状況のなかでは、「自然なお産」という文言はもはや語られることはなかった。また平成二一（二〇〇九）年には、産科医療をスムーズに提供するための一助として、出産に関連して発症した重度脳性麻痺児とその家族に対して補償する「産科医療補償制度」が創設された。

1・2　インフォームド・コンセントとバース・プラン

医師不足や病院経営の悪化は、一九九〇年代後半から取り沙汰されていた。「医療崩壊」「医療不信」という言葉が報道に登場するなかで、患者が納得して医療を受けられるように情報開示が求められるようになり、インフォームド・コンセントという概念が導入され、平成九（一九九七）年に改正された医療法に「医療提供に当たっての説明」という文言が加えられた。

インフォームド・コンセントは、医療の担い手が医療を提供するにあたって、適切な説明を行い、それに基づいて患者が自発的な決定（選択・同意・拒否）をできることをその目的としている（鈴木 一九九三：五）。患者は治療の必要性や効果、そのデメリットも含めて説明を受け、理解した上で自ら選択し、治療に反映させることができる。これにより、患者は医師から期待される患者モデルではなく、医療サービスを利用する対等な市民、専門家のサービスを自由選択する「消費者（ユーザー）」へと移行した。いわば患者の民主化がめざされたわけである。

こうした関係性の転換は、それまで経済原理の枠外に位置づけられてきた医療が、市場原理にさらされることでもあった（進藤 一九九〇：一三〇）。医師は「医療提供者」として「医療消費者」である患者に選別される対象となり、患者は、身をゆだねる患者から「医療消費者」へとその存在感を拡大させ、そのニーズをも肥大化させていったのである（深川 二〇〇六：六三）。

振り返って産科をみてみると、正常出産の場合には、診断・治療という医学的領域より出産方法やケア、アメニティなど、いわゆる周縁の医療サービスが多い。しかし、はじめて出産を迎える当事者は「医療消費者」として成熟しているとは限らないため、医療サービスを選択することはそうたやすいことではない。「どのようなお産がしたいですか?」と質問され、即座に答えるためには、どのような施設があり、どのような方法があるか情報を得た上で、さらにそれを選択することが可能であるということを知っていなければならないからである。周囲に出産した友人や家族がいて、詳しく情報を聞いている人は「知識」があるだろうが、インターネットや雑誌、テレビなどから情報を集めている人々は多く、自らのニーズを医療者に伝えるすべをもっていることは少ないだろう。

消費者のニーズを医療者に伝える方法として、一九九〇年代半ばに欧米から導入されたシステムが「バース・プラン」である。「バース・プラン」とは、妊婦や家族が、入院中のケアに関する希望などを医療者に伝え、相互理解を確認するプロセスに用いられる手段で、通常、文書の形式をとる。「バース・プラン」は本来、その主体は当事者であり、妊婦や家族が作成するものだったが、医療者との相互理解を前提にした文書であること、日本社会では当事者が医療に対して文書を提出する習慣がないことなどから、むしろ医療側から当事者へ提供するサービスの一環として広まっていった。

提示される「バース・プラン」の内容は、施設で受け入れ可能な出産法―夫立ち会い・分娩姿勢・麻酔分娩・自然出産・カンガルーケア・母子同室・母乳育児支援など―であり、消費者はそのなかから希望に沿った方法を選ぶことになる。これは、インフォームド・コンセントをさらに推し進めた「インフォームド・チョイス」[※3]という考え方に基づいて導入されたものだが、メニューを提示されてそのなかから選ぶ行為は、ファーストフード店方式の典型的な消費行動である。

産院において消費者が受けるサービスは、それ以外にも、妊娠中の情報提供・出産準備教育・エクササイズ・入院室の環境・食事・エステ・ショップ・おみやげなどがあり、サービス提供者は、医療者だけでなく産院のすべてのスタッフとなる。これらは消費者の多様化したニーズに対応するために生まれたサービスだが、医療側がサービスを打ち出すうちに、当事者たちはそうしたサービスの恩恵に預かることが「当たり前」になっている構図が生まれている。すなわち、選ぶ権利について何の知識をもたない妊婦であっても、たまたま通う施設がそうしたサービスを提供していれば、「医療消費者」として選択が可能となる。選択肢が先に用意されたなかで、「消費」および「チョイス」することを知り、選んでいくのである。さらに、一定の施設や出産方法を選ぶことは、同じ消費行動をとる他者と、同じ階級・同じ享受を得ることができ、そこに「自分らしさ」や「生き方」が見出される。消費者のニーズが拡大し、ニーズが医療サービスを規定するのみならず、医療側が消費者のニーズを先回りして、さらに過剰にサービスを提供する構図こそ、消費社会そのものといえる。

1・3　出産施設御三家とブランド志向

階級的消費行動は、東京都内においては出産施設「御三家」と呼ばれる施設に象徴されている。これは妊婦向け雑誌に掲載されたことからこう呼ばれるようになったものだ。①山王病院（港区赤坂）、②愛育病院（港区芝浦）、③聖路加国際病院（中央区明石）であり、ブランド病院と呼ばれている。これらブランド化した出産施設には、いくつかの共通した特徴がみられる（表4－1）。

御三家以外にブランド性が高い病院は、慶應義塾大学病院、東

※3　インフォームド・チョイスとは、複数の治療法が提示されたときに、それを患者が選択し、治療方針に患者が主体的に関わることをいう。

表4－1　ブランド化した出産施設に共通した特徴

①都心中央エリアに位置する
②医療施設、医学水準が先端的である
③医師の教育水準が一流である
④費用が高く、さらに特別室を備え、ぜいたくなニーズに十分応えられる
⑤有名人、著名人、財界人、皇室などが利用する
⑥患者のニーズに応えようとする前向きな姿勢をもっている
⑦LDR室注を備えている
⑧高級感のあるイメージで、ブランド性が高い
⑨医療者も特定層の顧客に対応するべく教育を受け、ホスピタリティに優れている

注：LDR室は、陣痛（labor）・分娩（delivery）・回復期（recovery）を1つの部屋で過ごすことができる個室。陣痛室・分娩室・回復室が分かれている施設では、分娩の進行に合わせて移動しなければならなかったが、部屋を一体化し、個室にすることで移動する必要がなくなった。

京大学医学部附属病院、日本赤十字社医療センターなどがあげられる。「慶應義塾大学」というブランドから、同大学卒業生の親族などの勧めによって同病院での出産を決める妊婦もいる。

「お受験」という学歴至上主義および階級文化もまた、出産施設のブランド化に拍車をかけている傾向がみられる。一流大学への入学を前提とした幼稚舎への「お入学」は一部の階級において激戦となっているが、その「お入学」の条件として、どこで生まれ、誰にとり上げてもらったのかが、入園の際に有利となるという言説さえ生まれている。

1・4　産院サービスと享受的消費

産院がさまざまなサービスを全面的に打ち出すようになったのは、一九九〇年代のはじめからだ。一九八〇年代から欧米では、病院におけるアメニティ（居住環境）が重要視されるようになり、病院の入院室や分娩室にもＱＯＬ（quality of life）に基づいた内装を施す傾向がみられるようになってきた。

産科棟では、ＬＤＲ室の概念が生まれ、ホテルの一室のような快適性をとり入れた分娩室が導入された。日本でいち早くＬＤＲ室を取り入れたのは、診療所や個人経営の病院だったが、平成四（一九九二）年に建て替えられた聖路加国際病院の産科棟にはＬＤＲ室が完備された。こうしたアメニティの概念はその後広く導入され、産科を改築する際などに、ＬＤＲ室を備える産院が増えていった。

ＬＤＲ室の特徴は、産婦とその家族が陣痛、分娩、回復期を個室の一部屋で過ごすことができるようになった点である。それまで夫や家族の立ち会いの導入を拒む理由の一つとして陣痛室、分娩室が個室でないことがあげられていたが、夫や家族の立ち会いのニーズが、ＬＤＲ室導入の一つの要因となったと考えられる。

一九九〇年代前半から、出生数が年々減少するなかで個人経営の産科診療所や病院は、顧客を獲得するために医療面以外の付加価値を打ち出し、産婦や家族のニーズに応えようとしてきた。医療技術や設備を充実させる一方で、公共病院にはないサービスをいち早くとり入れたのである。ＬＤＲ室を作り、食堂をレストラン仕様にしてフランス料理や「お祝膳」と呼ばれる豪華な食事を提供し、夫と二人でゆったりと食事ができるようなサービスを提供する施設も登場したのもこの時代からである。※4 院内にスタジオを設け、マタニティ・ヨーガやマタニティ・ビクスのクラスを開催したり、スイミング・プールを設置した施設もある。玄関ロビーに育児用品などのショップを経営し、敷地内に子どもが遊べる遊園地並みの遊具を設置する施設も登場し、産院そのものがアミューズメント化する傾向もみられた。

女性にとって出産は生涯に一〜二回の体験であり、自らが主役となるという点では結婚式にも匹敵する大いなるイベントである。出産に安全性が確保されるようになり、付加価値を見出すことができるようになった豊かな時代には、他者との比較において、人にはできないが自分にできるものを差別化し、それを得たときに豊かさを実感する。「リッチな気分」で「快適に」、「楽しい思い出となるように」演出された出産環境を得ることは、他者との差異を生み出す消費になっていた。こうした雰囲気が広がっていたのは、バブル期からその直後にかけての豪奢な時代背景があり、産科の領域にもバブルの風が吹いていたのである。

都市部における豪華産院の消費性は、医師に対する期待値をも高めている。助産師による個別なケアを重視する人たちがいる一方で、一定の層においては有名病院の有名医師に診てもらうことがステイタスであり、安心であるとする傾向がみられる。医師のもつ専門性のみならず、医師というステイタスが産婦にとって安心感をもたらして

※4 熊本市の福田病院では、一九九〇年代初頭から定期的にレストランに寿司職人を招き、にぎり寿司を食べることのできる「寿司ナイト」を設けていた（きくち 一九九二：二四）。

いるのである。

よりステイタスの高い人物が提供する医療とサービスを消費することは、メルセデス・ベンツを選ぶ消費者と同様に、他者との差別化のなかに豊かさと満足を見出す。しかし、医療技術は一定の規格化されたモノを生産することではない。医療はチームのなかで行われ、医師一人が出産経過のすべてを観察し、管理を行っているわけではない。さらに医師は状況も容態も異なる患者を対象としている。医療現場はこうした規格化しにくい人間の身体を扱っていることから、出産経過はさまざまであり、また医療技術の投入や処置もさまざまである。同じケアやサービスを受けていても当事者の主観的満足度は異なってくる。しかし、そうした面を考慮に入れてもなお、質が高いとされる病院は、分娩料、病院の外観とおしゃれな雰囲気、医師というステイタス、有名人・著名人の利用など、コストと外的要因、評判および階層を基準にランク付けされているのである。

2 身体の変容

2・1「ポスト近代」の当事者

これまでみてきたように出産の消費的傾向は、医療化という近代化がほぼ終焉を迎え、消費時代に入った、いわゆる出産における「ポスト近代」現象といえる。

ここでは、筆者が平成一九（二〇〇七）年に行った当事者へのインタビューを事例に、「ポスト近代」の当事者の身体性をみていきたい。[※5] 次にあげる二名の語りは、その当時においては特殊なケースという印象を受けたが、今では一般的になってきているのかもしれない。彼女たちは自然妊娠し、子どもが生まれてくることを待ち望んでいる高学歴のキャリア女性である。

あそこ（膣）からリンゴ大のものが出てくるなんて、信じられない。痛みに弱いんです。麻酔分娩にしたいと思っています。（埼玉県さいたま市・昭和四四生）

帝王切開にしてもらってはだめでしょうか。下から産むことは私にとって不自然なんですよね。麻酔ではだめです。痛みをとればいいのではなく、全身麻酔でおなかを切って、私が知らない間に出して欲しい。（東京都港区・昭和四五生）

彼女たちは痛みを恐れているのだが、最も切実なのは、身体を通して胎児を産み出す行為そのものを受け入れることができないという点にある。「あそこから出てくるもの」「下から産むことが不自然」という言葉は、胎児（他者）と自らの身体との境界があいまいではなく、はっきり分離していることを示している。出産の際に起こるであろう身体的経過を受け入れることができずに、できれば無感覚の状態で、子どもを外に出してしまいたいと望んでいた。

この二人の事例は、その基礎に大きな不安を抱えていることがまずあげられる。その上で、自らの「出産身体」

※5　筆者は平成二二（二〇一〇）年まで二七年間に渡り、マタニティ・コーディネーターという立場で、マタニティ・クラスやマタニティ・ヨーガクラスで数多くの妊婦に出会い、話を聞く機会をもってきた。マタニティ・クラスの年間参加者は述べ二五〇人ほど、マタニティ・ヨーガクラスは少なく見積もっても年間述べ一、四四〇人にのぼる。平成一六（二〇〇四）年ごろから、東京のクラスで受講生の傾向がそれまでとは変わってきたという印象が感じられるようになり、平成一九（二〇〇七）年以降は顕著に麻酔分娩のニーズが高くなっていた。

に対して「信じられない」「不自然」という言葉を用いているのだが、それは「からだ」と「私」が乖離し、むしろ反目し合っているように思える。彼女たちの不安は、「出産身体」が「私」が管理するいつもの「からだ」ではないという感覚によって、さらに高められている。彼女たちにとって、「からだ」は常に「私」のコントロール下になければならず、膣が想像を超えて広がり、リンゴ大のモノが出てくることは耐えがたいことであり、それが最大の不安のもととなっているのだ。

彼女たちは当然、海外で麻酔分娩が主流であることや、帝王切開率が世界的に高まっていることを知っている。そうしたなかで、なぜ自分たちのニーズがすぐに受け入れられないのかを疑問に感じていた。かつては「おなかを痛めた子」という情緒的表現があったが、帝王切開、麻酔分娩が増えるにしたがって、陣痛を体感して「おなかを痛める」ことは、子どもへの愛情の象徴ではなくなってきている。むしろ今日では、痛みを回避する麻酔や帝王切開もまた、医療サービスの一つとみなされ、消費の対象となっているのである。

しかし、二人の語りをよく聞いてみると、本人はしっかりした理由で麻酔分娩や帝王切開を望んでいると話すものの、実際には医療者とのコミュニケーションが乏しく、根拠のない言説を信じていた。つまり麻酔分娩や帝王切開がリスクのない夢のような出産法であると信じており、どのような麻酔を使い、どの時点で麻酔が注入され、麻酔の効力がいつまで続き、産後どうなるのかといった具体的な情報は全く知らされていなかったのである。

2・2　可視化される胎児

事例の二人は、おなかの中の胎児に愛情を感じていないわけではない。しかし胎児と自分とはあくまで別の存在であり、一体感を感じることに特段の意味を見出してはいなかった。胎児の他者性がより明確になってきたのは妊娠中、超音波診断装置で胎児を確認できるようになり、可視化できるようになったことが要因の一つとして考えられる。

　可視化は、医学的にも胎児の存在感を格段に高めた。医師たちは胎児の電子情報から、多くのデータを把握できるようになり、このことによって胎児は周産期医療の患者となり、「出産身体」は「胎児の環境」としての位置を与えられることになった（柘植一九九六：五八）。これは、妊婦とその家族の出産観をさらに変化させる大きな要因となっている。それまで妊婦たちは、自らの身体の健康や安全性を考慮すればよかったのだが、患者としての胎児をおなかに抱えることによって、自らの身体が胎児に適切な医療を提供できる環境となることが「親の役目」であるという規範ができ上がったのである。

　子どもの性別は、妊婦とその家族が知りたくないと望まない限り、胎児の段階で知ることができるようになり、ほとんどの親がおなかの胎児に「胎

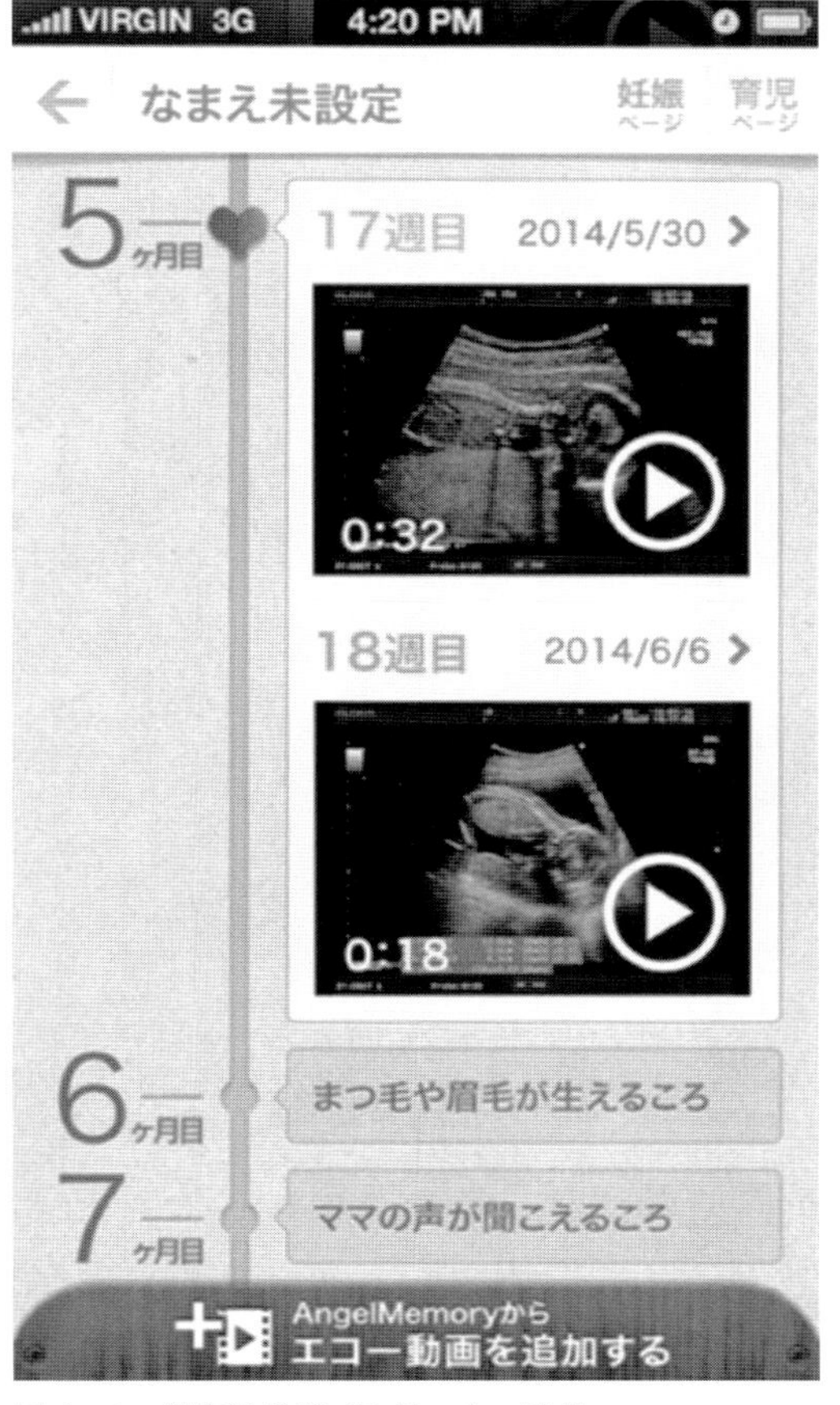

図４－２　超音波診断 4D モニター映像

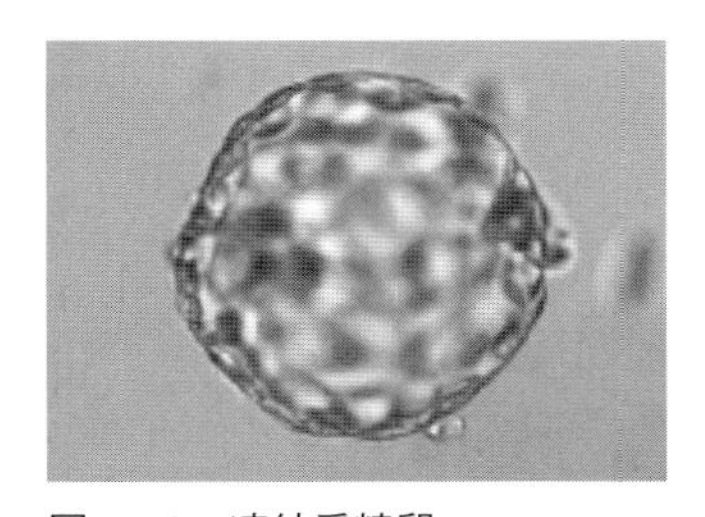
図４－３　凍結受精卵

児名」[※6]をつけ、出生以前から家族の一員に近い存在と捉えるようになった。言うまでもなく超音波検査は出生前診断として、胎児疾患の早期発見と治療に役立っているが、一般のカップルにとってはもっぱら出生前記念写真としての色合いが強い。毎月の健診の際に、超音波診断装置で確認することを楽しみにパートナーが付き添うケースや、画像をプリントしたり、動画をスマホアプリに入れて家族で共有する人たちもいる[※7](図4－2)。さらに生殖補助医療においては、当事者カップルに体外受精で採卵した卵子や受精卵、胚盤胞などの写真(図4－3)が提供され、可視化は細胞としての「わが子」への関心をも高めている。

2・3 ライフコースの多様化と出産

ライフコースの多様化や、結婚観・家族観の変化も、出産に対する当事者意識の変容と密接につながっている。厚生労働省人口動態調査によると、婚姻件数は団塊の世代が結婚期を迎えた昭和四六～四八(一九七一～一九七三)年にピークを迎え、この時期が第二次ベビーブームとなった。その後、婚姻件数は低下し、第二次ベビーブームの子どもたちが結婚期を迎えた昭和六三～平成五(一九八八～一九九三)年にわずかに持ち直したものの、その後は減少が続いている。出生数は婚姻数の増減にかかわらず、右肩下がりの減少傾向が続いている。少子化の原因としては、仕事と育児の両立の難しさや、高学歴化に伴い子育てにお金がかかることへの負担感、雇用格差で結婚に踏み切れない層の拡大などによる晩婚化(初婚年齢の上昇)および晩産化があげられている。一方で、非婚やセクシュアリティの多様化など、結婚や子育てを射程に入れない生き方も広がりをみせ、結婚感や価値観に変化がみられる。

平成二一(二〇〇九)年内閣府の調査では「結婚は個人の自由であるから、結婚してもしなくてもよい」という考え方に、七〇・〇%の人が「賛成」「どちらかといえば賛成」と答えており、平成四(一九九二)年の同調査に比べ、およそ七ポイント増加した（『厚生労働白書』平成二五年版 二〇一三：五九）。同白書は「結婚して一人前や、結婚するのが当たり前といったような社会的圧力が弱まるとともに、結婚が家や親のためでもない個人を中心に据えたものへ変化するなかで、結婚は人生の選択肢の一つとして捉えられるようになっている」（同：六〇）と分析している。

また、結婚した女性の就業率の高まりも出産に影響を及ぼしている。専業主婦世帯と共働き世帯の推移をみると、一九八〇年代は専業主婦世帯が主流だったが、平成一〇（一九九七）年以降は共働き世帯が専業主婦世帯を上回るようになり、平成二六年（二〇一四）年には共働き世帯は専業主婦世帯のおよそ一・五倍となっている（『男女共同参画白書』平成二七年版二〇一五：五六）。

時代とともにライフコースが変化してきたことにより、女性たちは仕事や結婚、妊娠・出産・育児を人生の選択肢として捉えられるようになった。振り返ってみれば一九九〇年代はまだ、子どもをもつことを「当たり前」と考えていた女性が多かった時代であり、子育て世代女性の専業主婦率が高かったという背景が、自然出産運動を盛り立てた一つの要因となっていたのかもしれない。二〇〇〇年代になると産科医不足や医療崩壊などが騒がれ、産婦人科の集約化や閉鎖が進み、産む施設が減少するなどの問題と、女性の就労に伴う晩婚、晩産化が顕著になっていった。二〇一〇年代の今は、女性たちが仕事をしながら妊娠期を過ごし、子育てをする状況が一層広がりをみせている。一方で社会的格差が顕著になってきたことから、出産における豪奢な消費的傾向は一部の階層の人々によって享受される特別なものとなってきた。多くの妊婦たちにとって出産の選択肢はさほど多いものではなく、出産施設の確保と医療的安全性が最も重要な課題となっている。勤務を続けながらの妊娠生活では、体力づくりや出産準備教室への参加など、出産に取り組む時間は自ずと限られているから、自らのからだに自信をもてないという人が多いとしても不思議なことではないだろう。女性たちは医療消費者として、医療サービスを受けることはできるようになったものの、子育てを支援してくれる人が身近にいないなど、慣れない育児に孤独に向き合わざるをえない人もいる。今や「産後うつ」という言葉が社会に流通しているほど、育児不安の言説は広まっているのである。助産師はこうした母親たちがおかれている現状と背景を把握し、一人ひとりに寄り添う支援をどのように提供することができるのか、新たな課題が示されている。

※6　筆者が平成一九（二〇〇七）年に実施した出産体験者へのアンケート調査（n＝304）では、胎児名をつけていた人は九五％にのぼり、その名は「ぽんちゃん」「ハートちゃん」「こごみちゃん」「まんねん」「ちびちゃん」など千差万別であった。

※7　超音波診断装置による胎児の画像をプリントする、スマホに記録するなどは、産婦人科のサービスとして確立され、出産を行わない婦人科で4D画像で胎児を写すサービスを行う施設もある。

参考文献

阿部真理子（一九九九）『お産って何だろう――「ぐるーぷ・きりん」のアンケート報告』ぐるーぷ・きりん
深川雅彦（二〇〇六）「消費社会における医師患者関係論――医療消費者としての患者」『神奈川歯学』四一（一）
きくちさかえ（一九九二）『お産がゆく――少産時代のこだわりマタニティ』農文協
進藤雄三（一九九〇）『医療の社会学』世界思想社
鈴木利廣（一九九三）『患者の権利とは何か』岩波ブックレット、岩波書店
柘植あづみ（一九九六）「誕生をめぐる『生命観』の変遷」『病と医療の社会学』岩波講座・現代社会学一四、岩波書店

コラム 11

母親たちによる産院情報の公開

河合 蘭

女性が「お産は施設によってやり方が違う」と気づくと、その次に起きてくる疑問はほぼ決まっている。「では、自分が納得できる出産施設はいったいどこにあるのか」ということだ。ほとんどの人は「家から近いか」「近所の評判はどうか」「きれいな建物か」といった程度の基準で出産施設を決めている。しかし知識が増えていくと、それだけでは出産施設は選べない。極端な違いの典型は会陰切開の実施率で、「ほぼ全例に行う」ところから数%のところまである。こうした違いは、出産施設の方針による部分が大きい。

筆者はきくちさかえと平成四（一九九二）年に「産む人と医療者をつなぐネットワークREBORN（リボーン）」を設立し、主に産み方を考えるニュースレターを通じた交流を始めたが、それはちょうど地域の産院情報誌を作る母親グループが各地にできはじめた時期だった。多くのグループは地域の出産施設にアンケートを送付して回答をまとめていたのだが、その質問はアクセスや診療時間にとどまらず、職種別スタッフの人数、出産に立ち会える人、陣痛促進剤、帝王切開、分娩体位などについての方針、入院中の母乳ケアや面会のルールなど医療方針やケアの詳細に迫るものだった。REBORNはいくつものそうしたグループと交流し、市民活動の活発化を目のあたりにした。しかし、こうした行動は地域で医師の反感を買うことも少なくなかった。聞くところによると、当時、地域の医師の団体のなかには「産院アンケートが来ても回答しないように」と申し合わせたところもあったそうだ。

筆者は、そうした強い向かい風の吹くなかで、小さな子どもたちの世話もしながら産科医療の「情報公開」を求める母親たちの苦労を見て、REBORNも何かしなければと思った。そこでREBORNのニュースレターを読んでいる会員に協力を呼びかけた。そこから、さらに会員や周囲の知人に聞いて協力してくれそうな施設をリストアップしていった。そうしてできあがった『REBORN産院リスト』(REBORN 一九九九)、『お産選びマニュアル』(農文協 二〇〇一)、そして、その後REBORNのウェブサイト上で展開した「REBORN産院リスト」は報道でも大きく取り上げられ、女性が自分の希望する産み方を具体化し、行動するようになってきたことを広く社会に知らせることができた。

地域の出産施設すべてにアンケートを送る産院情報媒体のなかで、大いに活動を発展させた母親は井澤彩野と西井紀代子である。井澤は自身が勤務する出版社から、ナチュラルバースクラブという編者名で平成九(一九九七)年に『ここで産みたい!』と題する産院情報誌を出した。井澤は、当時は編集者ではなかった。だが、自分が産院探しに苦労した経験から「情報が必要だ」と痛感し、育児休暇の間に着々と下準備を進めて企画を実現した。井澤の企画『ここで産みたい!』は東京版、千葉・埼玉版、関西版の三地域で出され、うち東京については二度改訂版が出された。

一方の西井は、ママ・チョイスという名称で自ら出版者登録を行っている。そして平成七(一九九五)年に神奈川県の産院情報誌『わたしのお産』を出版・販売し、その後四度にわたってリニューアル版を出した。『わたしのお産』は自費出版でありながら累計で一万八、〇〇〇という大変な部数が動き、メジャーな妊婦向け雑誌と並び、県内の書店で平積みにされる光景も見られた。『ここで産みたい!』の井澤が東京、埼玉、千葉と首都圏各地を網羅しながら神奈川版を出していないのは、神奈川には同志・西井の『わたしのお産』があったからである。残念ながら、そのほかの産院情報誌は、ほとんどが続刊することはできなかった。医療施設の協力の問題、作業量が膨大となることなど産院情報の公開に課題は多かった。

　産院情報に取り組んだ人たちで集まり、その意義や課題を話し合おうと行われた座談会「産院情報を作った私たち」では、井澤、西井、筆者と助産師の山本智美（丸山記念総合病院・当時）が集まった。山本のように、産院情報には助産師も大きな役割を果たしている。山本は日本助産師会埼玉県支部で『埼玉県お産お助けガイド』を作成している。筆者の経験からも、産院情報の公開について、助産師は応援してくれる人が多かった。質問項目に助産師の活躍が関わるものが多かったのも、その理由だろう。ただ、現実はもう少し複雑だった。助産師たちは、病院勤務の場合、母乳育児や医療行為の少ない出産について「やりたいが、実際には難しい」と感じているケースが多い。産院情報の記入や公開は、そこを改め会にもなった。

　REBORN産院リストを作成する作業の中では、ある助産師が「自分たちの病院のデータは誇れるものではないと思うが、だからこそ公開し、他施設と比較することで成長したい」と書いてきた。作業のなかで、筆者が最も感動した言葉の一つである。私たちに現実をありのままに見せてくれることも、なかなか実現できないことを頑張ろうとしてくれていることも嬉しかった。

　インターネットが普及すると、企業など多様な主体が産院情報サイトを開設するようになっていった。ただ、産院情報は、まだ道は半ばであると感じる。筆者は平成一五(二〇〇三)年にREBORNのニュースレターで、産院情報の近未来を想像してこう書いた。「REBORN産院リスト（を管理する本来のスタッフ）は、昔の、大騒ぎの編集作業を思い出していた。あのころは、全く大変すぎた！　産院情報は、もはや、全く違うものになった。というのは国が、帝王切開率だけではなく、自由な体位で出産できるかどうか、会陰切開率、退院時の母乳率の報告および公開の義務を産院に課すようになったのである。」しかし、そのような未来が訪れる気配は、まだない。

また本来は、選ばずとも、どの出産施設に行っても医療行為は適応が守られており、ケアが十分にあることが理想である。医療の内容が透明になることはそのために役立つが、それが唯一の方法ではないし、そもそも望まれる出産が提供できる医療制度になっているのかという問題がある。また、ケアについては、その重みについて、女性と医療側の間に温度差があること自体がもっと深く話し合われるべきだろう。

参考文献

河合蘭（二〇〇〇）『お産選びマニュアル』農山漁村文化協会
河合蘭・西井紀代子・井沢彩野・山本智美（二〇〇一）「座談会 産院情報を作った私たち」『助産婦雑誌』五五（五）、四四三-四四八、医学書院
ナチュラルバースクラブ編（一九九七）『ここで産みたい！――400人のママによる東京都364産院ガイド』ショパン
ナチュラルバースクラブ編（一九九八）『ここで産みたい！関西大阪府京都市神戸市――312人のママによる361産院ガイド』ショパン
ナチュラルバースクラブ編（一九九九）『ここで産みたい！千葉・埼玉――373人のママによる343産院ガイド』ショパン
日本助産婦会埼玉県支部（一九九九）『埼玉県お産お助けガイド』日本助産婦会埼玉県支部
お産情報をまとめる会編（一九九五）『わたしのお産』ママ・チョイス
お産情報をまとめる会編（一九九六）『わたしのお産』（二）、ママ・チョイス
お産情報をまとめる会編（一九九七）『わたしのお産 97／98年版』ママ・チョイス
お産情報をまとめる会編（一九九九）『わたしのお産 1999-2000年版』ママ・チョイス
お産情報をまとめる会編（二〇〇二）『わたしのお産 改訂版』ママ・チョイス
REBORN編（一九九九）『リボーン産院リスト』REBORN

第2章　看護系大学の拡大に伴う助産師教育の変容

鈴井江三子

本章では、看護系大学における助産師教育に焦点を当て、看護系大学に助産師教育が組み込まれたことによって起こった教育時間数の減少、および養成校ごとの教育内容による助産師教育のバラツキについて、そのプロセスを概観し、今後の助産師教育のあり方を考察する（表4－2）。

1　看護職の人材確保法による看護系大学の拡大

1・1　少子高齢化社会に向けた看護職の人材確保

昭和六〇（一九八五）年の医療法改正により、各都道府県に医療計画の策定が義務化された。これが契機となって、急激な病床数の増加が起こり、この病床数の急増が看護職員の需要に影響を及ぼして大幅な看護師不足を招いた。これを解消すべく、平成元（一九八九）年に看護職員需給見通しが策定され、平成二（一九九〇）年には「高齢者保健福祉推進十カ年戦略（ゴールドプラン）」が策定された。さらなる看護職員の需給が見込まれたのである。そのため看護職員確保対策は厚生省（現厚生労働省）としても最重要課題として取り組むべきものとなった（厚生統計協会 一九九〇）。

	科目時間数または単位数	実習期間、時間数または単位数	分娩取扱例数
	680時間	42週	分娩介助は助産婦または医師の指導のもと10回以上（うち、7回は病院で介助）
	370時間	21～22週	10回以上
	①360時間 ②435時間	①360時間　合計720時間 ②720時間　合計1,155時間	10回以上
	360時間	360時間　合計720時間	10回以上
	14単位	8単位　合計22単位	10回程度
	14単位	9単位　合計23単位	10回程度　分娩取扱の助産範囲が正期産、経腟分娩、頭位・単胎、分娩第1期から3期終了より2時間までと明示された。
	17単位	11単位　合計28単位	

	大学別科	大学	短期大学専攻科	専修学校
	1年	4年	1年	1年
	看護師の免許を有する　大学を卒業している必要はない	看護師の免許取得に必要な履修科目を取得	看護師の免許を有する（取得予定者を含む）	看護師の免許を有する（取得予定者を含む）
		28単位		
		助産師養成の科目は選択制である		

表4－2　助産師教育のカリキュラム改正の変遷

西暦（号）	法律の制定と指定規則の改正	修業年限
1948（昭和23）年	保健婦助産婦看護婦法の制定	
1949（昭和24）年	保健婦助産婦看護婦学校養成所指定規則（以下、指定規則）制定	1年間
1951（昭和26）年	指定規則一部改正	6か月以上
1971（昭和46）年	指定規則一部改正	①6か月または ②1年以上
1989（平成元）年	指定規則一部改正	6か月以上
1996（平成8）年	指定規則一部改正 ○時間制から単位制へ 基礎助産学6単位、助産診断・技術学6単位、地域母子保健1単位、助産管理1単位、助産学実習8単位、合計22単位 ○統合カリキュラムの導入；看護の科目を助産学に統合することによって、取得する単位を減少できるとされた。	
2008（平成20）年	指定規則一部改正	
2010（平成22）年	指定規則一部改正　○基礎助産学6単位、助産診断・技術学8単位（2単位増）、地域母子保健1単位、助産管理2単位（1単位増）、助産学実習11単位（2単位増）　合計28単位	1年以上

村上明美：助産師教育の変遷といま．看護教育54（11）：982－983、2013を基に作成

表4－3　助産師養成所別の種類の特徴

	専門職大学院	大学院	大学専攻科
修業年限	2年	2年	1年
入学資格	看護師の免許を有する（取得見込みも含む）	大学を卒業した者（卒業予定の者を含む）あるいは看護師／保健師の実務経験（2～3年）を有する	大学を卒業した者（卒業予定の者を含む）
修得単位	56単位	56～58単位	33～35単位
	助産に特化したカリキュラム	修士課程の単位以外に、助産師養成に必要な指定規則で示された単位を取得する	助産に特化したカリキュラム
		修士論文または課題研究	

こうした背景を受けて、平成四（一九九二）年六月、「看護婦等の人材確保の促進に関する法律」（法律第八十六号）（以下、人材確保法）が公布された。若年人口が減少し、急速な少子高齢化社会を迎えるにあたって、高齢者を病院や地域で看護をするための若い世代の人材確保を急いでする必要に迫られたのである（厚生統計協会一九九二）。人材確保法を受けて、「看護婦等の確保を促進するための措置に関する基本的な指針」（文部省／厚生省／労働省／告示第一号、平成四年一二月）が告示され、看護職の養成に関する考え方が示された。これにより、男子学生の受け入れも始まり、同時に学生の高学歴志向をふまえて看護系大学の増設に向けた予算も確保された。

その後、平成六（一九九四）年四月、「少子・高齢社会看護問題検討会」が設置され、同年一二月に看護職確保に向けた報告書が提出された。高齢社会が進展する一方、出生率の低下により若年労働者を中心とした労働力人口が減少することから、優秀な看護職員の確保をするためには魅力的な養成施設を提供することが必要であり、それが看護系大学への移行であった。そして、このときすでに将来の看護職員養成の主流は看護系大学になることが示唆された（厚生統計協会 一九九五）。

1・2 看護系大学の拡大に伴う助産師教育の多様化

その結果、平成二六（二〇一四）年、全国の看護系大学は二〇〇校となり、そのうち全国助産師教育協議会（全助教）で報告されている助産師養成所を有する大学は九八校となった。同協議会が示す全養成所数一三五校のうち、大学での教育は九八校であることから、助産師養成所の主流も看護系大学に移行したといえる。

助産師養成所の種類は多様であり、大学院、大学、短期大学、専修学校の四つに分類される。同年、全助教のウェブサイト上で掲載されている助産師養成所の内訳は大学院二五校、大学専攻科・別科二五校、大学四八校、短期大学専攻科五校、一年課程養成所三二校である。このうち看護系大学での教育課程としては大学院、専攻科、学部の三課程に区分される。各課程によって修業年限や履修単位は大きく異なり（表4－3）、入学資格も養成所ごとに異なる。

地区別では北海道・東北地区一八校、関東甲信越地区二二校、東京地区一四校、中部地区一七校、近畿地区二七校、中国・四国地区一三校、九州・沖縄地区二四校となっており、近畿地区は全国で最も多い養成校数となっている。

すなわち、医療法改正に伴う看護師不足と少子高齢化社会に伴う看護職の人材確保が看護系大学を急伸させた大きな要因であり、その延長線上に助産師教育も看護系大学で行われるようになった。その結果、全国の助産師養成所は大学院から専修学校までの多様な養成課程となり、修業年限や入学資格も異なるものとなったのである。

2 指定規則の改正に伴う養成時間数の減少

2・1 看護師教育の養成時間数の減少

日本における看護教育制度は、昭和二四（一九四九）年に公布された保健婦助産婦看護婦学校養成所指定規則（当時のまま表記）（以下、指定規則）に沿って、看護教育カリキュラムが組まれ、これまでに何度か改正されてきた（保助看法二〇〇九）。

指定規則が制定された当初、教育時間総数は五、〇七七時間であり、看護学分野の専門分野（講義・演習）は六九〇時間で、病棟や外来での実習は三、九二七時間を占めていた。その後も、度重なる減少傾向を示し、今では当初のほぼ半分近くに削減された。専門知識を有する優秀な看護職の人材確保を図ることを目的に、指定規則の検討が進められてきたと考えられるが、その実際は養成時間数の削減という矛盾したものになっている。

2・2 助産師教育の養成時間数の減少

指定規則の改正に伴って、助産師教育も変化した（第3部3章）。昭和二六（一九五一）年には助産師教育の講義は三七〇時間以上、臨床実習は二一～二二週以上としていたが、これを昭和四二（一九六七）年の改正では、実習時間も含めて総時間数は七二〇時間とし、うち実習は三六〇時間となった。次いで、平成元（一九八九）年の第二次カリキュラム改正では総時間数、実習時間数ともに変更はされなかったが、これまでの七科目が整理され、助産診断学、助産技術学を中心に科目名の大幅な組み替えが行われた。

すなわち、度重なる指定規則の改正は看護師教育の基礎的知識・技術を教示する時間を減少させただけではなく、助産師教育の時間も減少させた。しかし、必修科目である看護師教育と選択科目として位置づけられた助産師教育とでは、さらにその減少傾向は異なるものとなった。

3 統合カリキュラムによる助産師教育への影響

3・1 大学設置基準の大綱化とカリキュラムの自由化

平成三（一九九一）年二月、大学審議会により、大学設置基準の大綱化に向けた答申が出され、各大学の特徴に合わせたカリキュラムが組めるようになった。大綱化以前のものは、大学設置基準第三二条の卒業要件として、大学に四年以上在学し、一般教養科目は人文、社会、自然の三分野にわたり三六単位、外国語科目は八単位、保健体育科目は四単位、専門科目は七六単位の合計一二四単位を修得する必要があった。しかし、大綱化以降は教育課程の編成方針が出され、卒業要件は大学に四年以上在学し、一二四単位以上を修得するものというシンプルなものになった。これにより卒業要件であった一般教養科目四八単位の枠が取り外され、各大学で自由にカリキュラムが組めるようになったのである。

その後、平成八(一九九六)年三月に「看護職員の養成に関するカリキュラム等改善検討会」が設置され、学部教育のなかで看護師と、保健師の二つの資格を取得する教育方針が示された。つまり、大綱化以降、一般教養科目の時間数も専門科目として使用できるようになり、専門科目がより多く開講できるようになったのである。

3・2 単位制の導入による科目時間数の多様化

平成八(一九九六)年には単位制も導入された。このとき助産師教育に必要な修得総単位数は二二単位(うち実習八単位)であったが、その後、平成二〇(二〇〇八)年には二三単位(うち実習九単位)、平成二三(二〇一一)年には二八単位(うち実習一一単位)と、単位数は増加した。その結果、平成二三(二〇一一)年以降、四年間の学部で助産師を選択する学生は卒業要件である看護師九三単位(うち二三単位は実習)と保健師一五単位に加えて、助産師二八単位の計一三六単位以外に、一般教養科目も一〇単位程度は履修する必要があり、学生への負担が増えることになった。

この過密なカリキュラムの問題を解決する方法として導入されたのが単位制と統合カリキュラムの考え方であった。単位制の導入により、一単位は一五時間から三〇時間の幅をもつようになった。つまり、同一科目名であっても、養成所によっては一単位を一五時間で教育する学校と、三〇時間で教育する学校ができたのである。その結果、養成校によって学生の学ぶ時間数は倍近く異なり、この相違は教育内容そのものにも影響を与えた。

すなわち、単位制の導入以前は、すべての養成所において、指定規則に明示された養成時間数を遵守することで、全国一律の教育を行うことが可能であった。しかし、看護職の養成が大学で行われるようになってから単位数が導入され、表面に現れる数字と、その数字がもつ時間数が異なり、そのことが教育時間数の大幅な差違を生じさせたのである。

3・3 統合カリキュラムの導入

加えて、統合カリキュラムの導入により、教育時間数のさらなる減少に拍車をかけた。統合カリキュラムとは看護師と保健師、または看護師と助産師の教育の共通科目を統合し（厚労省 一九九六）、類似した教育科目を「統合科目」として位置づけ、看護師教育のなかで学修した科目は、助産師教育のなかで再度学修しなくてもよしとした。または、類似した内容の科目は統合して、相互乗り入れの科目としたのである。

例えば、助産学実習九単位の一部を母性看護学で一単位、小児看護学で一単位として振り替え、二単位分はすでに看護師教育のなかで履修したものとする。つまり、実際の臨地における助産学実習は七単位分であったとしても、すでに履修済みであると振り替えた二単位分を加えることで、表面上は計九単位となる。この統合カリキュラムの考えをもってすれば、二二単位から二三単位、または二三単位から二八単位と単位数がある程度増えたとしても、看護師教育の実習科目に振り替えることで、実質の助産学実習の時間数を増やすことなく運用できるのである。

すなわち、大学設置基準の大綱化と単位制の導入に加えて、統合カリキュラムを導入することにより、さらなる養成時間数の削減も図れ、四年生の看護系大学に三つの国家試験受験資格科目を開講することが可能となったのである。

4　分娩取扱件数の変更

助産師教育が看護系大学に統合されたことは、助産師の国家試験受験資格要件である分娩介助例数にも影響を与えた。従来、指定規則に明示されていた分娩取扱件数の規定は「一〇回以上」という表記であり、助産師学生は、助産師国家試験を受験するまでには、必ず分娩介助を一〇回以上実施しておくことが義務化されていた。しかし、平成八（一九九六）年以降、その表記が変更され、「一〇回程度」と緩和された。この「程度」の表記が、各養成校によって解釈が異なり、分娩介助例数の大きなバラツキを生じさせた。もともと、四年間で三つの国家資格科目を組み込むという余裕のないカリキュラムであったため、この「程度」という規定の緩和は、助産師教育を行う教員に「適当数の分娩介助例数でもよい」という解釈に向かわせたのである。自由度が皆無に等しい過密なカリキュラムのなかで、助産学実習のために確保されている期間内に実習を終わらせるためには、この解釈が救いにもなったと考えられる。

四年生の看護系大学でのカリキュラムは、三年次後期までに看護師養成に必要な九三単位のほとんどを履修させる。指定規則により、看護師国家資格取得者または取得見込みの者が、助産師養成を受けることになっているため、ほとんどの看護系大学は、助産師教育を行う四年次までに看護師教育を終わらせるようなカリキュラムを組んでいる。例えば、基礎実習は一年次後期から二年次後期にかけて履修させ、三年次前期は専門科目、三年次後期は各専門領域の実習科目を履修させる。実習では、一つの病棟配置は通常一グループ六名前後であり、成人、老年、母性、小児、在宅、精神、地域などの各領域を、二〜三週間ごとにローテーションさせる。学生数が一学年一〇〇名程度の看護系大学では、三年次後期までに全員の実習が終わらず、四年次前期も実習が組み込まれている場合も多い。

人数が多いとローテーションが組めないからである。保健師も必須科目だと、看護の科目とは別に、保健師の専門科目の講義、実習をこのなかに組み込む必要がある。

他方、選択科目である助産学の実習は、必須科目が入っていない期間を使用することになり、夏季休暇期間中に助産学実習を組み込むところが多い。大学歴の講義期間中に組み入れることができない時点で、三つの免許をとらす学部教育はできないという証明だと思うが、それでもこの三つの免許を学部教育のなかで履修させる方針はしばらく継続されていった。そのため、この夏季期間中の五〜六週間に、「一〇回以上」の分娩介助をすることをめざすのは、学生だけでなく、教員も疲弊する状況を招いた。無免許の学生が分娩介助をするために、教員の配置が臨地から求められることとなり、二四時間対応で分娩介助実習に付き添うことを余儀なくされたからである。

そもそも出産は入院予測ができないうえに、夜勤帯が多い傾向にある。だが夜勤帯は人的資源の限界から指導者不在となり、医療事故を危惧するために実習を受け入れる施設は少ない。また、陣痛発来で入院しても帝王切開に移行するお産もある。少子化から一施設当たりの分娩件数も決して多くはない。一方、分娩例数が年間一、〇〇〇件を超える施設もあるが、そういった施設は学生指導をする余裕がないほど日常業務に追われている。または、分娩例数が多い施設では、複数の大学からの実習依頼を受けているために、一年間を通じて隙間なく実習生が来ることになる。必須科目の母性看護学実習と選択科目の助産学実習の両方を受け入れているからである。

こうした状況に加えて、医師や助産師が一緒に分娩介助をしていても、助産師学生が分娩介助を行うことに抵抗をもつ女性も珍しくない。学生が分娩介助をすることに理解が得られず、実習を断られる場合も少なくないのである。したがって一〇例「程度」の解釈は、看護系大学で助産師養成をする教員にとっては救済であり、分娩介助例数を減少させていく方向に傾倒するのは容易であったと考えられる。

5 助産師教育の実態調査から

その結果、看護系大学で行われる助産師教育の限界が顕在化した。平成一四年度、全助教分娩実習改善検討委員会は、平成一三年度設置の看護系学部・学科を有している四年制大学八九大学を対象に助産師教育の実態調査を行った。六三大学から回答があり、そのうち四一大学で助産学選択課程・科目の設置があった。そこでの報告によれば、当時助産師教育の履修単位は指定規則上二二単位であったが、四年制大学の平均履修選択単位は一六・〇単位であり、専修学校の半分以下の単位数であった。総実習週数は最短が五週間、最長が二六週間で平均八・二五週間であった。また、分娩介助例数は最少四・五例、最多一一・四例と大学間格差が大きいことを明らかにした。さらに、分娩介助六例以下で卒業させている大学は大学全体の三三・二％であることも明らかになった（江幡ほか 二〇〇四）。

次いで、平成一六（二〇〇四）年、看護系大学一一六校を対象に助産師教育の実態調査が行われた。その結果、メリットとして、複数の国家資格が取得できるために大学の受験生が多くなり、大学経営上に有益であった。また、統合カリキュラムの導入により、時間的単位数の節約ができるという報告もあった。一方、デメリットとして、必須単位の合間に助産学の科目を履修させるので教育が体系化できず学生の理解が不十分であるという。例えば、三年次前期に助産学の総論である基礎助産学を学び、一年後の四年次前期に助産診断技術学などの各論の科目を学ぶすのである。また、過密スケジュールのため学習不足となり助産技術の習得も難しい。その上、夏季休暇などの期間限定で実習をするため、実習時間そのものが不足し、分娩介助に特化した実習になりやすいなど、教育の質が低下しているという回答であった（三井ほか 二〇〇五）。

助産師は正常分娩の介助以外に、妊婦・産婦・褥婦および新生児の保健指導を業としているため、分娩介助のみの実習では助産師としての専門職を養成する観点からすると片手落ちの教育と言わざるをえない。

こうした実態を受けて、平成一九（二〇〇七）年四月に「看護基礎教育の充実に関する検討報告書」が示され、平成二一年度からの指定規則の改正が行われた。助産師教育課程では修得必要単位数が二三単位（実習の単位数が一単位増加）となり、実習で取り扱う一〇例程度の分娩は、原則として正期産、経腟分娩、頭位分娩とし、分娩第一期から第四期までを受け持つことや、実習期間中に妊娠中期から産後一か月までを継続して受け持つ実習を一例以上行うことが明記された（島田 二〇〇九）。

その後の、平成二一（二〇〇九）年七月、「保健師助産師看護師法及び看護師等の人材確保法の促進に関する法律の一部を改正する法律案要綱」が可決、公布され、平成二二（二〇一〇）年四月より施行された。この一部改正により、助産師国家試験の受験資格は、文部科学大臣の指定した学校における修業年限を六か月以上から一年以上に延長された。これにより、大学の学部教育における助産師教育は、保健師と助産師のいずれかの選択制となり、四年次の一年間を使って教育ができるようになった。また、大学院における助産師養成も始まり、すでに二五の大学院で助産師教育が行われ、今後、さらに増える傾向にある。

しかしながら、助産師教育の主流を占めるのは看護系大学ではあるが、助産学教育の体系化を勘案したカリキュラムが構築されているとは言い難い。例えば、看護師国家試験受験資格取得者（見込みも含む）が助産師教育の前提条件であるにもかかわらず、この「見込み」を拡大解釈して三年次の看護師教育途中から基礎助産学が開講されている。また、大学によっては助産関連科目の一部を選択科目と位置づけているために、助産師を希望しない学生も受講している。助産師を希望する学生以外の参加による講義は、時に助産師を希望する学生の学習意欲をそぐ状況も生みかねない。

こうした状況がありながら、看護系大学における助産師教育の充実が改善されない理由は教員数の圧倒的な差による。多数決で物事を決定する教授会において、看護学の教員が大多数を占める看護系大学では少数派である助産学領域の教員の意向は反映されにくい。一票の格差は議論の遡上にも上がらない。

平成二七（二〇一五）年四月、全助教はＨＰ会員専用ページ上に、平成二六（二〇一四）年三月の全養成所の卒業生を対象にして行った、助産師教育修了時の到達レベル自己評価に関する実態調査を掲載した。その結果、ほぼすべての項目において最も低い値を示したのは看護系大学の助産師課程を修了した学生であり、卒業後は看護師として勤務する人数が最も多かった。

すなわち、看護系大学に助産師養成が選択科目として組み込まれ、隙間産業的に行われてきた教育の結果、卒業生は助産師としての自己評価が最も低く、助産師として勤務することに自信がもてず、看護師として働くことを選択したのである。少子化や児童虐待が改善されないなか、女性や子どもを支える助産師の役割が重要といわれて久しい。それに見合うだけの資質を養成するために、すべての養成所において、指定規則に沿った時間確保とカリキュラムを構築した助産師教育の実現が急務である。

引用文献

江幡芳江・小田切房子・熊澤美奈好・黒田緑・渡邉典子（二〇〇四）「平成15年度事業活動報告書」全国助産師教育協議会、三六－四二

保助看法60年史編纂委員会編（二〇〇九）「保健師助産師看護師法60年史――看護行政のあゆみと看護の発展」日本看護協会出版会、九五

国民衛生の動向（一九九〇）一九三

国民衛生の動向（一九九二）一九五

国民衛生の動向（一九九五）一九六

厚生労働省（一九九六）「看護職員の養成に関するカリキュラム等改善検討会中間報告」平成八年三月二八日

三井政子・唐沢泉・大野弘恵（二〇〇五）「助産学教育の展望——看護系大学の実態調査」『岐阜医療技術短期大学紀要』二〇、一一五－一二〇
村上明美（二〇一三）「助産師教育の変遷といま」『看護教育』五四（一一）、九八二－九八五
島田真理恵（二〇〇九）「学士課程における助産師教育」『助産師』六三（四）、一九－二一

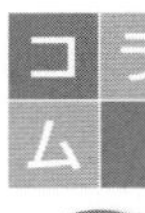

院内助産、助産師外来

河合　蘭

助産師が医療施設の中で主導的な役割を果たすスタイルは、妊婦健診のみを助産師が行うもの、分娩でも助産師が主導権をもつものなど、その施設の事情によって実にさまざまであり、名称もまちまちである。だが最初に知られたのは『院内助産院』という名称だろう。

筆者には、一九九〇年代後半、『助産婦雑誌』（当時）で深谷赤十字病院の院内助産院が大きく紹介されたことが強く心に残っている。助産所のよさが再発見され報道も多かった時期だが、それが医療の場の中にあるのなら、理想的な形ではないかと思われた。筆者は早速見に行ったのだが、産科の外来待合スペースに、妊婦健診を担当する医師の一覧表と並んで助産師の名前が整然と並んでいるのを見たときはとても感動した。この病院では助産師は「助産師さん」ではなく、自分の名前を名乗って責任の所在を表明していた。

欧米では、大病院の出産が大半を占めるが、その病院の中には「バースセンター」などと呼ばれる助産師中心の正常出産ユニットがあることが知られてきた。そんな形が日本でも可能なのだということを

知らせた深谷赤十字病院の院内助産院は、助産師たち自身に勇気を与える存在であったに違いない。

しかし、助産師主導のシステムが本格的に広がるのは、産科医不足が社会問題となり「お産難民」などの言葉が報道に頻出するようになってからであった。突然、「産科医不足の解消策」の一つとして社会の注目と期待を集めることになったのである。


日本では産科医はずっと慢性的な不足状態にあったが、直接的な引き金になったのは、平成一六（二〇〇四）年、研修医制度の変更があったことだと産科医たちは口をそろえる。医局員が不足した大学が地方の関連病院に出していた医師を引き揚げ始めたことで、産科が閉鎖されたり、分娩取り扱いが中止されたりする病院が全国で続出した。そのとき、産科医が去ったあとの病院で、残された助産師たちが院内助産院を立ち上げ、地域の産み場所を守ろうとする動きが起きてきた。マスコミもこれを支持し「助産師を医師の代わりにする」ことは可能かということに強い関心をもった。

このころ、筆者は深谷赤十字病院を再訪している。平成二一（二〇〇九）年、産科医不足の理由を追及する本を書く際に訪れたのだが、筆者はこのとき初めて、同病院は医師数が極めて少なく、院内助産院を始めるまで大変な苦労をしていたことを知った。いよいよ生まれそうになると、医師は手術の手を中途で下ろして駆けつけることもあったという。助産師の活躍は、単なる助産師の存在意義や自然出産の話ではない、社会的な必然性があることなのだと、筆者はこのときやっと気づいたのだった。

ただ、院内助産院は、いくつかの条件がそろわなければ長続きしない。筆者はその当時、全国の院内助産院を十か所以上取材したが、そのなかには非常に苦しい状況にあえいでいる所もあった。院内助産院には高い技術と意欲をもった助産師の存在が必要なのはいうまでもないが、そうした助産師が相当数いてローテーションを組めなければ、やがては中心になった助産師が燃え尽きてしまう。そして、院内助産院は正常出産に対象を限定するということになっているが、現実には、妊娠や分娩はいつ急変するかわからない。結局、医師の協力は二四時間必要である。

こうして次第に、マンパワーが厳しい病院では、院内助産院の安定的な運営は無理だということがはっきりしてきた。しかし、ある程度のマンパワーがある病院で行われれば、院内助産院は、産科医も助産師も本来の仕事を深めていくことができ、離職も防げる可能性があった。産科医療危機という非常事態は、いつのまにか医師の業務量が肥大化していた産科を「リセット」したともいえる。実は、自宅出産が減って出産が施設に入っていった当初を知る産科医療関係者に話を聞くと、当時の病院では、正常出産は、自宅出産を手がけていたベテラン助産師が単独で取り上げ、当直医が起こされることは珍しかったそうだ。

ただ、医療が高度化した現代においてそのような形を実現するためには、助産師の技術力を引き上げる必要性がある。そのため、分娩監視装置や超音波画像診断装置（エコー）を使いこなすための講習も盛んに行われ、助産師は法的に認められている範囲の業務をフルに行う技能が求められるようになった。今まで医師とともにお産をとっていた助産師が独立するとなれば、安全なお産ができるかどうかは、医師のみならず、助産師に命を預ける妊婦たちにとっても一番の関心事となる。

相次いで国からの動きが起きたのは平成二〇（二〇〇八）年である。厚生労働省から「医師確保ビジョン」が出されて具体的な政策が示され、そこには、医師数増加、女性医師の離職防止などとともに「職種間の協働・チーム医療の充実」という項目が掲げられ、「助産については、医師との連携のもとで正常産を自ら扱うよう、院内助産所・助産師外来の普及を図る」という一文が入った。同年には、国が院内助産院の開設に要する費用を補助する「院内助産所・助産外来施設・設備整備事業」も始まり、これについては厚労省医政局長より各都道府県知事あてに通知が出された。こうして、国、自治体、医師団体、助産師団体は院内助産院の推進について足並みがそろった。黎明期には院内助産院とは一体何をさすのかもあいまいだったが、平成二一（二〇〇九）年には、筆者も参加した日本看護協会の専門委員会が「院内助産システム」[※1]「助産外来」[※2]「院内助産」[※3]などの用語を定義した。また日本産科婦人科学会／日本産婦人科医会監修・編集の「産婦人科診療ガイドライン産科編２０１４」には「助産師主導院内助産システム」という用語の定義[※4]が示されている。

日本看護協会が産婦人科を標榜する全国の病院を対象に行った調査によると、平成二一年度の時点で、助産外来を実施している施設は全体の三五・六％、院内助産の実施は五・二％であった。また準備中と答えた施設はそれぞれ九・六％、五・五％だった（有効回答率四二・〇％）。

平成二八年度からは、助産実践能力習熟度段階（クリニカルラダー）レベルⅢの認定制度も開始され、

※1　病院や診療所において、保健師助産師看護師法で定められている業務範囲に則って、妊婦健康診査、分娩介助並びに保健指導（健康相談・教育）を助産師が主体的に行う看護・助産提供体制としての「助産外来」や「院内助産」をもち、助産師を活用する仕組みをいう（後略）。

※2　妊婦・褥婦の健康診査並びに保健指導が助産師により行われる外来をいう。

※3　分娩を目的に入院する産婦および産後の母子に対して、助産師が主体的なケア提供を行う方法・体制をいう。特に、ローリスクの分娩は助産師により行われる。

※4　予め当該病（医）院常勤医師との間で策定されたルールに基づき、助産師が医師の同席・立会なしに妊娠・分娩管理ができる体制、かつ必要に応じて速やかに医師主導に切り替えられる体制。

認定された助産師は「アドバンス助産師」を名乗るようになった。これは、その人が院内助産で求められる「自律的に働く」能力をもっていることを示す認証制度で、システムの普及につながっていくものと考えられる。

院内助産院は、はじめは助産師が医師の代わり、もしくは臨時のピンチヒッターのようにみられた面が大きかった。しかし、助産師には助産師ならではの役割がある。実践が進む過程で、それが今まで見失われてきたことが少しずつ社会に理解されてきたようである。医師と助産師の出産に対する異なる視点はどちらも欠かせないものであり、院内助産院は、そのバランス回復のために大切な試みである。

参考文献

江角二三子・山下恵一・青木淑恵・新井登美子（一九九三）「安全で安心なお産を実現―深谷赤十字病院の助産婦外来」『助産婦雑誌』四七（二）、九五－一〇八
河合蘭（二〇〇七）『助産師と産む　病院でも助産院でも自宅でも』岩波ブックレット
河合蘭（二〇〇八～二〇〇九）連載「チャレンジ！自立と責任」『助産雑誌』六二（一）、六〇－六五、二〇〇八－〇一他全一四回
河合蘭（二〇〇九）『安全なお産、安心なお産「つながり」で築く壊れない医療』岩波書店
厚生労働省「院内助産所・助産師外来開設促進事業等の実施について」医政発第0331028号
日本看護協会、平成二一年度「院内助産システムの普及・課題に関する調査」について（概要）
日本看護協会、平成二一年「院内助産システムの推進について――助産師の活動に関する用語の定義」
日本産科婦人科学会・日本産婦人科医会監修・編集『産婦人科診療ガイドライン産科編2014』
太田真由美・志村千恵・鈴木まさ子（一九九九）「助産婦外来」『助産婦雑誌』五三（一〇）、八三八－八四四

コラム

13

高齢出産

河合 蘭

日本の母親の出産年齢については、国の統計として残されている最も古いデータは大正一五（一九二五）年のものである（図4-4）。当時を振り返ると、このころは避妊の手段も、人工妊娠中絶の手段もほとんどない状態で、女性たちは妊娠を調節するすべがない。そのため、かなりの数の高齢出産があった。ただし、今のように高齢出産で初めての子どもをもつ人は少なく、多子家庭の母親が産み続けたケースが多かった。望まない妊娠が多かったことは、「トメ」などという名前がよく付けられたことからも推察できる。

ところが第二次世界大戦後に家族計画や人工妊娠中絶が身近なものになるやいなや、高齢出産は激減していく。産業構造の変化が起き、子どもには高い学歴が必要だということになると、きょうだいの人数を増やすわけにはいかない。子どもはせいぜい二人までと考える人が増え、遅い順位の子どもの出生が減ると高齢での出産は急激に減っていった。

そして二〇代の母親が占める割合が急増していき、この傾向は高度経済成長にあたる一九六〇～一九七〇年代に最も顕著だ。バースコントロールがない時期、二〇代以下の出産は全体の六割くらいだったが、高度成長期には八割に迫る勢いだった。

しかし、オイルショック直後の昭和五〇（一九七五）年から日本女性はより遅く産むようになってきた。そして、以来四〇年間も、初産の平均年齢は上がり続けている。平成四（一九九二）年には、それまで三〇歳以上としてきた日本産科婦人科学会の「高年初産婦」の定義が五年引き上げられ、三五歳以

母の年齢別出生数　1925 ～ 2010

	1925（年）	1930	1940	1947	1950	1955	1960	1965	
15 ～ 19（歳）	136,021（人）	112,021	53,080	61,223	56,316	25,211	19,734	17,712	
20 ～ 24	569,470	548,863	448,763	615,658	624,797	469,027	447,097	513,645	
25 ～ 29	547,792	578,245	668,323	826,601	794,241	691,349	745,253	854,399	
30 ～ 34	404,508	436,334	502,396	645,329	496,240	372,175	300,684	355,269	
35 ～ 39	289,745	279,111	313,190	398,985	278,781	138,158	78,104	72,355	
40 ～ 44	119,216	114,131	114,924	117,806	81,953	33,055	14,217	9,828	
45 ～ 49	19,338	16,397	15,191	11,899	4,213	1,572	864	462	

	1970	1975	1980	1985	1990	1995	2000	2005	2010
15 ～ 19	20,165	15,990	14,576	17,854	17,478	16,075	19,729	16,531	13,495
20 ～ 24	513,172	479,041	296,854	247,341	191,859	193,514	161,361	128,135	110,956
25 ～ 29	951,246	1,014,624	810,204	682,885	550,994	492,714	470,833	339,328	306,910
30 ～ 34	358,375	320,060	388,935	381,466	356,026	371,773	396,901	404,700	384,385
35 ～ 39	80,581	62,663	59,127	93,501	92,377	100,053	126,409	153,440	220,101
40 ～ 44	9,860	8,727	6,911	8,224	12,587	12,472	14,848	19,750	34,609
45 ～ 49	523	312	257	244	224	414	396	564	773

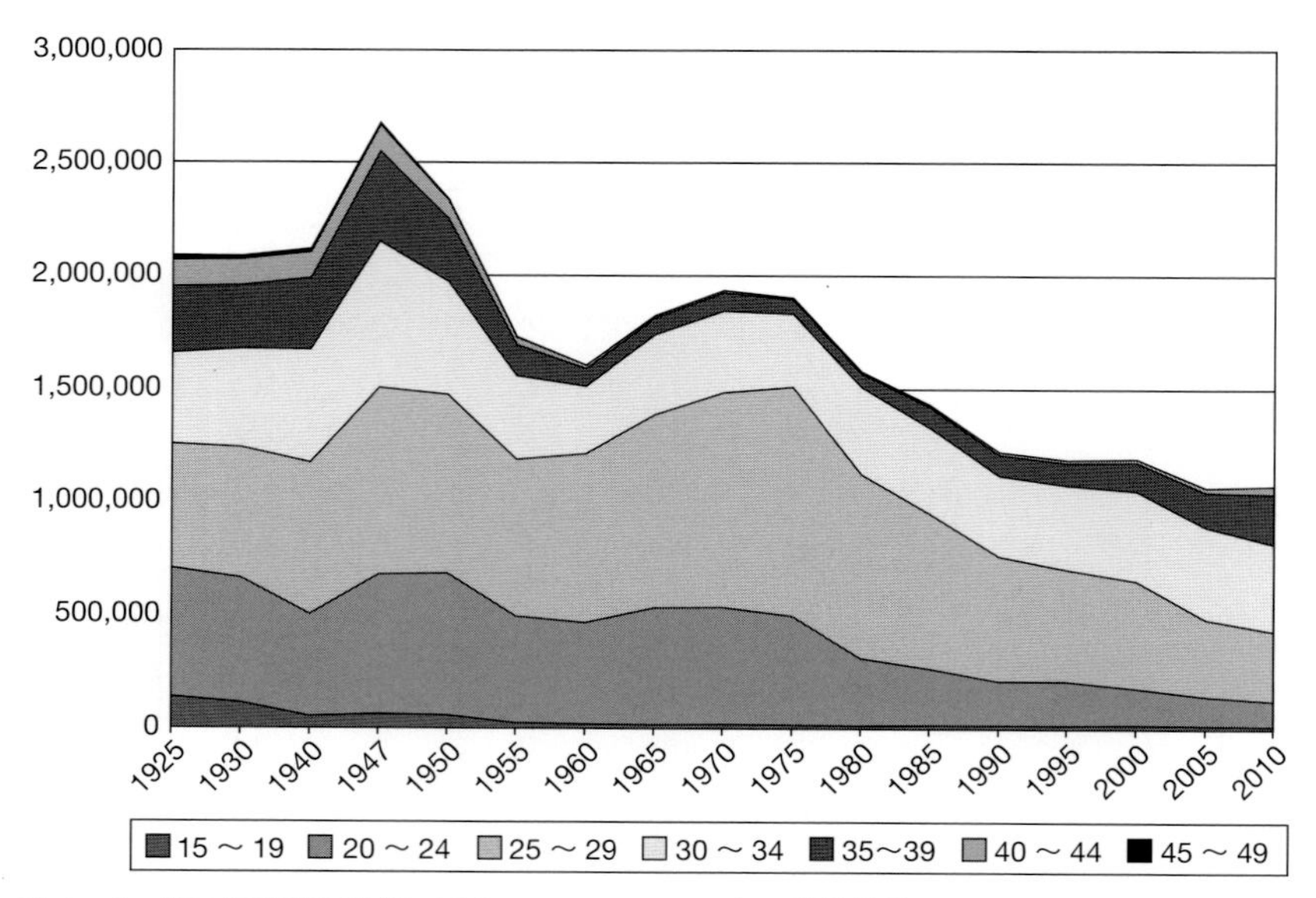

図 4－4　母の年齢別出生数（人）　1925 ～ 2010 人口動態統計

上となった。その背景には産科学の進歩があったのだが、三〇歳以上の初産があまりにも増えたという事情も関係していたのではないだろうか。三〇歳以上の初産が珍しかったころは、該当者のカルテや母子手帳に「高」という字の判子を押すことがあり、「マルコー」と呼ばれた。しかし時代は変わり、今、そんなことをしていたら大変な数の人にマルコーの判子を押さなければならない。

人口動態統計によると、平成二六（二〇一四）年現在、女性の初産平均年齢は三〇・六歳。これほど初産年齢が高い国は、世界的にみても数えるほどしかない。出産年齢の上昇は先進国に共通した現象である。しかし、その経過は国によって微妙に違い、フランスなどでは上げ止まっている。それなのに日本ではむしろ上がり方が加速している。

三〇代、四〇代の出産が増加していることは、産み育てのシーンにかなり大きな影響を与えている。最もたくさんの人が直面する悩みはなかなか妊娠しないことである。妊孕性には大きな個人差があり、**図4-4**の統計はかなり遅く産める夫婦がいることを示しているが、早い夫婦は三〇代から劣えが深刻化する。一人産めてもその子がひとりっ子になることも多い。卵子は、年齢を重ねると、染色体の不分離による染色体の本数異常が起きやすくなる。これが高齢妊娠をしようとする人の不妊、流産の理由の代表である。不妊治療の失敗や流産の経験は、特にそれが度重なった場合、妊娠後もその人の心から消えてなくなるわけではない。例えば、「あの強い悲しみにもう襲われたくない」と思うあまり、妊娠のうれしさ、子どもへの愛情を封じてしまう人は多い。

高齢妊娠では、妊娠高血圧症候群、妊娠糖尿病、帝王切開、前置胎盤などのリスクも増加する。実際には、初産か経産か、妊娠前の持病、不妊治療歴などによって一人ずつリスクは大きく違う。だが、全体的にみれば、今の産科病棟は明らかにハイリスク妊娠を多く抱えるようになったし、女性たちも大病院志向が進んだような気がする。近年、助産所出産の件数がかなり減っているのは、晩産化によるところがかなり大きいと思われる。

一方で、今、開業助産師が活躍を強く求められている分野がある。それは産後ケアである。高齢出産をした人たちに何を困ったか聞いてみると、産後の疲労と答える人が多い。高齢妊娠では母乳も出にくい傾向がある。夫も体力低下が気になる年齢であり、祖母も高齢化している。

さまざまな問題が起きていることから、国は、少子化社会対策大綱に年齢が出産に及ぼす影響を教える教育の推進を盛り込んだ。助産師は身体に流れている時間のことを教えるマンパワーとしても期待されている。

ただ、高度経済成長期のように二〇代でほとんどの女性が産むような時代に戻ることは考えにくい。もう少し若く出産できる社会をめざすことは大切だが、それと並行して、晩産カップルを支援する策も必要である。

参考文献

河合蘭（二〇一三）『卵子老化の真実』文藝春秋社

国立社会保障人口問題研究所（二〇一〇）『第14回出生動向基本調査』

厚生労働省（二〇一二）『人口動態統計』

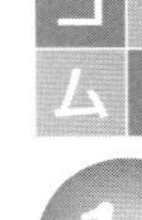

コラム14 奈良の出産事情

田間泰子

一、奈良県の「お産難民」問題

奈良県では、平成一八（二〇〇六）年と平成一九（二〇〇七）年に妊婦と新生児の死亡事故が続いた。図4-5は、この調査当時の分娩取り扱い施設（病院・有床診療所・有床助産所）の分布である。奈良県は、五つの医療圏に分かれており、施設の分布は県北部に大きく偏っていた。人口分布も大きな偏差があり、北部・西部・中部の一部に人口が集中する一方で、県東部・中部・南部は過疎化と少子高齢化が著しい。しかし、人口密度の高い地域でも施設は減少傾向にあった。ここに紹介する調査は、このような状況に危機意識をもった筆者が内藤恵美子氏と安井眞奈美氏に協力を呼びかけて実施したものである。調査は、奈良県と市町村母子保健担当課に協力を要請して母親教室や子どもの健診時に説明・配布した。また知人を通じての配布も行った。回収数は一、三〇〇票で、回答者の年齢は一五～七九歳であるが、うち六八・六%（八九二人）が平成一二（二〇〇〇）年以降に一回以上の出産を経験していた。

二、共有と変化

回答者の八七・二%（一、一三三人）が県内の施設不足を認識しており、調査当時、県内の多くの女性たちが危機感を共有し、回答してくれたことが実感された。

また、非常に多くの自由記述が記載されていた。「妊娠中・出産時・産後に心配だったことや困ったこと」は九八四人、「行政や医療現場に望むこと」は八〇五人、「助産師に望むこと」は六一九人である。

例えば、「妊娠中は不安に思うことをたずねると、（医師に）『神経質だ』とうるさそうに言われた。出産時は長く一人で放っておかれた」「妊婦健診での待ち時間が長かった。予約を入れていても、二時間、三時間待つのが当たり前。かなりつらかった」「出産できる病院まで片道一時間半かかるので、妊婦健診のたび、主人に仕事を休んでもらって、車を運転してもらい、車に乗っているだけでも疲れた」など

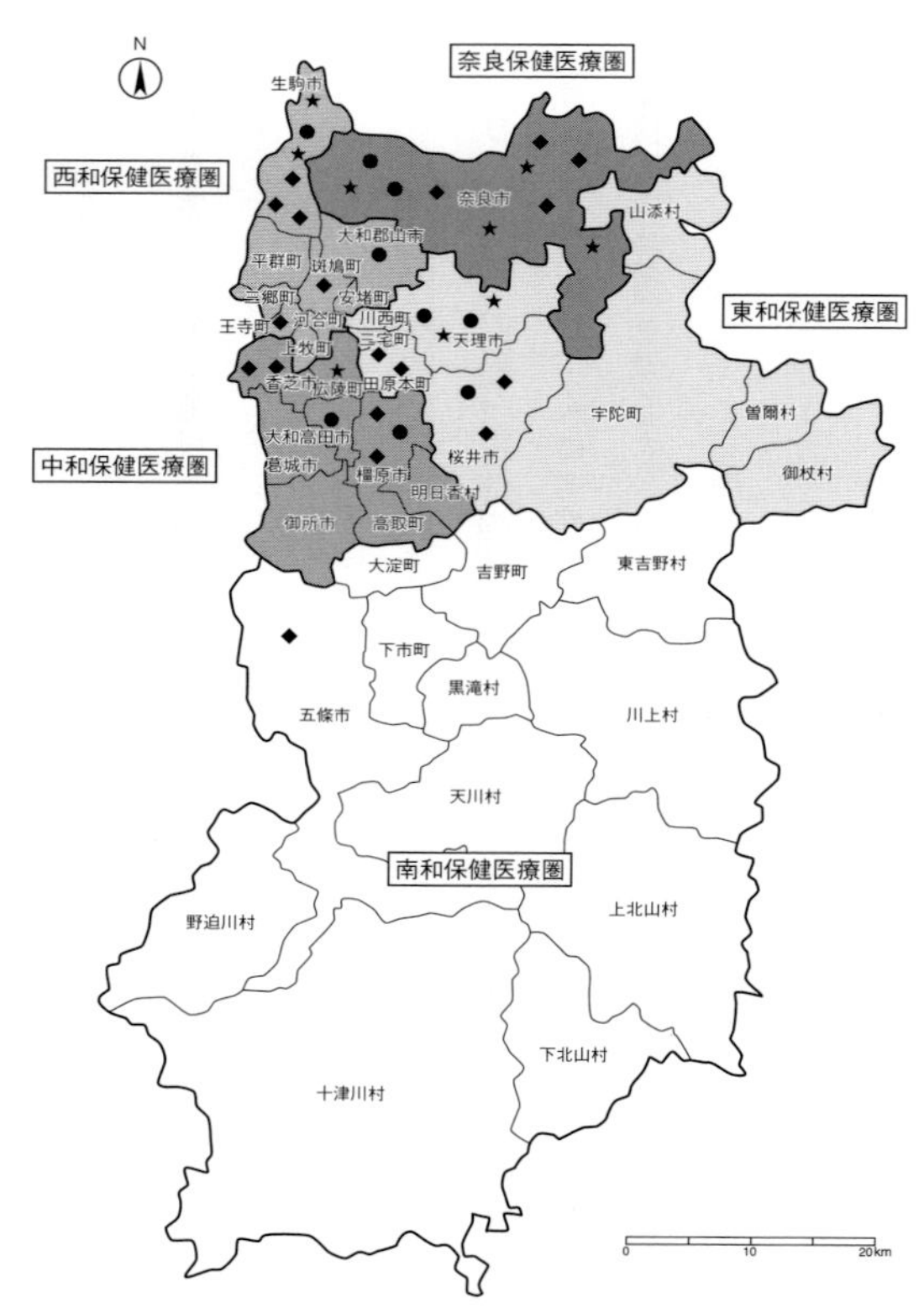

図4－5　2009年当時の分娩取り扱い施設（内藤恵美子作成）
（地域は医療圏別に塗分けてある。病院● 9、診療所◆ 18、助産所★ 9。合計 36）

表4－4　1人目妊娠・出産時の相談相手と分娩立ち会い者の変化

	1999年まで	2000年代
夫に「よく相談した」	37.4%	61.9%
自分の親に「よく相談した」	27.5%	50.7%
分娩立ち会い：夫	27.1%	57.1%
分娩立ち会い：親（双方の親を含む）	5.6%	13.7%

切実な思いが書き込まれている（概要は「安心してお産ができる奈良県にしたい」http://www.anshin-osan.net、「田間研究室」http://www.tama-seminar.jp を参照）。

時代的変化も明らかになった。《孤独な出産から夫婦二人での出産へ》の変化である（表4－4）。一九九〇年代から増加がみられ、二一世紀には夫の立ち会い分娩が過半数となった。ただし、同じデータから、若年層（二四歳以下）は夫より実父母が頼りだという夫婦関係の弱さや、市町村の母親教室や健診に参加する母親であっても、相談相手をもたない妊婦が一割以上存在したこともわかっている。

三、正常産を求めて（表4－5）

平成一二（二〇〇〇）年から平成二一（二〇〇九）年夏までに初めて、かつ一人だけ出産した女性の経験は以下のようであった。県内の施設で出産したのは約八割で、残りの母親たちは大阪や和歌山、三重など他県で出産していた。その理由として、分娩できる医療機関が身近にないことが多いが、県内の医療機関で何らかのリスクがあると診断され、拒否されたとの意見もあった。奈良県は、専業主婦率が全国で最も高く（『国勢調査』二〇一〇年）、通学や通勤による昼間人口の流出が多い一方で、主婦は地域にとどまっていると思われがちである。しかし、母親たちも妊娠・出産については、医療機関の不足、診療拒否、あるいは自らの選択によって県境を越えている。したがって、一自治体のなかだけでの施策では不十分である。

その事実をふまえ、彼女たちの経験をみる。調査当時、参考にしたのはＷＨＯの正常出産ガイドラインであった（より実践的なガイドラインとして日本助産師会『助産業務ガイドライン』がある）。超音波診断はほとんどすべての妊婦が経験しているが、「十分に説明を受けずに経験した」と考える者が約四割存在する。また、表に載せていないが、超音波診断の経験者で健診時に毎回受けた者は七七％を占め、常態化している。健診時の内診も約七割が毎回経験しているが、約四割が説明不十分であったと考えている。

バースプランやフリースタイルは普及が遅れている。他方、会陰切開は五五・七％、剃毛は四三・四％、浣腸は二五・五％が経験していて、十分に説明を受けなかったと回答する者が含まれる。出生前スクリーニングテストや羊水検査は約一割が経験し、帝王切開の経験率は五人に一人である。

以上の傾向は、平成二〇（二〇〇八）年以降の一年半だけに限っても、ほぼ同じであった。「十分に説明を受けずに経験した」という不満足の多さが問題として指摘できる。また「十分に説

表4－5　2000年以降に第1子を出産し、子どもが1人だけの回答者の経験（％ N＝485）

	十分に説明を受けて経験した	十分に説明を受けずに経験した	経験しなかった	経験したかどうか分からない
超音波診断	48.9	39.4	1.5	4.8
出産前スクリーニング・テスト	8.5	2.1	45.6	38.5
羊水検査	7.0	3.7	68.2	17.7
バースプランを立てること	31.1	10.4	52.7	5.8
妊婦健診のときの内診	56.0	41.4	1.0	1.5
外性器周辺の剃毛	29.0	14.4	53.2	3.4
浣腸	18.4	6.6	72.6	1.9
陣痛促進剤	25.3	4.5	69.0	1.3
分娩監視装置	30.2	14.3	38.9	16.6
鍼灸・マッサージ・漢方・ハーブ	10.4	1.5	85.9	2.2
分娩室での点滴	42.9	19.7	34.0	3.4
分娩時のフリースタイル	19.5	3.4	75.4	1.7
人工的な破水	10.2	7.9	75.4	1.7
会陰切開	30.6	25.1	41.1	3.2
帝王切開	18.0	2.3	78.9	0.8

明を受け」たとしても、毎回の超音波診断や剃毛などの経験の多さは妊婦本人にとって「しません」という選択肢があったかどうか、疑問を生じさせた。医療機関による説明が十分かどうか、そして妊婦自身に情報を聞いて判断する力が育っているかどうかが課題であろう。

四、最近の状況

平成二五(二〇一三)年の奈良県の出生数は一〇、八〇〇人で減少傾向にある(一部の市町村では増加)。分娩取り扱い施設は三三か所(二〇一五年四月現在。ほかに、医療連携により他機関で分娩を受け入れるクリニック一か所)である。県では地域医療の再編成を行い、県立医科大学附属病院にバースセンターを開設するなど取り組みを進めた。これにより、県外搬送の比率は減少しているが、南部医療圏の分娩取り扱い施設は上記の事件のあとに閉鎖されたまま再開できていない。

私たち調査者の願いは「安心で安全なお産ができる奈良県」にすることであった。助産師の活用と妊産婦のエンパワメントを書き込んだ要望書を報告書とともに県に提出したが、その効力は実感することができなかった。妊娠・出産の当事者である多くの女性たちの声が母子保健行政に反映されることを、そして妊婦となる女性自身がエンパワメントすることを、現在も切に願っている。

参考文献

阿部知子編著(二〇〇八)『赤ちゃんを産む場所がない!?』ジャパンマシニスト社
河合蘭(二〇〇九)『安全なお産、安心なお産――「つながり」で築く、壊れない医療』岩波書店
WHO(二〇〇五)『WHOの59カ条 お産のケア実践ガイド』戸田律子訳、農山漁村文化協会

第3章　少子化と産科医療崩壊

白井千晶

1 「産科医療崩壊」

おなじみであるが、図4-6は戦後の出生数と合計特殊出生率の年次推移である。第二次ベビーブーム以降、出生数は減り続け、現在では年間約一〇〇万人が出生しているが、少子化が長く続いて生殖年齢の女性の人口が少なくなったことで、たとえ出生率が回復したとしても、約三〇年後の二〇四五年の出生数は六一万人、二〇五五年は五一万人、二〇六〇年には四八万人にまで減少すると推計されている。「産科医療崩壊」といわれるほど、産科が窮地に立たされている理由の一つに、出生数の減少があることは確かだろう。

「産科医療崩壊」は、表4-6に示したように、直接的には研修医制度の変更によって、大学病院の医局が関連病院に研修医を派遣できなくなり、分娩の取り扱いが困難になる事態が起こったことから注目を集めるようになった。平成一八（二〇〇六）年には、医師が逮捕されるという大野病院事件（平成一八年起訴、平成二〇年無罪判決）、看護師の内診問題、搬送先が見つからずに産婦が亡くなった奈良事件が相次いで発生した。分娩をとりやめる病医院が増え、妊娠判明後すぐであっても分娩予約ができない「お産難民」が社会問題になった。[※1]

これらにより産科医の集約化が本格化した。集約化とは、妊婦健診などを行い分娩は取り扱わない病院と、当直

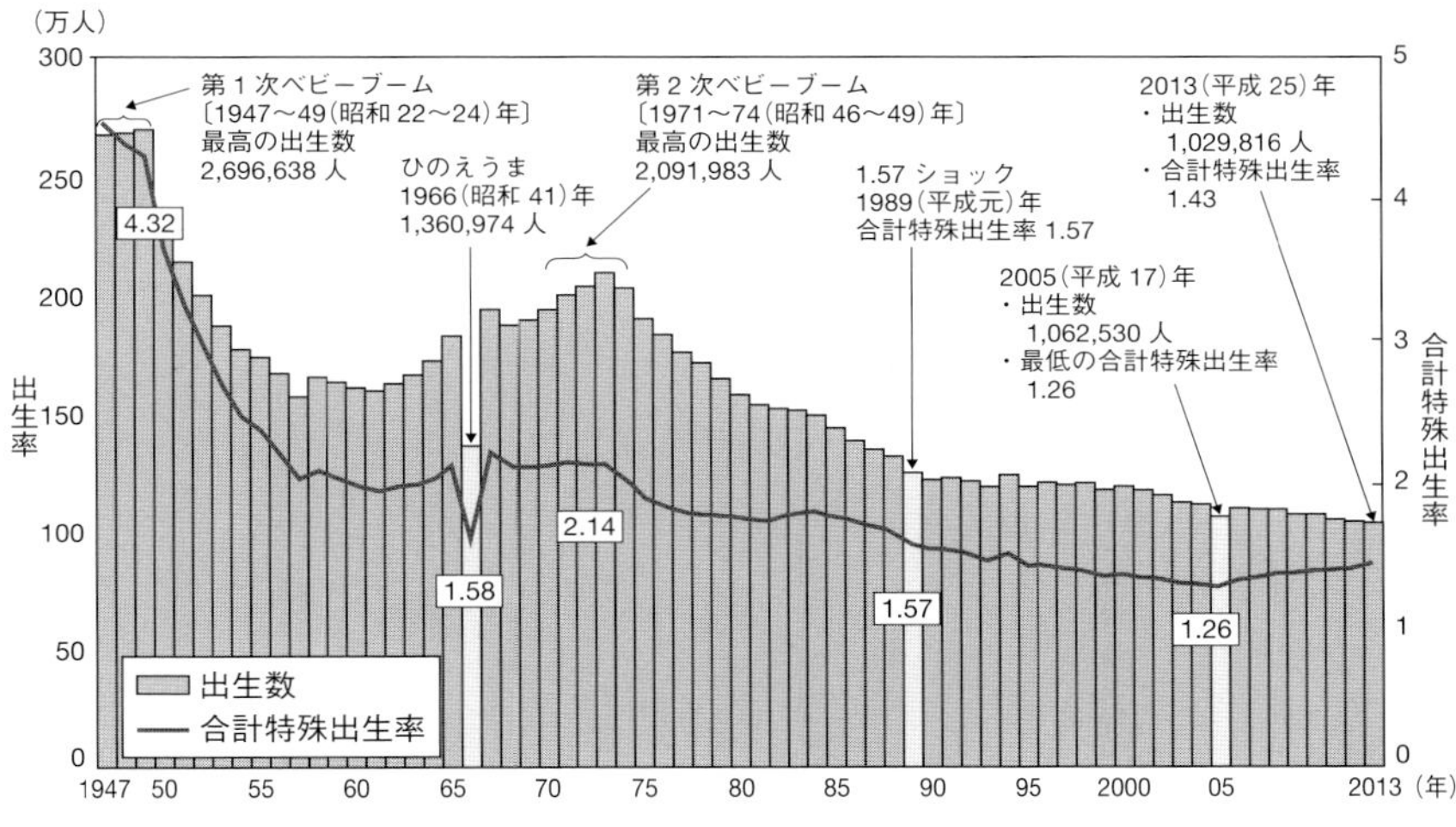

図4－6　出生数と合計特殊出生率の年次推移（人口動態統計：平成27年少子化社会白書）

体制を組めるように産婦人科医を集め、麻酔科医や小児科医も置くセンター病院を区分けするというシステムである。なお、救急体制を担うためには、産婦人科だけでなく、救急医療体制が不可欠であるが、周産期医療のネットワーク化と、救急医療政策が緊密に連携しなかったことも指摘されている。平成二一（二〇〇九）年には、厚生労働省が周産期センター整備指針を改定、また訴訟対策として産科医療補償制度が創設された[※2]。

「産科医療崩壊」と、それによる「お産難民」は二一世紀から始まったようにみえるが、産科医療の構造的変化は以前から起こっていた。先述の出生数の減少傾向は、地方の過疎化と高齢化から非人口集中地区で特に顕著だった。出生数が少ないこうした地域では、産婦人科の労働力不足も深刻だった。また、訴訟率の高さや長時間不規則勤務を背景として、団塊の世代をはじめとするベテラン医師の退職や、分娩取り扱い停止を補うほどの産婦人科医希望者がいなかった。

図4－7は戦後の産婦人科・産科標榜施設数の年次推移を示したものである。一般病院数は一九九〇年ごろが頭打ちであるが、診療所数は倍近くになっている。こうしたなかで、

一般病院の産婦人科・産科数は、もとからそれほど増加せず、むしろ長期的に漸減傾向である。産婦人科・産科を標榜する診療所は、そのほかの診療所の急増とは異なり、一九六〇年代から急激に減少している。日本では出生数の約半分をベッド数の少ない診療所（クリニック、医院）が占めているが、診療所数自体は減少しているのである。産婦人科・産科と標榜していても実際には分娩取り扱いを停止している病医院もあるため、近年の分娩実施施設数の推移を見たのが図4－8である。一目してわかるように、一九九六年から一〇年の間に、分娩実施施設が一、〇〇〇あまり減少している。特に地域社会を支えてきた、分娩数が月に一～三〇件の中小の診療所の減少が急激である（図割愛）。

「産婦人科医の減少」が理由だといわれるが、主たる診療科別にみた診療従事医師数を見ると、産婦人科・産科医師は漸増している（一九七〇年八、〇〇七人、一九八〇年八、四五〇人、一九九〇年九、〇三五人、二〇〇〇年一一、〇五九人、二〇一〇年一〇、六五二人）[※3]。第二次世界大戦後に急減した助産師数もこの二〇年で増加した（一九九〇年に二二、九一八人が二〇一〇年には二九、六七〇人に。ただし最も多かった一九五一年は七七、五六〇人）。図4－9に示したように、出生数あたりの産婦人科医数、助産師数も増加傾向である。

2　産婦人科分布の構造的問題と経営

産婦人科医の規模（人数）は漸増であっても、分娩取り扱い施設が減少していることがわかったが、小・中規模の診療所が分娩取り扱いを停止している背景と、地方公立病院など地方の中核的な病院の産婦人科が分娩取り扱いを停止している背景は異なる。

表4－6　主として21世紀に入ってからの出産環境の動向

平成8(1996)年	国が「総合周産期母子医療センター」を設立。重症妊婦や新生児の救急治療の拠点として。24時間体制で複数の産婦人科医、NICU 9床以上、MFICU 6床以上等。地域周産期母子医療センターも指定して財政支援
平成15(2003)年	日本助産師会の調査で産科単独病棟が一割を切っていることが判明
平成16(2004)年	研修医制度の変更により臨床研修が必修化。大学の産婦人科医局の人手不足、関連病院からの医局員引き上げの直接的引き金に 日本助産師会が助産所取り扱い対象者の医学的条件を定めた「助産所業務ガイドライン」を発行
平成17(2005)年	合計特殊出生率が1.26と過去最低を記録
平成18(2006)年	福島県立大野病院産科医逮捕事件（2月）。堀病院に神奈川県警の捜索が入り看護師内診問題が議論される（8月）。奈良県大淀町立大淀病院で産婦が脳出血を起こし搬送先がなかなか決まらず搬送先で亡くなる（8月、報道10月） 日本産科婦人科学会が、「ハイリスク妊娠・出産を扱う公立・公的病院は3名以上の常勤産婦人科医が必要」と提言し、産科医の集約化が本格化
平成20(2008)年	厚労省が院内助産所・助産師外来開設促進事業を開始 都内で脳出血を起こした妊婦の搬送先がなかなか見つからず都立墨東病院で亡くなる（10月）。日本産科婦人科学会と日本産科婦人科医会が『産婦人科診療ガイドライン2008』を発行
平成21(2009)年	東京都の愛育病院が労働基準監督所に労働基準法違反を指摘され是正を勧告されたが、是正不可能として総合周産期母子医療センターの認定を返上すると発表 東京都で3病院が搬送を必ず受けるスーパー総合周産期母子医療センターに指定される 厚労省が周産期センターの整備指針を改定。産科医療補償制度創設
平成23(2011)年	東日本大震災（3.11） 女性の全国初産平均年齢が30代に（30.1歳） 野田聖子議員の卵子提供による超高齢出産が議論に
平成25(2013)年	新型出生前診断の導入（4月）。「女性手帳」、不妊治療の助成に設けられた年齢制限、未受精卵子凍結保存などが議論を呼ぶ

※1　「どうするにっぽんのお産ディスカッション大会」はこうした問題を市民が考えようと平成一六（二〇〇六）年に全国各地で開催されたものである。

※2　産科医療補償制度は、分娩に関連して発症した脳性まひの紛争の防止・早期解決と産科医療の質の向上を図ることを目的として、予め分娩機関が補償制度に加入して、掛け金を運営機構に支払い、万が一、脳性まひの発症があり、補償対象に認定された場合は、保険会社から補償金が支払われるというしくみである。分娩費に掛け金が上乗せされることを想定して出産育児一時金が掛け金分増額され、産婦の負担は実質的に解消されている。

出生数の減少（特に地方の出生数の減少）と，産科の訴訟のリスクは診療所にも病院にも関係していること，分娩取り扱いの診療所減少の背景に団塊の世代など年配医師の退職や廃業，分娩取り扱いの病院減少の背景に研修医制度の変更がある（医局からの引き上げ，医局から派遣できない）ことはすでに述べた。表4－6に示したように，救急体制の問題もある。一次医療や助産所の側からすると，二次・三次施設が分娩取り扱いを停止したら，自身も取り扱いができなくなるし，周産期センターなど三次医療施設は，複数の産婦人科医と，麻酔科医や小児科医の体制が維持できない事態に陥っている。

そして診療所も病院も無視することができない問題に，経営上の問題がある。図4－10に入院診療がある個人の産婦人科診療所の損益割合，図4－11にA助産所の年間損益の内訳を示した。個人の産婦人科診療所は，分娩取扱いの入院収益（図中では保険診療以外の診療収益のほとんどが出産と推測）の割合が約半分である。他科に比べて，保険診療以外の収益の割合が高く，分娩取り扱い件数が減少すると影響が大きくなる。また支出のほとんどは給与が占めている。助産所は保険診療収益がなく，収入のほとんどを入院収入が占めている（外来は収入割合が小さい）。また経費のなかで給与が占める割合が大きい（図4－11）。こうした構造に，産婦人科や助産所の経営の難しさがある。すなわち，入院分娩費が収入に占める割合が高いが，今後，出生数の減少がさらに見込まれる。計画分娩をしなければ分娩には波があるが，分娩を取り扱っている限り，入院患者がいなくても当直やオンコール体制を維持しなければならない。分娩取り扱い数の減少にもかかわらず，給与は一定のコストがかかる。保険診療収益がない助産所は，さらに経営が厳しくなるだろう。第4部の冒頭で述べたように，日本は入院分娩が自由診療で，かつて産科は「ドル箱」と呼ばれたが，今や診療所のみならず病院においても，産科は経営を圧迫する診療科になっている。

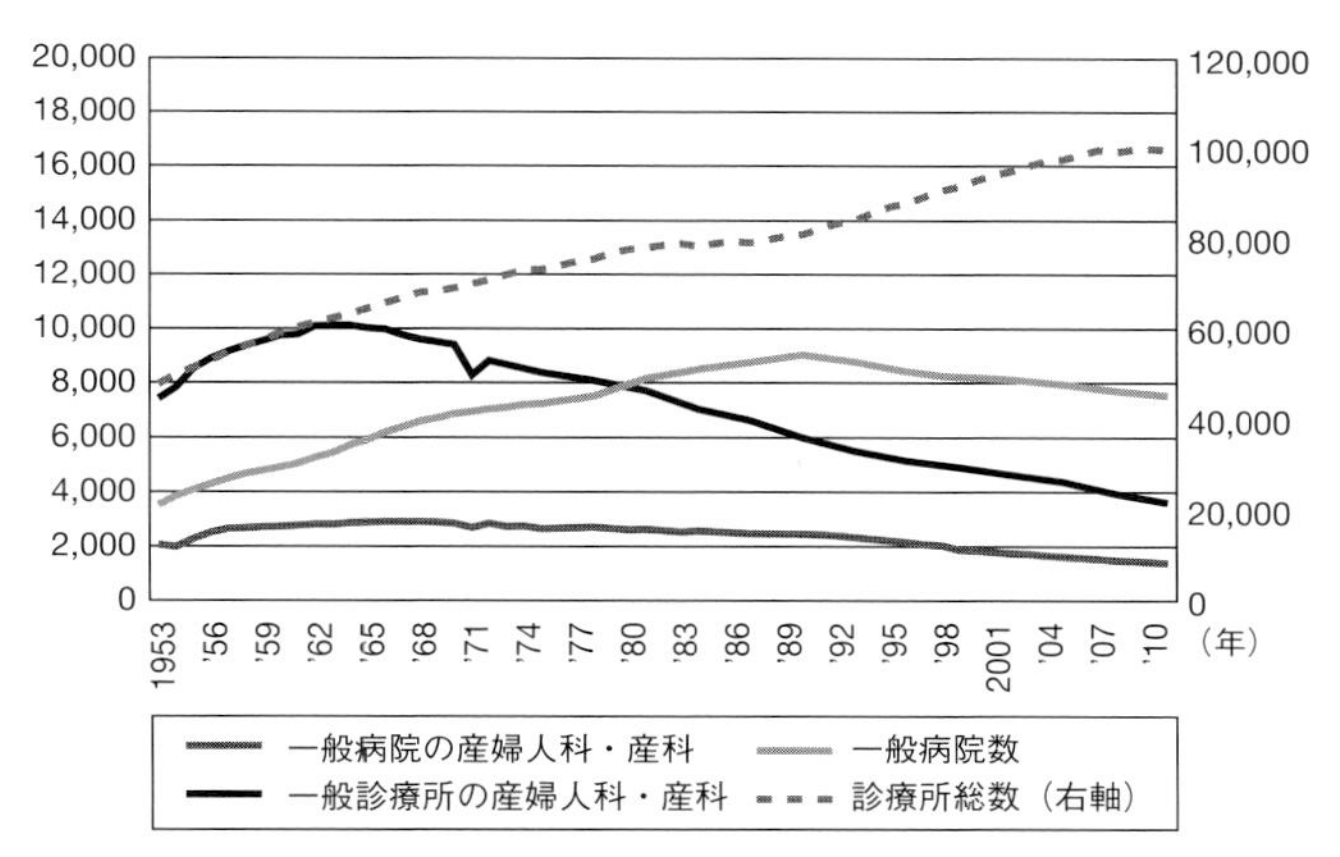

図４－７　産婦人科・産科標榜施設数の年次推移

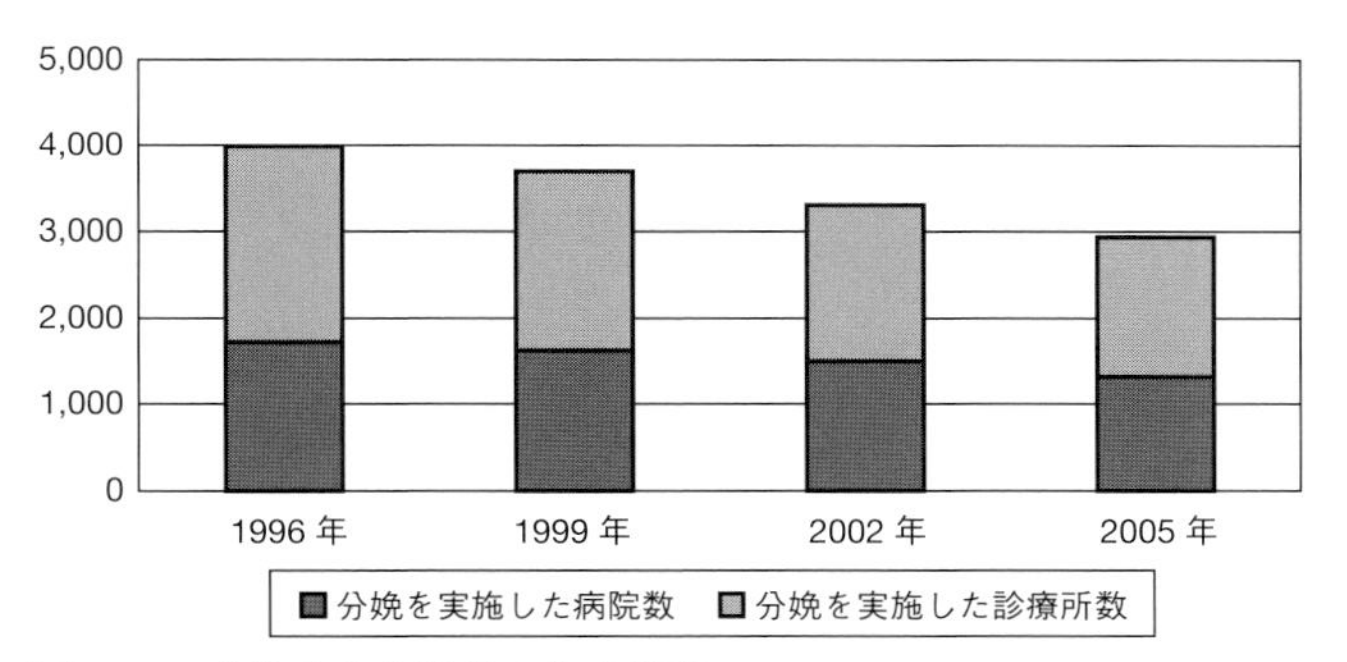

図４－８　分娩実施施設数の年次推移

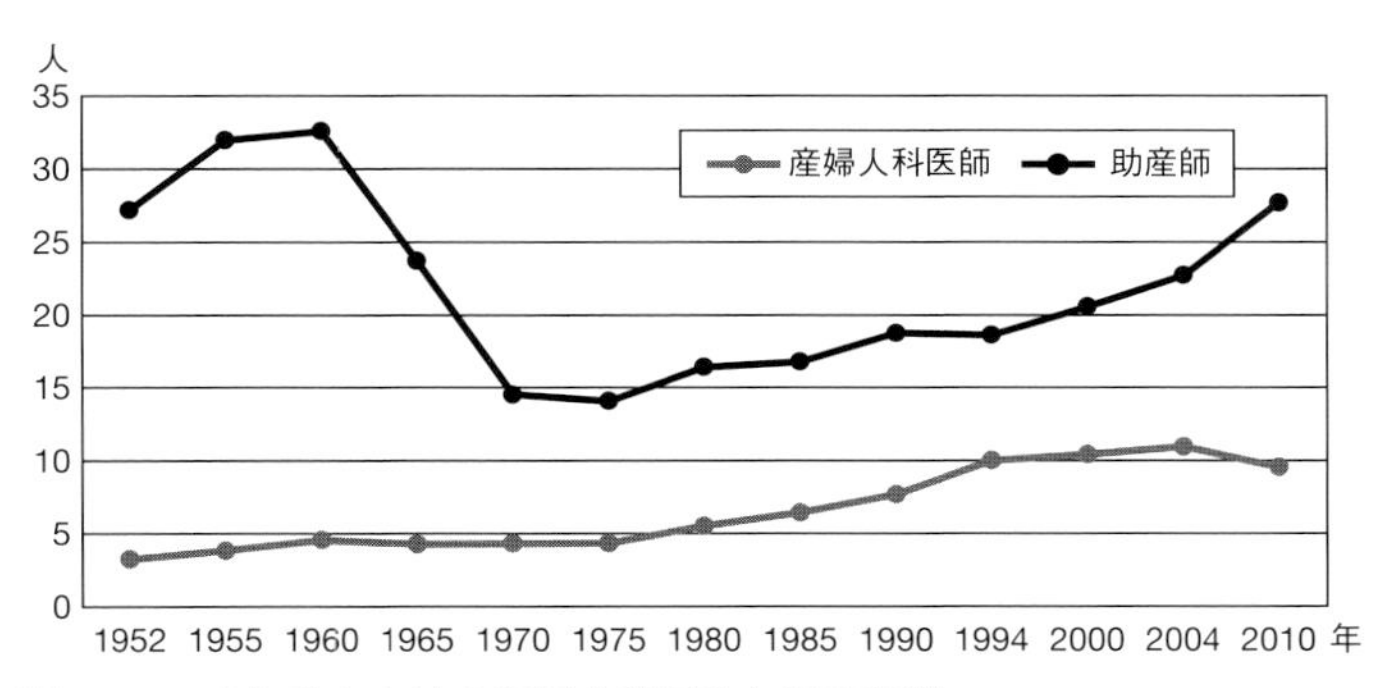

図４－９　出生千あたりの産婦人科医数と助産師数

図4－7～図4－9は医療施設調査より白井作成

※3　ただし日本産科婦人科学会と日本産婦人科医会は、研修において産婦人科が必修でなく選択になったのと同時期から、産婦人科を専攻する医師が減少しているため、近い将来危機的状況に陥るとして、都道府県への対策を提言している（二〇一四年一二月一三日）。

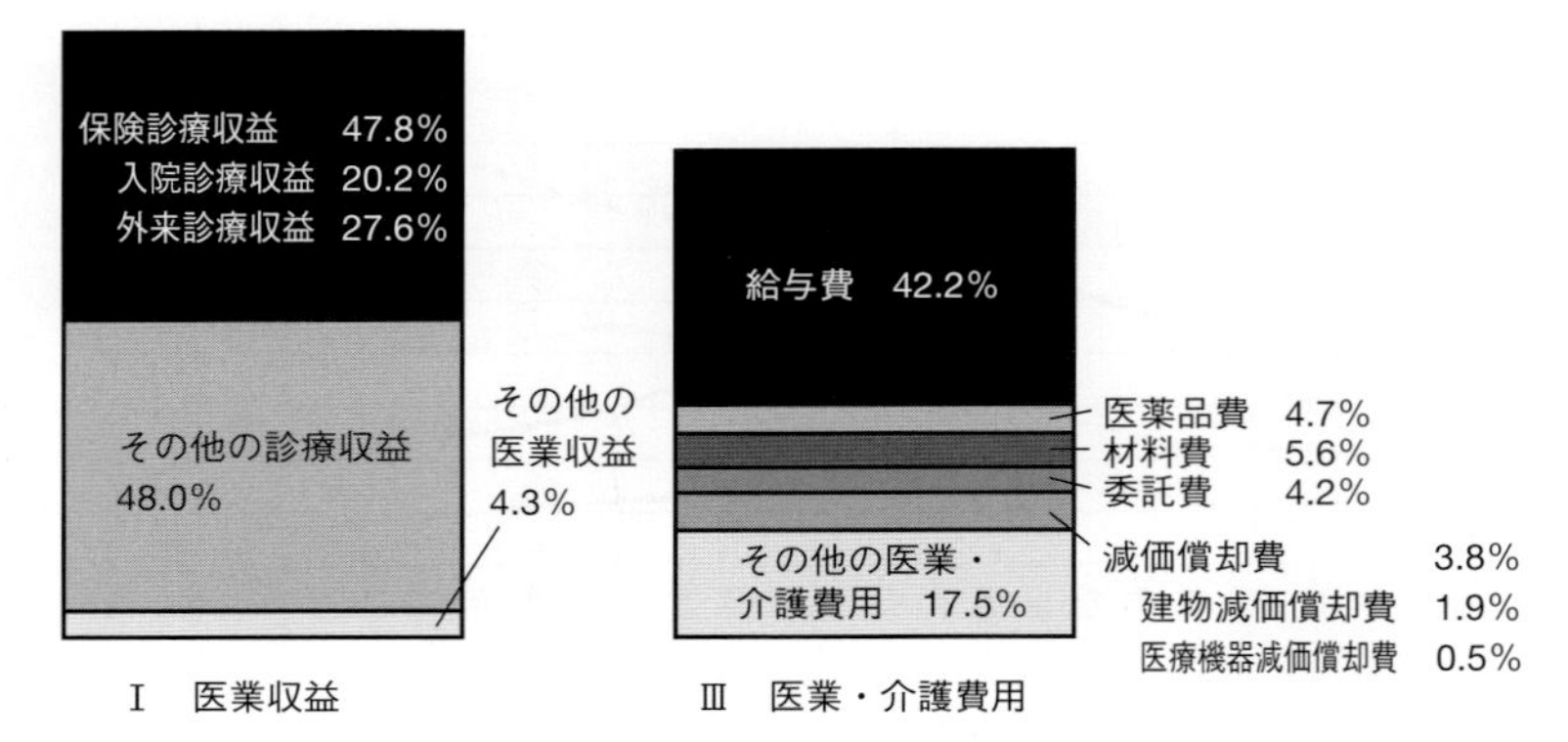

図 4－10　一般診療所（個人）産婦人科（入院診療収益あり）1 か月の損益（医業収入全体を 100%としたときの割合）
平成 23 年 6 月実施第 18 回医療経済実態調査（医療機関等調査）、中央社会保険医療協議会、平成 23 年 11 月より

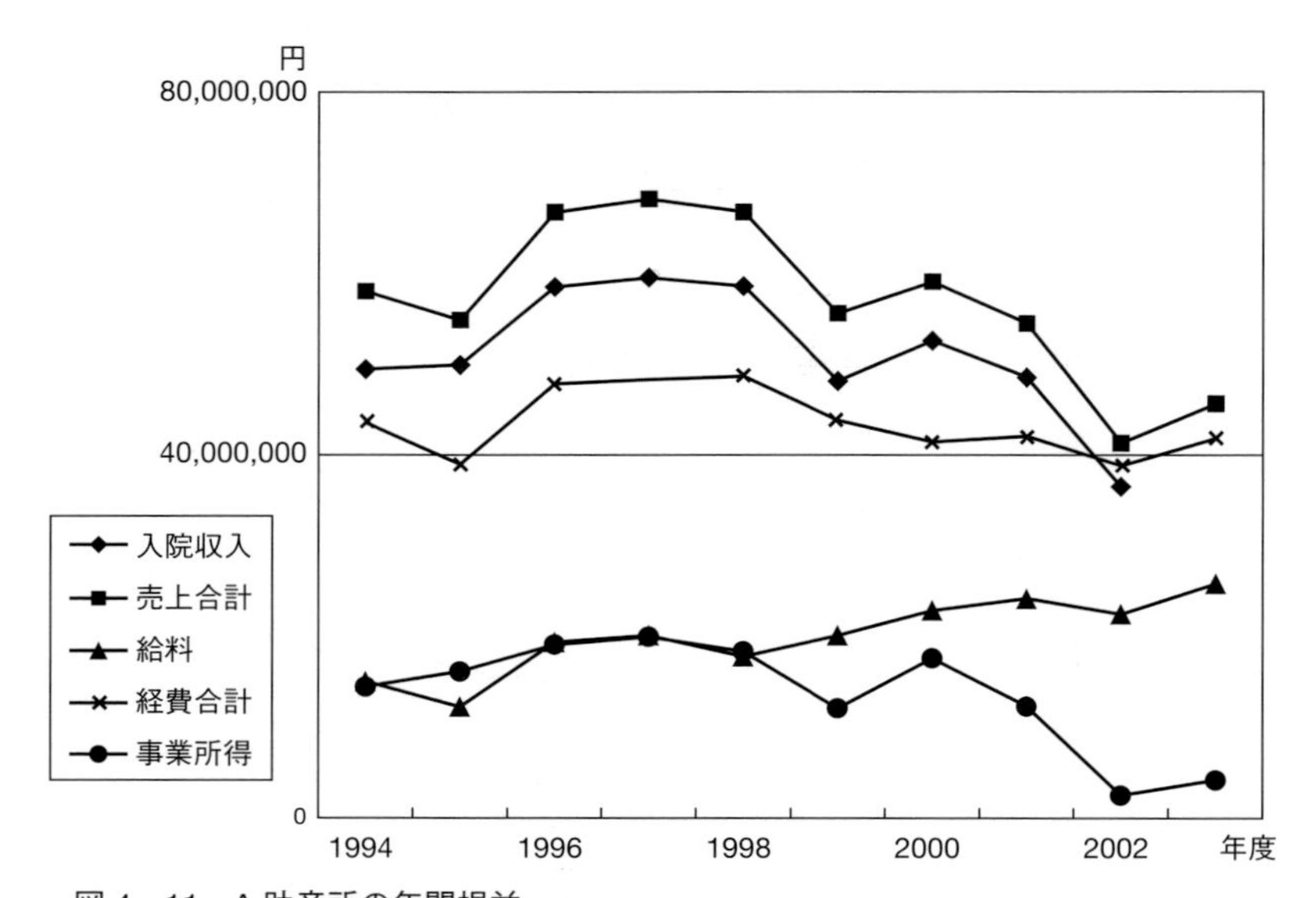

図 4－11　A 助産所の年間損益
資料の都合で平成 6～14 年までは推計(1～9 月の実数を乗算して年間推計とした)。
白井（2007）より

3 混合病棟問題

出生数の減少と、収益を上げるニーズによって、産科病棟に空きベッドを作らないよう、他科の患者を入院させるようになっている。産科病棟勤務の看護師や助産師は、がん患者の看取りや子どもの看護など妊娠・出産以外の業務を担うようになり、授乳指導など産褥ケアに思うように時間が割けなくなる。そのような病棟では、診療科にかかわらず職員の異動があり、産科病棟に助産師が足りなかったり[※4]、助産師が他科で勤務したりする。助産師独自の実践能力開発（クリニカルラダー）にも弊害が生じる。産婦にとっても、子宮を全摘した術後の女性や、時には男性患者と同じ部屋になり、授乳をためらったり、新生児の泣き声に気を遣ったりする。こうした問題は「混合病棟問題」と呼ばれている。

日本看護協会の調査では、全国の分娩取り扱い病院のうち、病棟を産科のみにしているのは一九・四％しかなく、婦人科との混合が一九・三％、残る六一・三％は、婦人科以外の診療科を含む混合病棟だった（日本看護協会二〇一三）[※5]。これに対し、日本看護協会では、混合病棟であっても産科の区域を分ける「ユニット化」「区域管理（ゾーニング）」を提案している。

一方で、近年では、助産師自らが「自律的なケア」を望まず、協働の名のもとに医師の庇護と指示のもとで働きたいと考えている、また産婦自身も「主体的な出産」を望んでいない、ともいわれる（例えば「医療施設で働く助

※4　医療法上も診療報酬上も、助産師の配置人数には何の規定もない（看護師とみなされているため）。
※5　同書で白井が書いているように、混合病棟問題は、病院の入院病床が急増した一九六〇年代から論じられている。

産師への業務拡大に関する意識調査」)。

「安全性」と「快適性」の両立に関する研究や政策は続けられている。※6 女性医師の就労環境の向上、医療者のワークライフ・バランス、助産師と産科医の協働の推進など、医療者が職能を発揮する環境についても取り組みが継続している。日本社会でどのような体制をつくっていくのか、市民・利用者を巻き込んだ議論がさらに求められていくだろう。

※6 厚生科学研究・渡部尚子「利用者の立場から見て望ましい出産のあり方に関する研究」。平成一二年健やか親子21検討会報告書「妊娠と出産に関する安全性と快適さの確保と不妊への支援」。厚生労働科学研究・中村好一「快適な妊娠・出産を支援する基盤整備に関する研究」。厚生科学研究・橋本武夫「妊娠・出産の快適性確保のための諸問題の研究」。厚生科学研究・島田三恵子「科学的根拠に基づく快適な妊娠・出産のためのガイドラインの開発に関する研究」。厚生科学研究・杉本充弘「医療安全を考えた産科施設の安全と質に関する研究」。厚生科学研究・中村好一「快適な妊娠・出産を支援する基盤整備に関する研究」。厚生科学研究・青野敏博「助産所における安全で快適な妊娠・出産環境の確保に関する研究」。厚生科学研究・久繁哲徳「妊娠・出産の安全性と快適性の評価に関する研究」。厚生科学研究・長屋憲「分娩環境のあり方に関する研究」。こども未来財団研究・吉永宗義「妊娠・出産の安全性と快適性確保に関する調査研究」。平成一四年健やか親子21推進協議会において、日本産婦人科医会、日本産科婦人科学会、日本助産婦会、日本母乳の会が「妊娠と分娩における安全性と快適性」について協議。健やか親子21の指標2－2「妊娠・出産について満足している者の割合」を二〇一四年までに一〇〇％に。

参考引用文献

日本看護協会（二〇一三）『より充実した母子のケアのために　産科混合病棟ユニットマネジメント導入の手引き』日本看護協会

白井千晶（二〇〇七）「戦後日本における助産所の業務と運営」『大妻女子大学人間関係学部紀要　人間関係学研究』二―二三―二三四

おわりに

今後、国や都道府県の行政施策、医師養成教育の検討など産科医療システムの問題は、重要な課題であり続けるだろう。この課題は医療にとどまらず、社会をどのようにデザインするかという公的な問題である。近年、人口減少、少子高齢化、都市と地方の格差拡大、生産力と消費力の低下による経済力の減退が進み、「地方創生」が叫ばれている。出産する場所がない、安心して妊娠・出産に臨めないということは、地域社会のあり方にかかわる問題だ。市町では公立公営産院の設置や、分娩取扱産婦人科を開業する補助金の創設などさまざまな取り組みを行っているが、救急体制の維持を含め、体力が低下した地方自治体には負担が大きいのも事実である。巨視的施策がますます必要になってくるだろう。

医療事故調査制度、周産期母子総合医療センターや地域医療センターの指定、病院の認証評価、助産師の認証評価システムなど、安全性や事故に関する調査や評価に関する制度の発展もますます求められていくだろう。

現代社会では人生で出産を経験する人の数や、人生で経験する回数が減り、出産は稀有で手探りのイベントになってしまった。私たちは、産むこと、産まないこと、産めないことを、どのように捉えていくのか、改めて問い直すことが求められていくだろう。

そうした時代に、女性側の視点からも、助産者の視点からも、多角的、多層的に歴史を描いた本書は、意義があるのではないかと思っている。

しかし、残念ながら紙幅や時間の都合で、書き残したテーマや視点もあった。第一に、助産師と対照する形でしか産科医を描けず、山村、漁村、離島で、あるいは都市で、医師がどのようなありようだったか、論じることができなかった。第二に、助産と産む女性の双方の視点で歴史を捉えることに気を配ったが、男性の産育へのかかわりについて十分取り上げることができなかった。第三に、リプロダクションのさまざまな事象を取り上げたが、たとえば産褥期の過ごし方など、まだまだ取り上げたいトピックスがあった。第四に、出産だけでなく、産まない・育てないことも視野に入れるために、受胎調節、堕胎、捨て子、養子縁組を盛り込んだが、「産めない」、すなわち不妊について含めることができなかった。関連して、生殖技術や出生前検査など、産む・産まない・産めないことへのテクノロジーの関わりを論じることを割愛せざるを得なかった。第五に、ステップファミリー（離婚再婚家庭）や里親・養子縁組など自ら産まない親子関係（中途養育）（養育者が単身、性的マイノリティの場合を含む）まで広げることを控えた。今回は「産み育てと助産」に限定したので、これらは今後の課題としたい。

本書は、企画段階から一緒に検討してくれた菊地栄さん、会議で有益な視点を与えてくれた大出春江さん、小川景子さん、鈴井江三子さん、田間泰子さんと菊地さんをはじめ、多くの著者による長期間の議論の成果である。編集の藤居尚子さんが粘り強く整理して下さらなかったら、いつまでも完成できなかったのではないかと思う。深く感謝したい。

著者を代表して　白井千晶

二〇一六年四月

な

に

は ひ

ふ

ほ

ま

み

む も

す せ

そ

た

ち

て と

き

く

け

こ

さ

し

索引

欧文

あ

い

う

え

お

か

産み育てと助産の歴史—近代化の200年をふり返る
発　行　2016年5月15日　第1版第1刷©
　　　　2021年11月1日　第1版第2刷
編　著　白井千晶（しらいちあき）
発行者　株式会社　医学書院
　　　　代表取締役　金原　俊
　　　　〒113-8719　東京都文京区本郷1-28-23
　　　　電話　03-3817-5600(社内案内)
印刷・製本　双文社印刷

ISBN978-4-260-02482-2